AME科研时间系列医学图书1B042

男性不育显微外科和男性健康

主　编　[美]李石华（Philip S. Li）

　　　　[美]马克·哥德斯顿（Marc Goldstein）

主　译　陈向锋　安　庚

副主译　平　萍　周　梁　潘　峰

秘　书　马　逸

中南大学出版社
www.csupress.com.cn
·长沙·

AME
Publishing Company

图书在版编目（CIP）数据

　　男性不育显微外科和男性健康/[美]李石华（Philip S. Li），
[美]马克·哥德斯顿（Marc Goldstein）主编；陈向锋，安庚主译.
—长沙：中南大学出版社，2019.9
　　（AME科研时间系列医学图书）
　　ISBN 978 - 7 - 5487 - 3727 - 8

　　Ⅰ.①男…　Ⅱ.①李…　②马…　③陈…　④安…　Ⅲ.①男性不
育—显微外科学②男性—保健　Ⅳ.①R698

　　中国版本图书馆CIP数据核字(2019)第202783号

AME 科研时间系列医学图书 1B042

男性不育显微外科和男性健康
NANXINGBUYU XIANWEIWAIKE HE NANXINGJIANKANG

主编：[美]李石华（Philip S. Li）　　[美]马克·哥德斯顿（Marc Goldstein）

主译：陈向锋　安庚

□丛书策划　郑　杰　汪道远
□项目编辑　陈海波　廖莉莉
□责任编辑　陈　娜　江苇妍
□责任校对　石曼婷
□责任印制　易红卫　潘飘飘
□版式设计　王　李　林子钰
□出版发行　中南大学出版社

　　　　　　社址：长沙市麓山南路　　　　　　邮编：410083
　　　　　　发行科电话：0731-88876770　　　　传真：0731-88710482

□策　划　方　AME Publishing Company
　　　　　　地址：香港沙田石门京瑞广场一期，16 楼 C
　　　　　　网址：www.amegroups.com

□印　　装　天意有福科技股份有限公司

□开　　本　710×1000　1/16　□印张 13　□字数 261 千字　□插页
□版　　次　2019 年 9 月第 1 版　□2019 年 9 月第 1 次印刷
□书　　号　ISBN 978 - 7 - 5487 - 3727 - 8
□定　　价　85.00 元

编者风采

主编： 李石华（**Philip S. Li**） 医学博士

美国纽约州威尔康奈尔医学院泌尿外科，男性生殖医学和显微外科中心
（Center for Male Reproductive Medicine and Microsurgery, Department of Urology, Weill Cornell Medical College）

主编： 马克·哥德斯顿（**Marc Goldstein**） 医学博士

科学博士〔DSc（hon）〕 美国外科医师学会会员（FACS）

美国纽约州威尔康奈尔医学院泌尿外科，男性生殖医学和显微外科中心
（Center for Male Reproductive Medicine and Microsurgery, Department of Urology, Weill Cornell Medical College）

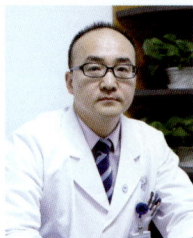

主译： *陈向锋* 　医学博士　副主任医师

上海交通大学医学院附属仁济医院，上海市人类精子库

毕业于复旦大学医学院，上海市人类精子库负责人，主攻生殖男科、男子不育显微外科（精索静脉曲张显微结扎术、输精管—输精管显微吻合术、输精管—附睾管显微吻合术等）、勃起功能障碍以及男性生殖内分泌（迟发型性腺功能减退等）。2007年4~6月受邀于加拿大泌尿学会并获得专项基金资助，以Visiting Fellow访问加拿大麦吉尔大学泌尿系，主攻尿流动力学、生殖男科以及显微外科技术。2017年10月完成美国康奈尔大学男性不育显微外科高级培训，获得国际认证。现任亚洲男科学协会副秘书长；中国医师协会男科分会男性生殖医学专家委员会秘书长；中国医师协会生殖医学专业委员会委员；中国医疗保健国际交流促进会健康科普分会常委；上海市医学会男科分会委员；上海市医学会生殖医学分会委员。目前主要研究方向为无精子症患者生精功能评估及睾丸获精的预测指标；雄激素受体对睾丸生精功能的调控及其机制。参与3项国家自然科学基金课题，独立承担卫健委课题1项。国内外杂志发表学术论文约30余篇，其中SCI论文10篇。

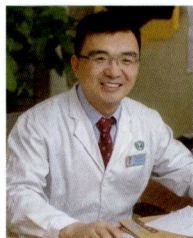

主译： *安庚* 　博士　副教授　副主任医师　硕士研究生导师

广州医科大学附属第三医院男科主任

广东省杰出青年医学人才；广东省高校千百十计划人才；广州市高层次引进骨干人才。主要从事生殖男科相关工作。在广东省开展睾丸显微取精（Micro-TESE）联合睾丸组织冷冻技术，取得显著成绩。致力于非梗阻性无精子症的病因、诊断和治疗。研究成果发表在*Cell Stem Cell*，*Materials Horizons*，*J Sex Med*，*Urology*等杂志。获国家自然科学基金和广东省自然科学基金各1项。现任中华医学会生殖医学分会青年委员；广东省医学会生殖医学分会常委；广东省医师协会男科学分会常委；广东省泌尿生殖协会常务理事；广州市医学会男科学会秘书；广东省医学会男科学分会青年委员。

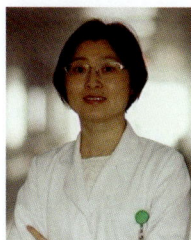

副主译： 平萍　医学博士　主任医师　硕士研究生导师

上海交通大学医学院附属仁济医院生殖医学科

专注于男性不育、精子发生与男性生育力保存，擅长男性不育的显微外科治疗。曾在美国Cornell大学医学院纽约长老会医院男性不育显微外科培训中心接受培训。负责上海交通大学医工交叉基金与上海市计生委科研发展基金各一项，主持一项并参与多项国家自然科学基金面上项目课题。发表第一作者及通讯作者核心期刊论著20篇，其中SCI论著8篇，参加编写医学专著3部。目前是亚洲男科学会男性不育专家委员会、中国医师协会男科学分会生殖专家委员会、上海市医学会男科学分会等多个专业学术机构委员。

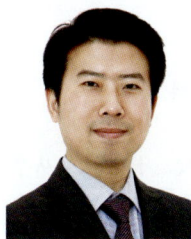

副主译： 周梁　医学博士　副主任医师

陕西省妇幼保健院生殖中心男科手术负责人

亚洲男科学会生殖专业委员会委员、中国中药协会药物研究专业委员会常委、中国性学会男性生殖医学分会委员、中国性学会妇幼保健男科分会委员、中国中西医结合学会男科专业委员会青委，陕西省医学会男科分会青年委员及秘书，等。专长无精子症的显微外科治疗，开展了西北地区首例显微取精及首例同周期ICSI-MicroTESE助孕技术，多次在国内男性不育显微外科手术视频比赛获奖。参编《无精子症规范化诊疗专家共识》《辅助生殖技术临床手册》等著作多部。承担陕西省科技厅关于人类精子库的课题一项。

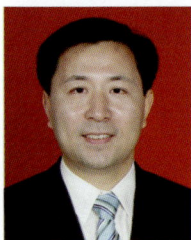

副主译：潘峰　医学博士　博士后　副教授　副主任医师　硕士研究生导师

华中科技大学同济医学院附属协和医院

专业方向：泌尿&生殖男科；中国男性健康联盟理事、中国性学会男性生殖医学分会青年委员会常委、中华医学会泌尿外科分会男科学组委员、湖北省生殖健康学会常务理事、湖北省生殖健康学会男性健康委员会主任委员。

曾赴康奈尔大学男性生殖医学与显微外科中心，系统研修男性不育及显微外科治疗，获得国际公认代表最高水准的显微外科培训优秀证书，并承担培训及带教工作。曾赴南加州大学Keck医学院进行腹腔镜及机器人手术培训。

留美期间担任纽约大学副研究员，研究方向为泌尿生殖系统肿瘤及生育力保存，主持国家自然科学基金、中国博士后科学基金、中华医学会临床科研项目、湖北省卫计委青年人才项目等多项课题的研究工作。以第一/通讯作者在国际学术期刊发表论文20余篇，SCI收录9篇，荣获湖北省自然科学优秀学术论文奖，华中科技大学新技术新业务成果奖，授权国家发明专利一项，主译、副主译医学专著4部。

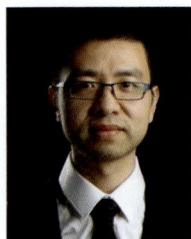

秘书：马遄　泌尿外科博士

上海交通大学医学院附属仁济医院生殖医学科

毕业于上海交通大学医学院，师从黄翼然教授。长期以来从事男性生殖、泌尿系统的临床及科研工作。现任亚洲男科学会青年委员、上海市生殖健康产业协会性医学专业委员会青年委员。获上海交通大学医学院附属仁济医院院基金及种子基金。发表SCI论文20余篇，其中以第一作者或通讯作者发表SCI论著11篇。主持国家自然科学基金2项，其他省部级以及校级基金等6项。为5本SCI期刊担任审稿人。

主　编：[美]李石华（Philip S. Li）

　　　　[美]马克·哥德斯顿（Marc Goldstein）

主　译：陈向锋　安　庚

副主译：平　萍　周　梁　潘　峰

秘　书：马　逸

译者（以姓氏拼音为序）：

安　庚
广州医科大学附属第三医院

陈向锋
上海交通大学医学院附属仁济医院，上海市人类精子库

李　朋
上海交通大学附属第一人民医院

刘宇飞
复旦大学附属华山医院

吕金星
苏州大学附属第一医院

马　逸
上海交通大学医学院附属仁济医院生殖医学科

潘　峰
华中科技大学同济医学院附属协和医院

平　萍
上海交通大学医学院附属仁济医院生殖医学科

谢　冲
上海交通大学医学院附属国际和平妇幼保健院

周　梁
西北妇女儿童医院（陕西省妇幼保健院）

丛书介绍

很高兴，由AME出版社、中南大学出版社联合出品的"AME科研时间系列医学图书"，如期与大家见面！

虽然学了4年零3个月医科，但是，仅仅做了3个月实习医生，就选择弃医了，不务正业，直到现在在做医学学术出版和传播这份工作。2015年，毕业10周年。想当医生的那份情结依旧有那么一点，有时候不经意间会触动到心底深处……

2011年4月，我和丁香园的创始人李天天一起去美国费城出差，参观了一家医学博物馆——马特博物馆（The Mütter Museum）。该博物馆隶属于费城医学院，创建于1858年，如今这里已经成为一个展出各种疾病、伤势、畸形案例，以及古代医疗器械和生物学发展的大展厅，展品逾20 000件，其中包括战争中伤者的照片、连体人的遗体、侏儒的骸骨以及人体病变结肠等。此外还有世界上独一无二的收藏，比如一个酷似肥皂的女性尸体、一个长有两个脑袋的儿童的颅骨等。该博物馆号称"Birthplace of American Medicine"。走进一个礼堂，博物馆的解说员介绍宾夕法尼亚大学医学院开学典礼都会在这个礼堂举行。当时，我忍不住问了李天天一个问题：如果当初你学医的时候，开学典礼在这样的礼堂召开的话，你会放弃做医生吗？他的回答是：不会。

2013年5月，参加英国医学杂志（BMJ）的一个会议，会议之后，有一个晚宴，BMJ为英国一些优秀的医疗团队颁奖，BMJ的主编和BBC电台的著名节目主持人共同主持这个年度颁奖晚宴。令我惊讶的是，BMJ给每个获奖团队的颁奖词，从未提及该团队过去几年在什么大牛杂志上发表过什么大牛论文，而是关注这些团队在某个领域提高医疗服务质量，减轻病患痛苦，降低医疗费用等方面所作出的贡献。

很多朋友好奇地问我，AME是什么意思？

AME的意思就是，Academic Made Easy, Excellent and Enthusiastic。2014年9月3日，我在朋友圈贴出3张图片，请大家帮忙一起从3个版本的AME宣传彩页中选出一个喜欢的。最后，上海中山医院胸外科的沈亚星医生竟然给出一个AME的"神翻译"：欲穷千里目，快乐搞学术。

AME是一个年轻的公司，拥有自己的梦想。我们的核心价值观第一条是：Patients Come First! 以"科研（Research）"为主线。于是，2014年4月24日，我们的微信公众号上线，取名为"科研时间"。"爱临床，爱科研，也爱听故事。我是科研时间，这里提供最新科研资讯，一线报道学术活动，分享科研背后的故事。用国际化视野，共同关注临床科研，相约科研时间。"希望我们的AME平台，能够推动医学学术向前进步，哪怕是一小步！

　　如果说酒品如人品，那么，书品更似人品。希望我们"AME科研时间系列医学图书"丛书能将临床、科研、人文三者有机结合到一起，像西餐一样，烹调出丰富的味道，搭配出一道精美的佳肴，一一呈现给各位。

汪道远

AME出版社社长

序

　　非常高兴可以和李石华教授共同主编本期特刊（*Translational Andrology and Urology*），也非常感谢陈向锋医生和安庚医生主持翻译本期特刊的中文版。本期特刊即将在中国出版发行，覆盖的有关男性不育显微外科和生殖健康领域最前沿的内容，或许在今后3~4年内也不会出现在包括《坎贝尔泌尿学》或《格伦泌尿学》等权威的经典教科书里。

　　本期特刊的主要内容包括：拉曼光谱和多光子显微成像技术在睾丸显微取精术及显微精索去神经术中的应用（主要用于精子和神经的鉴别）；代谢综合征（美国和世界范围内都很常见）；雄激素缺乏及其治疗（不仅局限于激素替代治疗，还包括精索静脉曲张在内的原发疾病的治疗和干预，这些针对精索静脉曲张的治疗可以促进生精，也可以改善睾丸间质细胞的功能，而单纯的激素替代治疗则有可能通过负反馈机制导致生精抑制，进而造成不育）；附睾梗阻显微外科的治疗进展（套叠技术的引入提高了附睾吻合术的成功率）；输精管梗阻的治疗进展（腹腔镜及机器人技术的引入，有效解决了腹股沟疝修补术后输精管梗阻患者腹膜后输精管的松解难题，提高了此类复通术的成功率）。

　　另外，由比尔和梅琳达·盖茨基金会资助的商环研究项目也在本期特刊中被详细介绍，商环作为新兴的包皮环切技术有望在非洲和其他发展中国家得到广泛使用。包皮环切术可以使导致艾滋病的人类免疫缺陷病毒（HIV）传播率降低60%，使导致女性宫颈癌的人乳头瘤病毒（HPV）传播率降低30%，也可以降低2型单纯疱疹病毒的传播，以及避免其他类型的性传播疾病。"商环"操作简单，可以由非医务人员在3~5分钟内完成，无需缝合，非常适合在非洲大规模开展。

　　整体而言，本期特刊纲领性地覆盖了男科学及男性健康的前沿内容，尤其是男性不育显微外科的进展。我非常荣幸参与了此项工作。

Marc Goldstein, M.D.,DSc(hon)
The Matthew P. Hardy Distinguished Professor of Reproductive Medicine, and Urology,
Surgeon-in-Chief, Male Reproductive Medicine and Surgery
Co-Executive Director
Cornell Institute for Reproductive Medicine
Director, Center for Male Reproductive Medicine and Microsurgery & Department of Urology
New York Presbyterian Hospital-Weill Cornell
Weill Cornell Medical College of Cornell University
译者：陈向锋，上海交通大学医学院附属仁济医院，上海市人类精子库
审校：安庚，广州医科大学附属第三医院

前言

我们非常荣幸受邀撰写 TAU（*Translational Andrology and Urology*）的专刊《男性不育显微外科和男性健康》。衷心感谢 TAU 编辑团队给我们这次宝贵的机会。这本专刊致力于为生殖男科、男性不育显微外科以及男性健康的泌尿科医生及研究者们提供最新的医学资源。参与撰写的作者来自于生殖男科的临床及基础研究领域，专刊内容涵盖了基础研究、显微外科培训、机器人技术、男性不育遗传学、男性癌症患者的生育力保存、精索静脉曲张的病理生理动物模型等各个章节。除此之外，作为潜在性预测睾丸获精以及探测精索内神经的技术，多光子显微成像以及拉曼光谱也在专刊中进行了讨论。雄激素缺乏、代谢综合征以及来自于非洲的关于"商环"用于包皮环切术进而预防HIV、HPV以及单纯疱疹病毒（HSV）感染的大规模研究数据也在不同章节进行了阐述。

非常感谢康奈尔大学医学院的医学生、住院医生、专科培训医生以及来自非洲（Engender Health）和中国（上海交通大学医学院附属仁济医院）的研究者，专刊能够出版发行离不开你们的付出和努力。在此，我们还要感谢Vanessa Dudley女士，她出色地完成了很多章节的图解工作。

（扫描下方二维码，可以观看著者的引言视频）。

Philip S. Li, M.D.
Marc Goldstein, M.D. DSc (hon), FACS
Center for Male Reproductive Medicine and Microsurgery,
Cornell Institute for Reproductive Medicine; Department of Urology,
Weill Cornell Medical College, New York, NY 10065, USA
(Email: psli@med.cornell.edu.)

译者：陈向锋，上海交通大学医学院附属仁济医院，上海市人类精子库
审校：马逸，上海交通大学医学院附属仁济医院生殖医学科

目 录

第一章　何时让青少年男性提供精液做生育力保存？

Ali A. Dabaja, Matthew S. Wosnitzer, Alexander Bolyakov, Peter N. Schlegel, Darius A. Paduch

Department of Urology and Reproductive Medicine, Weill Cornell Medical College, New York, NY 10065, USA
Correspondence to: Darius A. Paduch, Department of Urology 525 E 68th Street Box 269, New York, NY 10065, USA. Email: dap2013@med.cornell.edu.

背景：对接受有损生育力的化放疗的青少年进行生育力保存是肿瘤治疗中的标准程序。生育力保存的关键是把握保存青少年射精精液样本的时机。

方法：对50名医学检查及性发育无异常的男性进行评估。对研究对象进行性欲、勃起和射精障碍的筛查。通过机构审查委员会（Institutional Review Board，IRB）程序评估详细性发育史。

结果：50名男性，年龄18~65岁（平均39±16.03岁），自愿加入本项研究。报道的发育启动平均年龄是12.39岁（95% CI：11.99~12.80岁），首次射精的平均年龄是13.59岁（95% CI：13.05~14.12岁），开始自慰的平均年龄为12.56岁（95% CI：11.80~13.32岁），初次性交的年龄为17.26岁（95% CI：16.18~18.33岁）。本研究队列中75%的人达到发育成熟的年龄为13.33岁，自慰的年龄为14.5岁，初次射精的年龄为14.83岁，有性交的年龄为19.15岁。在本研究队列中，80%的人在发育启动1.5年后出现首次射精，84%的人在发育启动1.5年后出现自慰。年轻人群与年老人群之间没有统计学差异。

结论：男孩在发育启动18个月后自慰取精是合适的。发育启动后1.5年预示可以射精并可收集样本冷冻。

关键词：生育力保存；青少年；自慰；射精；精液收集；肿瘤管理

View this article at: http://www.amepc.org/tau/article/view/3511/4357

1 引言

目前流行病学研究估计2012年0~14岁的新发肿瘤患者有12 060例，从2004—2008年儿童肿瘤发病率每年增长0.5%[1]。根据监测，流行病学和最终结局（surveillance, epidemiology and end results，SEER）数据，2004—2008年9%的肿瘤患者<45岁，在美国，15~30岁人群中儿童期恶性肿瘤的发生率高达1/168[2-3]。自20世纪70年代中期，儿童期肿瘤的发病率开始上升，但大部分儿童期肿瘤病死率大幅下降，生存率明显提高[4]。由于治疗方法的提升，肿瘤患者获得更好的预后，以及更长的生存期和更高的治愈率。由于肿瘤患者平均生存期的延长，医生应告知患者肿瘤治疗带来的长期不良反应，如应保存生育力。众所周知，一些放化疗方案可导致不育，应着手评估能否为接受有损生育力的抗肿瘤治疗的患儿成功保存生育力。一份有关儿童期肿瘤生存者的报道显示接受肿瘤非手术治疗所致的不育患者，成功怀孕的概率是其兄弟姐妹的一半[5]。处于青春期及年轻的患者，在战胜肿瘤后期望正常生活，包括建立自己的家庭，抗肿瘤治疗可能会使他们在成年后遭遇严重问题[6]。对青少年未来生育问题的关注不仅限于肿瘤患者，克氏综合征患者（Klinefelter Syndrome，KS）的生育力在发育开始后不久就下降[7]；其他接受细胞毒性药物治疗的患者，如系统性红斑狼疮、慢性肾病的患者，其生殖细胞和生殖器官也会受损。

目前，美国生殖医学学会和美国临床肿瘤学会推荐治疗者应和成年及儿童恶性疾病患者讨论肿瘤和肿瘤治疗对生育力的可能影响，使有需求的患者尽早向生殖专家求助，在合适时机保存精子和生育力[8-9]。尽管有这些推荐，但是大多数肿瘤医生由于担心延误肿瘤的治疗时机，并不总是和可能遭遇治疗导致不育的患者讨论生育力保存[10]。在被给予生育力保存选择的青少年中，他们由于缺少咨询，精液标本收集保存情况并不乐观[11]。目前，大多数指南对于医生何时应该开始与青少年探讨自慰取精冻存缺乏专门的指导。极少有研究评估青少年自慰取精冷冻的成功率，在已发表文献中，精子获取率也有相当大的差异。许多原因可以解释这种差异，如对取精感到尴尬或不自

2

在，或者病情太重无法取精[12]。导致差异更为重要的因素是研究者是否了解青少年对自慰行为的认知程度，以及对他们何时有能力射精及获取精液的评估。既往极少有文献涉及这一课题。从性的隐私角度来看，出版文献的局限性可能源于社会道德和文化障碍，从而使探究这一私密的行为变得非常困难且可能侵犯隐私。Kinsey等在1948年首次记录了自慰行为。他们发表的著作显示大多数男性和62%的女性在一生中有过自慰行为[13]。从那以后，大多数研究聚焦于"多少人有过自慰""发生的频率""他们是否了解自慰行为"以及"自慰对性行为和发育的影响"。我们研究的目的在于探讨青少年开始成熟的时间、自慰、射精以及评估青少年提供精液样本冻存的年龄界限。

2　资料与方法

我们依照机构审查委员会（Institutional Review Board，IRB）认可的程序，前瞻性地评估美国一家三期护理中心的健康志愿者。所有受试者均经历性欲、勃起功能、射精功能、总体健康状况、性行为史和性发育史的筛查。志愿者接受美国泌尿外科学会（American Urological Association，AUA）/国际前列腺症状评分表（International Prostate Symptom Score，IPSS），国际勃起功能指数-15（International Indexof Erectile Function，IIEF-15）和男性性健康问卷（Male Sexual Health Questionnaire，MSHQ）以排除任何和泌尿科及其他相关学科病史。排除以下志愿者：AUA/IPSS>1，IIEF-15小于任何部分的最大值，或者MSHQ每项小于5的志愿者。我们的纳入标准为年龄在18~65岁，有正常勃起、射精、性欲和排尿，没有使用处方和非处方药物。所有受试者有能力提供知情同意且没有心理疾病史。所有受试者均有偿参加研究。

一共50名男性对4个问题自行作答，发育开始的年龄、开始自慰的时间、第一次射精和初次性交的年龄（表1-1）。患者被告知性行为和发育的定义，并给予充分的时间作答。发育定义为上肢、面部和耻骨区生长毛发，同时阴茎、睾丸和阴囊处（皮肤发红并出现皱褶）。

统计学分析包括：对研究人群的描述性分析决定，对数正态分布决定每次事件发生的累积频率，线性回归检测每一次事件开始的年龄，应用JMP® v

表1-1　给受试者的问题

给受试者的问题
你什么年龄开始青春期的?
你什么年龄开始自慰的?
你什么年龄开始射精的?
你什么年龄开始性交的?

10.0.2 *t*检验比较两个年龄组的平均反应。

3 结果

本研究共有50名年龄为18~65岁（平均年龄为39岁±16.03）的志愿者。报告青春期开始的平均年龄为12.39岁（95% CI：11.99~12.80岁）。初次体验射精的平均年龄为13.59岁（95% CI：13.05~14.12岁）。当队列被问及成熟时，报告自慰开始的平均年龄是12.56岁（95% CI：11.80~13.32岁），第一次性交的平均年龄为17.26岁（95% CI：16.18~18.33岁）。队列中75%的志愿者达到成熟的年龄为13.33岁，据调查95%的男性在14.75岁时达到成熟。在被问及何时开始自慰时，75%的人报告开始的年龄为14.5岁，95%的人开始自慰的年龄为16.2岁。在这个队列中，75%的人首次体验射精的年龄是14.83岁，95%的人能够射精的年龄为16.75岁。并且75%的人首次体验性交的年龄为19.15岁，95%的人在26岁时有此体验（图1–1，表1–2）。

在研究队列中，80%的人在发育启动1.5年后才体验到射精，84%的人在发育启动1.5年后趋于成熟。为避免回忆偏差，队列分为年轻组和老年组[分别为18~30（*n*=25）岁和45~65（*n*=25）岁]。当我们比较问卷回答的均值时两组间差异无统计学意义。此外，在年龄分布分析方面，绝大多数人初次射精和性交在发育启动平均年龄到达之后（图1–2）。我们进一步研究这四个变量启动年龄之间的相关性。第一次射精体验与青春期启动年龄呈正相关[R^2=0.33（$P<0.0001$）]。此外，射精与初次性交[R^2=0.17（P=0.002）]和青春期启动年龄呈正相关[R^2=0.14（P=0.01）]（图1–3）。

4 讨论

现在已经认识到某些化疗、放疗和细胞毒性治疗可导致生精功能不可逆性下降，在治疗前进行生育力保存对患者未来的生育十分关键[5]。对这些期望正常生活的青少年和年轻男性来说，生育力下降将对成年生活产生严重影响。在肿瘤治疗中许多种化疗药物成分对快速分化的生精细胞具有细胞毒性从而导致男性不育[14-15]。不同的化疗药物和治疗剂量下，睾丸损伤和恢复的程度也有所不同。化疗6个月时睾丸损伤达到顶峰[16]，一般会持续两年，烷基化药物的损伤作用可持续终生[17]。与此相似，放疗也会产生睾丸损伤，精子计数恢复至治疗前所需时间也呈剂量依赖性[18-19]。在放疗及化疗中，生殖细胞的量与质均可能受损[17]。此外，这些治疗的不良反应还与患者的一些固有特质相关，如年龄[20]、疾病的严重程度、生殖细胞对损伤的遗传易感性和肿瘤生物学[21-22]。目前已经清楚地了解到男性生精小管上皮对化疗和放疗十分敏感，因此应告知青少年和他们的父母这些治疗可能导致的不良反应。对于

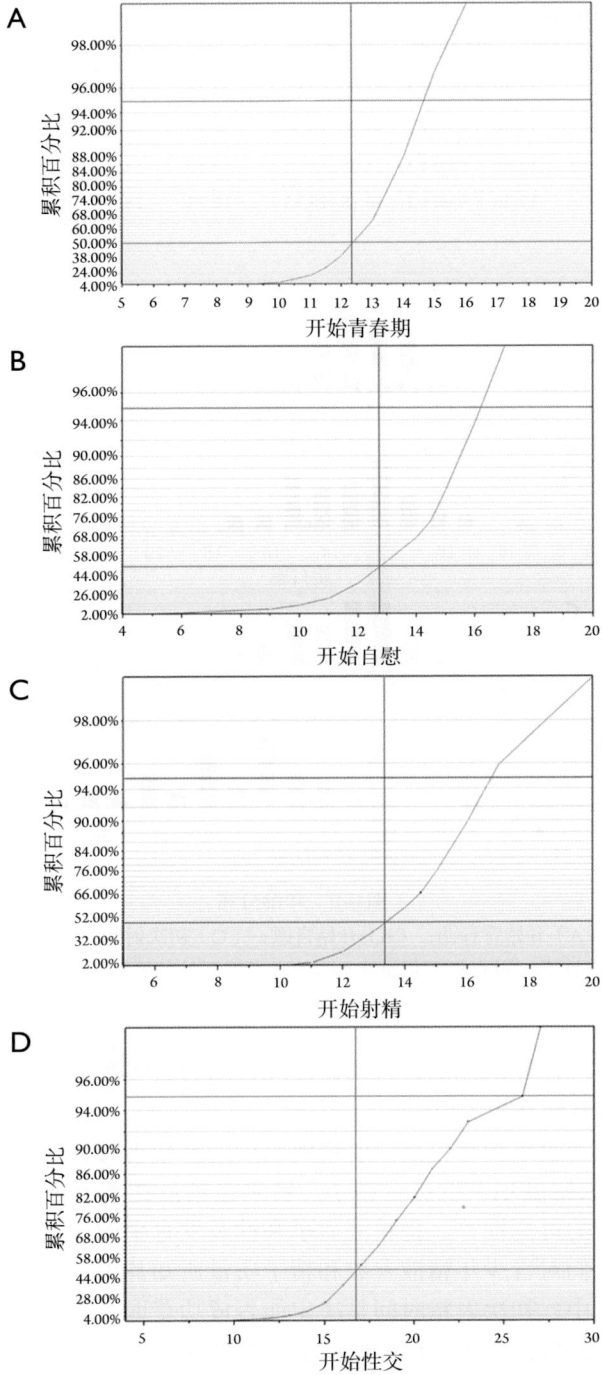

图1-1　累计年龄

（A）开始青春期；（B）开始自慰；（C）初次射精；
（D）初次性交。

表1-2 重要事件开始的不同年龄

重要事件（年龄）	平均年龄（95% CI）	50%	66%	75%	80%	95%
开始青春期	12.39（95% CI：11.99~12.80）	12.35	13	13.33	13.5	14.75
开始自慰	12.56（95% CI：11.80~13.32）	12.75	13.9	14.5	14.75	16.2
开始射精	13.59（95% CI：13.05~14.12）	13.36	14.3	14.83	15.05	16.75
开始性交	17.26（95% CI：16.18~18.33）	16.75	18.2	19.15	19.85	26

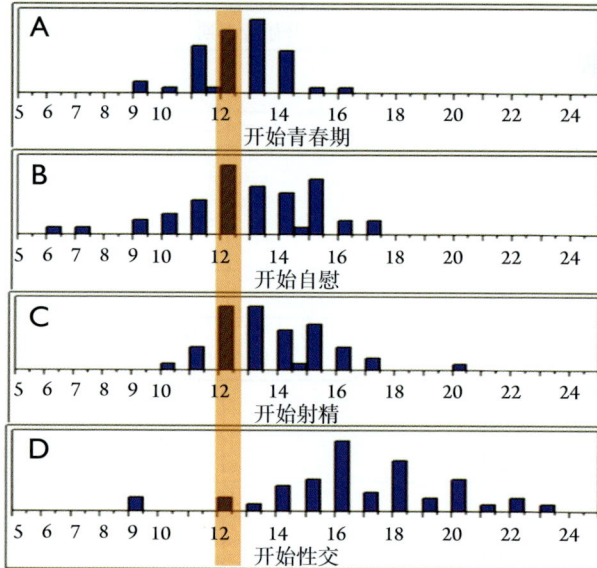

图1-2 年龄分布

（A）开始青春期；（B）开始自慰；（C）初次射精；（D）初次性交，重点标记得是95%CI的青春期开始的平均年龄。

这些患者医生应该建议他们进行精子冷冻，因为大多数男性肿瘤生存者还是希望治疗后能够拥有亲生子代[23-24]。

传统的精子收集步骤包括：射精前至少禁欲48小时，多次收集样本（至少3次）以最大限度地获取冻存精子，特别是精液样本不理想时。因为精液参数存在很大的可变性[25]，把精液质量和性及发育中的大事件相联系极为困难。然而，我们对青少年精液参数和精子质量所知甚少。在影响精液成功收集的所有因素中，初次射精时间是决定能否成功获取含有精子的样本最为重要的一点。正常男性初次射精在13岁左右（12~15岁）[26-27]。基于面谈，初次射精报告的年龄与初次有意识射精的年龄相关[28]。任何有过射精的这个年龄段的青少年都应该可以自行刺激射精来收集精液样本。重要的是患者管理应

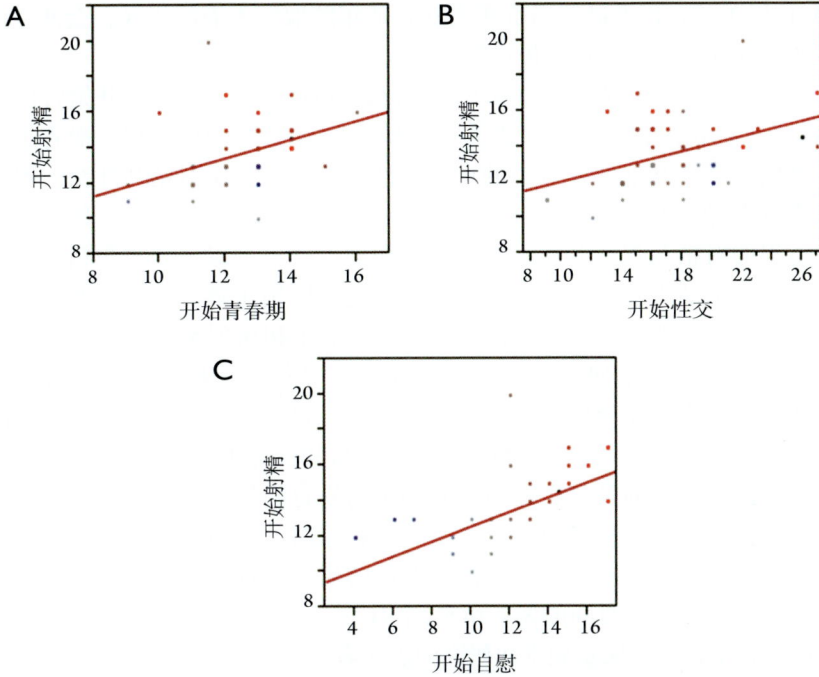

图1-3　初次射精与（A）开始青春期（B）初次性交（C）开始自慰之间的线性回归分析

个体化，考虑到疾病会对精子数量和质量带来不利影响，一些青少年射出的精液中没有精子，在冻存之前应该作些咨询。但是，辅助生殖技术的进展已经改变了受孕所需的精液参数，降低了冷冻前精子浓度的要求[29]。因此，完美的精液参数不是必需的了。

　　之前有限的研究调查了青少年自慰取精冻存的成功率，且成功率往往比较高。Postovsky等评估27位14~19岁的青少年取精冻存的可行性，88%（24/27）的人成功地自行刺激取精冻存[30]，所有射精的患者中精液中均有精子。另一项研究评估86名青少年（年龄12.2~17.9岁）取精液样本的成功率，也显示了相似的成功率。86位男孩中，74人（86%）用自慰方式取得精液样本，88.4%精液中可见精子[31]。其他青少年肿瘤患者的相关研究中也报道了相似的结果[32-33]。虽然上述报道了较高的成功率，但是男性肿瘤患者在治疗前冷冻精子成功率只有19%[23]。几乎一半的肿瘤科医生从未提及精子冷冻，或者给予不足25%的即将接受危及生育力的肿瘤治疗的患者提供精子冷冻的选择[10]。对青少年精液样本是否有用缺乏信心，与青少年及其家长谈论这一敏感话题的困难，都会使准备进行冻精的实践者感到泄气[10]。再者，由于成熟阶段年龄差距很大

（10~14岁）[34]，以及缺乏敦促患者在合适年龄取精方面的指导，会使一些实践者产生混乱，从而不再积极进行咨询。

在我们的研究中显示，80%的受试者初次射精发生于青春期开始后1.5年，84%的受试者初次自慰发生于青春期开始后1.5年。我们也发现一般青少年到达青春期要早于其他性发育中的重要事件，特别是初次射精和性交。因此使用青春期开始后加上1.5年将成为预测是否能成功射精的良好工具。因为初次有意识的射精与报道开始射精的年龄相关，这也可以预测收集精子的成功率。我们报道的青春期开始的平均年龄、初次射精年龄、自慰开始的年龄与文献报道一致[35-36]。但是，在我们的研究中显示初次射精和自慰与发育水平呈正相关，在发表的研究中青春期的标志是睾丸生长和青春期启动[37]。有人可能认为让青少年感觉舒适且获得详细的与过去自慰和射精能力相关的病史，对于预测是否能成功收集精液样本做分析和冷冻十分重要。

许多受试者被问及是否能回忆起20年前发育的特征，结果可能含有回忆偏差。但是当我们将患者分为老年组和年轻组时，两组之间差异没有统计学意义。检测自我报告初次遗精年龄真实性的研究发现这和记录的年龄可以相比[38]，特殊事件报告时间的偏差小至2个月[39]。也可能这些重要事件开始晚的人，由于害羞，不太愿意做本次研究的志愿者。

生育力保存和精子冷冻与青少年克氏综合征患者也有关。几位调查者建议从精液或者睾丸中获取精子[40]。克氏综合征患者在青春期启动到青春期中期之间睾丸功能最佳，之后便减退了[41]。一些案例中，12~14岁男孩射精的精液中可找到精子，有报道在70%的12~20岁的克氏综合征男孩精液中可以找到精子[7]。但是，我们的机构在70%的成年克氏综合征男性睾丸中可找到精子[42]，因此获取精子不是十分困难，除非雄激素治疗抑制精子产生。因此，是否应该为克氏综合征青少年在发育和射精开始时就保存精子以免日后的侵入性操作还存有争议。

5　结论

我们的数据显示，在我们的研究队列中，80%的受试者在青春期开始后1.5年出现第一次射精，84%的人在青春期开始1年半后开始有自慰。初次射精与自慰开始的年龄呈正相关。青少年在青春期开始1.5年后以自慰方式获取精液是合适的。青春期开始后1.5年可能是预测射精和收集样本冷冻精子的重要年龄指标。

致谢

基金资助：资助该研究的基金编号：H6DMC-X009来自Lilly USA，LLC，非限制性基金来自Irena and Howard Laks。

声明

本文作者宣称无任何利益冲突。

参考文献

[1]　Society AC. Cancer Facts & Figures 2012. Atlanta, 2012.

[2]　Bleyer A. Young adult oncology: the patients and their survival challenges. CA Cancer J Clin 2007; 57: 242-255.

[3]　Howlader N, Noone AM, Krapcho M, et al. SEER Cancer Statistics Review. National Cancer Institute, 1975-2008. seercancergov/csr.

[4]　Ries LA, Smith MA, Gurney JG, et al. eds. Cancer Incidence and Survival among Children and Adolescents: United States SEER Program 1975-1995. SEER Program 1999; NIH Pub. No. 99-4649.

[5]　Green DM, Kawashima T, Stovall M, et al. Fertility of male survivors of childhood cancer: a report from the Childhood Cancer Survivor Study. J Clin Oncol 2010; 28: 332-339.

[6]　Langeveld NE, Stam H, Grootenhuis MA, et al. Quality of life in young adult survivors of childhood cancer. Support Care Cancer 2002; 10: 579-600.

[7]　Mehta A, Paduch DA. Klinefelter syndrome: an argument for early aggressive hormonal and fertility management. Fertil Steril 2012; 98: 274-283.

[8]　Ethics Committee of the American Society for Reproductive Medicine. Fertility preservation and reproduction in cancer patients. Fertil Steril 2005; 83: 1622-1628.

[9]　Lee SJ, Schover LR, Partridge AH, et al. American Society of Clinical Oncology recommendations on fertility preservation in cancer patients. J Clin Oncol 2006; 24: 2917-2931.

[10]　Schover LR, Brey K, Lichtin A, et al. Oncologists' attitudes and practices regarding banking sperm before cancer treatment. J Clin Oncol 2002; 20: 1890-1897.

[11]　Bashore L. Semen preservation in male adolescents and young adults with cancer: one institution's experience. Clin J Oncol Nurs 2007; 11: 381-386.

[12]　Greenberg ML, Urbach SL. Preserving the fertility of children with cancer. Med J Aust 2006; 185: 532-533.

[13]　Kinsey AC, Pomeroy WR, Martin CE. Sexual behavior in the human male. 1948. Am J Public Health 2003; 93: 894-898.

[14]　Costabile RA. The effects of cancer and cancer therapy on male reproductive function. J Urol 1993; 149: 1327-1330.

[15]　Cicognani A, Pasini A, Pession A, et al. Gonadal function and pubertal development after treatment of a childhood malignancy. J Pediatr Endocrinol Metab 2003; 16 Suppl 2: 321-326.

[16]　Byrne J, Mulvihill JJ, Myers MH, et al. Effects of treatment on fertility in long-term survivors of childhood or adolescent cancer. N Engl J Med 1987; 317: 1315-1321.

[17]　Howell SJ, Shalet SM. Spermatogenesis after cancer treatment: damage and recovery. J Natl

Cancer Inst Monogr 2005：12-17.

[18] Centola GM，Keller JW，Henzler M，et al. Effect of low-dose testicular irradiation on sperm count and fertility in patients with testicular seminoma. J Androl 1994；15：608-613.

[19] Gordon W Jr，Siegmund K，Stanisic TH，et al. A study of reproductive function in patients with seminoma treated with radiotherapy and orchidectomy：(SWOG-8711). Southwest Oncology Group. Int J Radiat Oncol Biol Phys 1997；38：83-94.

[20] Rivkees SA，Crawford JD. The relationship of gonadal activity and chemotherapy-induced gonadal damage. JAMA 1988；259：2123-2125.

[21] Meirow D，Schenker JG. Cancer and male infertility. Hum Reprod 1995；10：2017-2022.

[22] Agarwal A，Said TM. Implications of systemic malignancies on human fertility. Reprod Biomed Online 2004；9：673-679.

[23] Schover LR，Rybicki LA，Martin BA，et al. Having children after cancer. A pilot survey of survivors' attitudes and experiences. Cancer 1999；86：697-709.

[24] Schover LR，Thomas AJ，Falcone T，et al. Attitudes about genetic risk of couples undergoing in-vitro fertilization. Hum Reprod 1998；13：862-866.

[25] Jarow JP，Fang X，Hammad TA. Variability of semen parameters with time in placebo treated men. J Urol 2013；189：1825-1829.

[26] Guízar-Vázquez JJ，Rosales-López A，Ortiz-Jalomo R，et al. Age of onset of spermaturia (spermache) in 669 Mexican children and its relation to secondary sexual characteristics and height. Bol Med Hosp Infant Mex 1992；49：12-17.

[27] Ji CY. Age at spermarche and comparison of growth and performance of pre- and post-spermarcheal Chinese boys. Am J Hum Biol 2001；13：35-43.

[28] Schaefer F，Marr J，Seidel C，et al. Assessment of gonadal maturation by evaluation of spermaturia. Arch Dis Child 1990；65：1205-1207.

[29] Kuczyński W，Dhont M，Grygoruk C，et al. The outcome of intracytoplasmic injection of fresh and cryopreserved ejaculated spermatozoa--a prospective randomized study. Hum Reprod 2001；16：2109-2113.

[30] Postovsky S，Lightman A，Aminpour D，et al. Sperm cryopreservation in adolescents with newly diagnosed cancer. Med Pediatr Oncol 2003；40：355-359.

[31] Hagenäs I，Jørgensen N，Rechnitzer C，et al. Clinical and biochemical correlates of successful semen collection for cryopreservation from 12-18-year-old patients：a single-center study of 86 adolescents. Hum Reprod 2010；25：2031-2038.

[32] Bahadur G，Ling KL，Hart R，et al. Semen quality and cryopreservation in adolescent cancer patients. Hum Reprod 2002；17：3157-3161.

[33] Menon S，Rives N，Mousset-Siméon N，et al. Fertility preservation in adolescent males：experience over 22 years at Rouen University Hospital. Hum Reprod 2009；24：37-44.

[34] Nielsen CT，Skakkebaek NE，Richardson DW，et al. Onset of the release of spermatozoa (spermarche) in boys in relation to age，testicular growth，pubic hair，and height. J Clin Endocrinol Metab 1986；62：532-535.

[35] Smith AM，Rosenthal DA，Reichler H. High schoolers masturbatory practices：their relationship to sexual intercourse and personal characteristics. Psychol Rep 1996；79：499-509.

[36] Auslander BA，Rosenthal SL，Blythe MJ. Sexual Development and behaviors of adolescents.

Pediatr Ann 2005; 34: 785-793.

[37] Carlier JG, Steeno OP. Oigarche: the age at first ejaculation. Andrologia 1985; 17: 104-6.

[38] Cooper R, Blell M, Hardy R, et al. Validity of age at menarche self-reported in adulthood. J Epidemiol Community Health 2006; 60: 993-997.

[39] Fisher CM. Assessing Developmental Trajectories of Sexual Minority Youth: Discrepant Findings from a Life History Calendar and a Self-Administered Survey. J LGBT Youth 2012; 9: 114-135.

[40] Forti G, Corona G, Vignozzi L, et al. Klinefelter's syndrome: a clinical and therapeutical update. Sex Dev 2010; 4: 249-258.

[41] Wikström AM, Raivio T, Hadziselimovic F, et al. Klinefelter syndrome in adolescence: onset of puberty is associated with accelerated germ cell depletion. J Clin Endocrinol Metab 2004; 89: 2263-2270.

[42] Ramasamy R, Ricci JA, Palermo GD, et al. Successful fertility treatment for Klinefelter's syndrome. J Urol 2009; 182: 1108-1113.

译者：平萍，上海交通大学医学院附属仁济医院生殖医学科

审校：李朋，上海交通大学附属第一人民医院

Cite this article as: Dabaja AA, Wosnitzer MS, Bolyakov A, Schlegel PN, Paduch DA. When to ask male adolescents to provide semen sample for fertility preservation? Transl Androl Urol 2014;3(1):2-8. doi: 10.3978/j.issn.2223-4683.2014.02.01

第二章　男性不育的药物治疗

Ali A. Dabaja, Peter N. Schlegel

Department of Urology, Weill Cornell Medical College, New York, NY 10065, USA
Correspondence to: Peter N. Schlegel. Department of Urology, Weill Cornell Medical College, 525 E 68th street, New York, NY 10065, USA. Email: pnschleg@med.cornell.edu.

摘要：男性不育多为特发性，只有一少部分具有明确病因，但此类患者的药物治疗往往成功率很高。与此不同的是，针对特发性或遗传性因素导致的男性不育，药物治疗往往属于经验治疗，使用的也多是美国食品药品监督管理局（FDA）没有通过的超适应证药物。就药物治疗而言，对于下丘脑-垂体-性腺轴（HPG）以及高雌激素（E）状态的理解显得尤为重要。药物治疗可以提高精子数量和活力，治疗过程中应主要改善间质细胞分泌睾酮，增加卵泡刺激素（FSH）分泌以刺激支持细胞和生精，且使得睾酮/雌激素（T/E）比正常。

关键词：男性不育；低促性腺激素性性腺功能减退；高雌激素；促性腺激素；少精子症；药物治疗

View this article at: http://www.amepc.org/tau/article/view/3512/4358

1　引言

不孕不育的发病率大约为15%，其中男性因素约占50%[1]。多数男性不育是特发性的，表现为不明原因的精液参数异常或是无精子症，其治疗也多为经验用药。相对而言，某些具有明确病因的男性不育可以首选药物治疗，且往往预后良好。

12

睾丸的功能主要包括分泌雄激素和产生精子，两者均接受下丘脑-垂体-性腺轴（HPG）的调控，其中生精过程依赖于内源性睾酮水平以及刺激睾丸Sertoli细胞的卵泡刺激素（follicle stimulating hormone，FSH）水平[2]。外源性睾酮以及其他形式雄激素的给予，往往会通过负反馈机制抑制黄体生成素（LH）和FSH的水平，进而导致不育，应该被禁止使用。针对病因明确的男性不育，药物治疗的主要评价指标是睾酮水平，而针对某些原发性睾丸功能衰竭或不明原因的男性不育，药物治疗则多属于经验用药。本文阐述了目前男性不育常见的非手术治疗方法，并评价了各种药物的疗效，具体药物分类见表2-1。

表2-1　男性不育的药物治疗

药物	给药方式	剂量和频次	使用状态
GnRH	皮下泵入	25~200 ng/kg，2小时/1次	特定中心或临床试验
hCG	皮下注射/肌内注射	1 000~3 000 IU，每周2次	FDA批准用于性腺功能不足导致的不育
hMG	皮下注射/肌内注射	75 IU，每周2~3次	FDA批准用于性腺功能不足导致的不育
高纯度或重组FSH	皮下注射/肌内注射	100~150 IU，每周2~3次	FDA批准用于性腺功能不足导致的不育
多巴胺激动药	口服	● 卡麦角林，0.5~1 mg，每周2次； ● 溴隐亭，2.5~5.0 mg，每周2次	FDA批准用于高泌乳血症
芳香化酶抑制药	口服	● 阿那曲唑，1 mg/d； ● 来曲唑，2.5mg/d； ● 睾内酯	超适应证用药 美国禁用
选择性雌激素受体调节药（SERMs）	口服	● 克罗米酚，50 mg/d； ● 他莫西酚，20 mg/d； ● 托瑞米酚，60 mg/d； ● 雷洛昔酚，60 mg/d	超适应证用药

2　激素治疗

2.1　促性腺激素释放激素（GnRH）

位于下丘脑的GnRH脉冲式分泌可以引发垂体前叶FSH和LH的释放，维持刺激生精和睾酮水平[3]。低促性腺激素性性腺功能减退（HH）源于下丘脑分泌GnRH障碍，临床常见的包括卡曼综合征（Kallmann's syndrome）以及特发性HH，在男性表现为不育。针对HH，脉冲式给予GnRH治疗，效果非常好，其原理是补充GnRH后有利于垂体前叶分泌促性腺激素[3]，进而维持高水平的内源性睾酮以及FSH对于Sertoli细胞的稳定刺激[4]。目前最有效的给药方式是皮下泵入，间隔1~2小时，给予5~20 µg[5]。

通常情况下，给予GnRH治疗后4个月左右，可以恢复生精[6]，总体有效率可以达到85%左右[7-8]，大约60%的患者夫妇在使用后9个月正常怀孕，最长使用时间为2年[9]。部分患者接受GnRH治疗后，第二性征会有所改善，表现为睾丸增大、阴毛增多等。临床上，睾丸增大、促性腺激素和睾酮水平恢复、第二性征出现、抑制素B水平恢复、隐睾下降是GnRH治疗有效的观测指标[10]。治疗无效时，需要考虑的影响因素包括给药方式、给药剂量、抗GnRH抗体产生等[8]。目前，GnRH的使用仅限于HH，对于特发性不育症的疗效缺少有效的证据。大约10%的HH患者，在GnRH治疗停止后短期内，其下丘脑可以产生足量的GnRH而无需继续给予外源性补充[11]。尽管脉冲式给予GnRH的疗效明显，其仍具有一定的局限性，主要包括带泵不便、必须定期更换皮下针头等。

2.2 促性腺激素（Gn）

垂体功能不足（例如：垂体瘤及诸如血色沉着病和结节病的系统性疾病）的治疗主要依赖促性腺激素的补充，进而促发生精的过程。初始阶段，促性腺激素是从尿液中提取的，随着实验室技术的进步，重组的绒毛膜促性腺激素（rec-hCG）、FSH（rec-hFSH）和LH（rec-hLH）或者高纯度的尿源性促性腺激素不断出现，其性能更加高效，不同品规之间差异不大[12]。

起始阶段，患者单用hCG，数月后如果精液中没有出现精子但睾酮水平有所提高，则加用FSH[13]，可以选择皮下注射75~150 IU的FSH，也可以选择人绝经期促性腺激素（hMG）联合1 500~2 000 IU的hCG每周2~3次注射。治疗周期6~24个月，或更长时间，直至精液中出现精子和/或受精者出现临床妊娠。多数研究显示促性腺激素的促生精有效率达80%左右[14]，也有研究报道hCG联合hFSH、尿源性hFSH或hMG促生精有效率可高达94%[15]。治疗后精液中出现精子的平均时间为7个月，临床妊娠的平均时间为28个月[16]。一项多中心的研究显示，hCG联合rhFSH对于单用hCG无效的HH患者，安全有效[17]。不同研究显示的受孕率各不相同，为38%~51%[9,17]。同时，促性腺激素治疗可以提高睾酮水平和增加睾丸体积，且不良反应比较少[13]。影响疗效的因素有很多，其中有隐睾病史、小睾丸、体质指数（BMI）升高、促性腺激素极度低下被列为预后不良的重要指标[13,18-19]。促性腺激素治疗的耐受性较好，可以通过监测用药后的睾酮水平来调整剂量，避免包括乳房发育、痤疮、感冒样症状以及肥胖等不良反应。

尽管GnRH和促性腺激素（Gn）在治疗HH时疗效显著，但对于特发性不育症，两者的疗效不确定。有随机对照研究显示，对于Gn水平正常的少弱畸形精子症（OAT）患者，hMG或FSH联合hCG治疗无效[20-21]。然而，也有研究报道显示，睾丸细针穿刺活检提示为生精功能低下的患者，在使用Gn治疗后，与其他病理类型的患者相比，精液参数和受孕率都有所提高[22]。目前，FSH或LH在治疗特发性OAT和非梗阻性无精子症（NOA）方面缺乏共识。另外，睾丸功能衰竭的患者往往FSH水平高于8.4 IU/L[23-24]，Gn治疗有待商榷，多属于经验性用药，安慰剂对照研究亟待完善。

3　多巴胺激动药

面对不育且患者高泌乳素血症的患者，首先需要考虑垂体瘤（多为功能性肿瘤，分泌过量的泌乳素）。针对压迫垂体柄和产生高泌乳血症的垂体瘤，可以给予多巴胺激动药治疗。血液循环中泌乳素升高，将会抑制下丘脑GnRH的脉冲式分泌，进而导致性腺功能减退和不育症，部分患者由于肿瘤的压迫作用可以导致头痛或视野变化，此时可以给予多巴胺激动药，既往常用溴隐亭和卡麦角林。有报道显示，卡麦角林对于泌乳素的下调作用强于溴隐亭[25]，70%溴隐亭治疗无效的患者使用卡麦角林后泌乳素恢复正常[26]。卡麦角林（0.125~1.0 mg，每周2次）能够有效降低泌乳素水平并使垂体瘤萎缩，可以作为临床首选。用药后出现泌乳素水平不降、肿瘤体积缩小少于50%、生育力得不到恢复等情况时，多为多巴胺激动药抵抗，可以提高剂量，或由溴隐亭转为卡麦角林；仍然无效者，则建议手术治疗[27]。

4　芳香化酶抑制药（AI）

AI用于治疗特发性OAT或无精子症属于超适应证用药，其机制在于AI（阿那曲唑，1 mg/d；或来曲唑，2.5 mg/d）可以提高睾酮水平，抑制雌激素水平，同时可以抑制外周睾酮的代谢。伴有低睾酮水平的高雌激素状态可抑制生精过程[28]，更为重要的是，高雌激素会通过HPG的负反馈机制，导致LH水平下降，影响睾酮的合成，同时FSH水平也会下降，进而影响生精[29]。AI在肥胖患者中的应用经验显示，Leydig细胞内的芳香化酶活性决定了雄激素向雌激素的转化，进而影响各项精液参数[30-31]。

关于睾内酯的一项小规模研究显示，其使用并不会改变特发性少精子症患者的精液质量，而且T/E比也不受影响[32]。另外一项研究中，入组患者T<300 ng/dL；T/E比<10∶1，使用睾内酯后激素水平以及精液质量有所改善[33]。整体而言，低剂量的睾内酯治疗对于伴有雌激素水平升高的不育患者有一定效果，高剂量的睾内酯反而有可能抑制睾酮的合成，进而影响生精的过程。AI的适用人群为：T<300 ng/dL；T/E比<10∶1的患者[33]。

在一项非对照研究中，入组的患者为少精子症或无精子症，T/E比异常，

74名患者接受睾内酯治疗，另外104名患者接受阿那曲唑，结果显示，所有入组患者的精子密度、活力、以及形态均有所改善[30]。相对于睾内酯，阿那曲唑可更为有效地改善T/E比，并不影响雄性类固醇的合成，不良反应也较少。关于来曲唑的一项研究显示，27名少精子或无精子症患者接受治疗后激素水平、精子密度均有明显改善，其中20%的少精子症患者自然授孕，24%的无精子症患者的精液中出现精子[34]。AI治疗最为适宜的人群为伴有睾酮水平低下且T/E比<10∶1的无精子症或特发性少弱精子症的患者[30,33,35-36]。AI耐受性较好，常见的并发症包括恶心、性欲减退、非症状性肝功能检测指标异常升高[37]，值得重视的并发症还包括骨矿物质密度降低以及BMI升高，主要由于雌激素生物利用度降低所致[38]。

5 选择性雌激素受体调节药（SERMs）

SERMs主要作用于雌激素受体，包括激动药以及阻断药。在卵胞浆内单精子显微注射（intracytoplasmic sperm injection，ICSI）技术没有出现之前，SERMs是为数不多的治疗特发性不育症的方法。包括克罗米酚（CC）、他莫西酚和托瑞米酚在内的SERMs主要应用于女性乳腺癌及骨质疏松症的治疗。目前，其在男性性腺功能减退以及不育症中的使用属于超适应证用药。常用的CC，可以抑制中枢雌激素负反馈[39]，进而增加FSH和LH的合成，促进生精。由于CC具有拟雌激素和抗雌激素双重效应，前者可能对生精过程不利。然而，有报道显示针对性腺功能低下的患者，CC可以提高睾酮水平[40]，进而提高受孕率[41]。在一项多中心国际研究中，42名入组的非梗阻性无精子症（NOA）患者，经过CC治疗后，睾酮水平达到600 ng/dL，则有64%的患者可以在射出精液中找到足够的精子而进入ICSI周期，不足之处在于此项研究没有设立对照组，也排除了唯支持细胞综合征患者，提示CC并非对所有病理类型的不育症患者有效[42]。

他莫西酚、托瑞米酚和雷洛昔酚属于类似的非甾体类雌激素受体阻断药，其作用机制与CC一样，主要的作用靶点是下丘脑和垂体。随机对照研究显示，他莫西酚（20 mg/d）或者托瑞米酚和雷洛昔酚（60 mg/d）可以有效提高少精子症或无精子症患者的精液质量以及受孕率[43]。然而，也有报道显示，给药后生化指标的改善并不会影响精液参数以及生育结局[44]。

最近发表的Meta分析结果显示，CC或他莫西酚作为特发性不育（少精子症和/或弱畸形精子症）的治疗药物，其对于受孕率的影响明显优于对照组（OR：2.42；P=0.0004）。另外，治疗组的精子浓度和活力也明显优于对照组；治疗组的血清FSH和睾酮水平明显高于对照组[45]。也有Meta分析显示不同的结果，针对少弱精子症患者，抗雌激素治疗不能或仅能轻度提高受孕率（15.4% *vs.* 12.5%），因此作者不支持此种情况下的抗雌激素治疗[46-47]。

6 抗氧化药

不育患者精液中活性氧（ROS）的含量明显升高[48]，导致精子功能下降以及生殖细胞的DNA损伤，进而影响生育力。此种现象提示临床医生可以使用抗氧化药治疗不育症。很多临床研究显示，抗氧化药可以轻度改善精液质量和精子DNA完整性。然而，目前的很多研究都是非随机对照研究，也不能明确证实抗氧化药的使用可以有效提高自然受孕率[49]。抗氧化药的使用指征也不是很明确，使用范围相对比较普遍，这也导致很多药品制造商采用不同的抗氧化药组合来推动市场的发展。有报道显示，维生素E和维生素C联合使用，不能改善精液参数或受孕率[50]，但相似的研究报道显示此种组合可以有效降低精子DNA碎片率，尽管精液参数没有改善[51]。一项随机对照研究显示，维生素A、C、E联NAC（N-乙酰半胱氨酸，为谷胱甘肽的前体，是一种含有巯基的抗氧化药）和锌制剂可以提高精子浓度，但不影响受孕率[52]。一项系统性分析，共计纳入17项随机研究，1 665例不育患者用可评价口服抗氧化药（维生素C和维生素E、锌制剂、硒制剂、叶酸、肉碱和类胡萝卜素）对于精子质量和受孕率的影响，其中14个研究（82%）显示抗氧化药治疗可以提高精子质量或受孕率，在10项针对受孕率的研究中，有6项研究提示抗氧化药治疗有助于改善受孕率[53]。此项系统性分析的局限性在于多数研究没有设立对照组，研究设计、研究对象、抗氧化药的剂量以及服用周期也存在差异。迄今为止，抗氧化药用于男性不育属于经验治疗，没有特殊推荐。

7 激素调控下的外科取精术

激素调控下的外科取精术，其机制在于睾丸内睾酮（ITT）水平的提高以及FSH对于Sertoli细胞的刺激可以促进生精[2]。有60%~70%的NOA患者，存在睾丸内局灶性生精，激素调控可以使部分患者获益。进行取精术前，给予CC、AI或促性腺激素，可以有效提高ITT水平，纠正雌激素过高，从而提高手术获精率。一项回顾性研究显示，克氏综合征（KS）和NOA患者在睾丸显微取精术前给予AIs、CC或hCG，如果睾酮水平上升至250 ng/dL，则获精率较睾酮水平低于250 ng/dL的患者提高22%[54]，其中KS患者对于睾内酯的反应比较理想[54]。另外一项类似的研究显示，术前给予AIs、CC或hCG，非KS的NOA或性腺功能低下患者睾酮水平往往有所提高，但初始睾酮水平或给药后激素水平的反应并不能成为获精率、临床妊娠率、活产率的预测指标[55]。睾丸显微取精前的预处理是否有价值，需要随机对照研究的结果，目前尚无定论。尽管只是1级证据，一项前瞻性研究显示取精术前给予CC既有助于改善睾丸活检的病理类型，也有助于提高生精停滞或生精低下两种病理类型患者的获精率[42]。相反，也有研究显示显微取精术前接受CC治疗2~3个月的66名患者，获精率及临床妊娠率没有改变[55]。

促性腺激素作为术前用药存在争议，目标人群也不够明确。随机对照研究有助于阐明术前给药的价值。对于术前FSH水平正常和术前睾丸活检病理提示为生精低下的患者，给予促性腺激素有助于提高获精率[56]。术前给予hCG和/或rFSH的目标人群包括前次显微取精失败的患者[57-58]、KS患者[54]、性腺功能低下且使用CC无法恢复睾酮水平的患者[59]。

8　结论

正确理解HPG轴以及高雌激素状态对于男性不育症的评估和治疗至关重要。药物治疗的目的包括：提高LH水平，进而促进Leydig细胞内的睾酮合成；提高FSH水平，进而刺激Sertoli细胞，促进生精；减少高雌激素状态的发生。仅有少数病因明确的男性不育患者可以通过药物治疗取得良好的效果，但由于疗效性价比不稳定，大规模的激素治疗不被推荐。

声明

本文作者宣称无任何利益冲突。

参考文献

[1]　Irvine DS. Epidemiology and aetiology of male infertility. Hum Reprod 1998；13 Suppl 1：33-44.

[2]　Jarow JP，Zirkin BR. The androgen microenvironment of the human testis and hormonal control of spermatogenesis. Ann N Y Acad Sci 2005；1061：208-220.

[3]　Conn PM，Crowley WF Jr. Gonadotropin-releasing hormone and its analogues. N Engl J Med 1991；324：93-103.

[4]　Zitzmann M，Nieschlag E. Hormone substitution in male hypogonadism. Mol Cell Endocrinol 2000；161：73-88.

[5]　Happ J，Ditscheid W，Krause U. Pulsatile gonadotropin-releasing hormone therapy in male patients with Kallmann's syndrome or constitutional delay of puberty. Fertil Steril 1985；43：599-608.

[6]　Blumenfeld Z，Makler A，Frisch L，et al. Induction of spermatogenesis and fertility in hypogonadotropic azoospermic men by intravenous pulsatile gonadotropin-releasing hormone (GnRH). Gynecol Endocrinol 1988；2：151-164.

[7]　Liu L，Banks SM，Barnes KM，et al. Two-year comparison of testicular responses to pulsatile gonadotropin-releasing hormone and exogenous gonadotropins from the inception of therapy in men with isolated hypogonadotropic hypogonadism. J Clin Endocrinol Metab 1988；67：1140-1145.

[8]　Blumenfeld Z，Frisch L，Conn PM. Gonadotropin-releasing hormone (GnRH) antibodies formation in hypogonadotropic azoospermic men treated with pulsatile GnRH--diagnosis and

possible alternative treatment. Fertil Steril 1988；50：622-629.

[9] Büchter D，Behre HM，Kliesch S，et al. Pulsatile GnRH or human chorionic gonadotropin/ human menopausal gonadotropin as effective treatment for men with hypogonadotropic hypogonadism：a review of 42 cases. Eur J Endocrinol 1998；139：298-303.

[10] Pitteloud N，Hayes FJ，Dwyer A，et al. Predictors of outcome of long-term GnRH therapy in men with idiopathic hypogonadotropic hypogonadism. J Clin Endocrinol Metab 2002；87：4128-4136.

[11] Raivio T，Falardeau J，Dwyer A，et al. Reversal of idiopathic hypogonadotropic hypogonadism. N Engl J Med 2007；357：863-873.

[12] Practice Committee of American Society for Reproductive Medicine，Birmingham，Alabama. Gonadotropin preparations：past，present，and future perspectives. Fertil Steril 2008；90：S13-S20.

[13] Warne DW，Decosterd G，Okada H，et al. A combined analysis of data to identify predictive factors for spermatogenesis in men with hypogonadotropic hypogonadism treated with recombinant human follicle-stimulating hormone and human chorionic gonadotropin. Fertil Steril 2009；92：594-604.

[14] Burgués S，Calderón MD. Subcutaneous self-administration of highly purified follicle stimulating hormone and human chorionic gonadotrophin for the treatment of male hypogonadotrophic hypogonadism. Spanish Collaborative Group on Male Hypogonadotropic Hypogonadism. Hum Reprod 1997；12：980-986.

[15] Miyagawa Y，Tsujimura A，Matsumiya K，et al. Outcome of gonadotropin therapy for male hypogonadotropic hypogonadism at university affiliated male infertility centers：a 30-year retrospective study. J Urol 2005；173：2072-2075.

[16] Liu PY，Baker HW，Jayadev V，et al. Induction of spermatogenesis and fertility during gonadotropin treatment of gonadotropin-deficient infertile men：predictors of fertility outcome. J Clin Endocrinol Metab 2009；94：801-808.

[17] Bouloux PM，Nieschlag E，Burger HG，et al. Induction of spermatogenesis by recombinant follicle-stimulating hormone (puregon) in hypogonadotropic azoospermic men who failed to respond to human chorionic gonadotropin alone. J Androl 2003；24：604-611.

[18] Finkel DM，Phillips JL，Snyder PJ. Stimulation of spermatogenesis by gonadotropins in men with hypogonadotropic hypogonadism. N Engl J Med 1985；313：651-655.

[19] Burris AS，Rodbard HW，Winters SJ，et al. Gonadotropin therapy in men with isolated hypogonadotropic hypogonadism：the response to human chorionic gonadotropin is predicted by initial testicular size. J Clin Endocrinol Metab 1988；66：1144-1151.

[20] Knuth UA，Hönigl W，Bals-Pratsch M，et al. Treatment of severe oligospermia with human chorionic gonadotropin/human menopausal gonadotropin：a placebo-controlled，double blind trial. J Clin Endocrinol Metab 1987；65：1081-1087.

[21] Kamischke A，Behre HM，Bergmann M，et al. Recombinant human follicle stimulating hormone for treatment of male idiopathic infertility：a randomized，double-blind，placebo-controlled，clinical trial. Hum Reprod 1998；13：596-603.

[22] Foresta C，Bettella A，Garolla A，et al. Treatment of male idiopathic infertility with recombinant human follicle-stimulating hormone：a prospective，controlled，randomized

clinical study. Fertil Steril 2005; 84: 654-661.

[23] Sikaris K, McLachlan RI, Kazlauskas R, et al. Reproductive hormone reference intervals for healthy fertile young men: evaluation of automated platform assays. J Clin Endocrinol Metab 2005; 90: 5928-5936.

[24] Gordetsky J, van Wijngaarden E, O'Brien J. Redefining abnormal follicle-stimulating hormone in the male infertility population. BJU Int 2012; 110: 568-72.

[25] Webster J, Piscitelli G, Polli A, et al. Dose-dependent suppression of serum prolactin by cabergoline in hyperprolactinaemia: a placebo controlled, double blind, multicentre study. European Multicentre Cabergoline Dose-finding Study Group. Clin Endocrinol (Oxf) 1992; 37: 534-41.

[26] Verhelst J, Abs R, Maiter D, et al. Cabergoline in the treatment of hyperprolactinemia: a study in 455 patients. J Clin Endocrinol Metab 1999; 84: 2518-22.

[27] Melmed S, Casanueva FF, Hoffman AR, et al. Diagnosis and treatment of hyperprolactinemia: an Endocrine Society clinical practice guideline. J Clin Endocrinol Metab 2011; 96: 273-88.

[28] Bharti S, Misro MM, Rai U. Clomiphene citrate potentiates the adverse effects of estrogen on rat testis and down-regulates the expression of steroidogenic enzyme genes. Fertil Steril 2013; 99: 140-8.

[29] Santen RJ. Feedback control of luteinizing hormone and follicle-stimulating hormone secretion by testosterone and estradiol in men: physiological and clinical implications. Clin Biochem 1981; 14: 243-51.

[30] Raman JD, Schlegel PN. Aromatase inhibitors for male infertility. J Urol 2002; 167: 624-9.

[31] Schlegel PN. Aromatase inhibitors for male infertility. Fertil Steril 2012; 98: 1359-62.

[32] Clark RV, Sherins RJ. Treatment of men with idiopathic oligozoospermic infertility using the aromatase inhibitor, testolactone. Results of a double-blinded, randomized, placebo-controlled trial with crossover. J Androl 1989; 10: 240-7.

[33] Pavlovich CP, King P, Goldstein M, et al. Evidence of a treatable endocrinopathy in infertile men. J Urol 2001; 165: 837-41.

[34] Saylam B, Efesoy O, Cayan S. The effect of aromatase inhibitor letrozole on body mass index, serum hormones, and sperm parameters in infertile men. Fertil Steril 2011; 95: 809-11.

[35] Roth MY, Amory JK, Page ST. Treatment of male infertility secondary to morbid obesity. Nat Clin Pract Endocrinol Metab 2008; 4: 415-9.

[36] Zumoff B, Miller LK, Strain GW. Reversal of the hypogonadotropic hypogonadism of obese men by administration of the aromatase inhibitor testolactone. Metabolism 2003; 52: 1126-8.

[37] Gregoriou O, Bakas P, Grigoriadis C, et al. Changes in hormonal profile and seminal parameters with use of aromatase inhibitors in management of infertile men with low testosterone to estradiol ratios. Fertil Steril 2012; 98: 48-51.

[38] Finkelstein JS, Lee H, Burnett-Bowie SA, et al. Gonadal steroids and body composition, strength, and sexual function in men. N Engl J Med 2013; 369: 1011-22.

[39] Goldstein SR, Siddhanti S, Ciaccia AV, et al. A pharmacological review of selective oestrogen receptor modulators. Hum Reprod Update 2000; 6: 212-24.

[40] Katz DJ, Nabulsi O, Tal R, et al. Outcomes of clomiphene citrate treatment in young hypogonadal men. BJU Int 2012; 110: 573-8.

[41] Whitten SJ, Nangia AK, Kolettis PN. Select patients with hypogonadotropic hypogonadism may respond to treatment with clomiphene citrate. Fertil Steril 2006; 86: 1664-8.

[42] Hussein A, Ozgok Y, Ross L, et al. Clomiphene administration for cases of nonobstructive azoospermia: a multicenter study. J Androl 2005; 26: 787-91; discussion 792-3.

[43] Farmakiotis D, Farmakis C, Rousso D, et al. The beneficial effects of toremifene administration on the hypothalamic-pituitary-testicular axis and sperm parameters in men with idiopathic oligozoospermia. Fertil Steril 2007; 88: 847-853.

[44] Tsourdi E, Kourtis A, Farmakiotis D, et al. The effect of selective estrogen receptor modulator administration on the hypothalamic-pituitary-testicular axis in men with idiopathic oligozoospermia. Fertil Steril 2009; 91: 1427-1430.

[45] Chua ME, Escusa KG, Luna S, et al. Revisiting oestrogen antagonists (clomiphene or tamoxifen) as medical empiric therapy for idiopathic male infertility: a meta-analysis. Andrology 2013; 1: 749-757.

[46] Vandekerckhove P, Lilford R, Vail A, et al. Clomiphene or tamoxifen for idiopathic oligo/asthenospermia. Cochrane Database Syst Rev 2000; (2): CD000151.

[47] Willets AE, Corbo JM, Brown JN. Clomiphene for the treatment of male infertility. Reprod Sci 2013; 20: 739-744.

[48] Sharma RK, Agarwal A. Role of reactive oxygen species in male infertility. Urology 1996; 48: 835-850.

[49] Saleh RA, Agarwal A. Oxidative stress and male infertility: from research bench to clinical practice. J Androl 2002; 23: 737-752.

[50] Rolf C, Cooper TG, Yeung CH, et al. Antioxidant treatment of patients with asthenozoospermia or moderate oligoasthenozoospermia with high-dose vitamin C and vitamin E: a randomized, placebo-controlled, double-blind study. Hum Reprod 1999; 14: 1028-1033.

[51] Greco E, Iacobelli M, Rienzi L, et al. Reduction of the incidence of sperm DNA fragmentation by oral antioxidant treatment. J Androl 2005; 26: 349-353.

[52] Paradiso Galatioto G, Gravina GL, Angelozzi G, et al. May antioxidant therapy improve sperm parameters of men with persistent oligospermia after retrograde embolization for varicocele? World J Urol 2008; 26: 97-102.

[53] Ross C, Morriss A, Khairy M, et al. A systematic review of the effect of oral antioxidants on male infertility. Reprod Biomed Online 2010; 20: 711-723.

[54] Ramasamy R, Ricci JA, Palermo GD, et al. Successful fertility treatment for Klinefelter's syndrome. J Urol 2009; 182: 1108-1113.

[55] Reifsnyder JE, Ramasamy R, Husseini J, et al. Role of optimizing testosterone before microdissection testicular sperm extraction in men with nonobstructive azoospermia. J Urol 2012; 188: 532-536.

[56] Aydos K, Unlü C, Demirel LC, et al. The effect of pure FSH administration in non-obstructive azoospermic men on testicular sperm retrieval. Eur J Obstet Gynecol Reprod Biol 2003; 108: 54-58.

[57] Shiraishi K, Ohmi C, Shimabukuro T, et al. Human chorionic gonadotrophin treatment prior to microdissection testicular sperm extraction in non-obstructive azoospermia. Hum Reprod

2012; 27: 331-339.

[58] Selman H, De Santo M, Sterzik K, et al. Rescue of spermatogenesis arrest in azoospermic men after long-term gonadotropin treatment. Fertil Steril 2006; 86: 466-468.

[59] Hussein A, Ozgok Y, Ross L, et al. Optimization of spermatogenesis-regulating hormones in patients with non-obstructive azoospermia and its impact on sperm retrieval: a multicentre study. BJU Int 2013; 111: E110-E114.

译者：陈向锋，上海交通大学医学院附属仁济医院，上海市人类精子库
审校：马逸，上海交通大学医学院附属仁济医院生殖医学科

Cite this article as: Dabaja AA, Schlegel PN. Medical treatment of male infertility. Transl Androl Urol 2014;3(1):9-16. doi: 10.3978/j.issn.2223-4683.2014.01.06

第三章　男性不育的遗传学评估

Matthew S. Wosnitzer

Male Reproductive Medicine and Microsurgery, Instructor and Fellow. Department of Urology and Institute for Reproductive Medicine, Weill Cornell Medical College of Cornell University, 525 East 68 Street, New York, NY 10065, USA
Correspondence to: Matthew S. Wosnitzer, M.D., Male Reproductive Medicine and Microsurgery, Instructor and Fellow. Department of Urology and Institute for Reproductive Medicine, Weill Cornell Medical College of Cornell University, 525 East 68 Street, New York, NY 10065, USA.
Email: maw7011@med.cornell.edu or matthew.wosnitzer@gmail.com.

摘要： 重度少精子症（精子浓度小于5×10^6/mL）和无精子症患者在治疗前需进行遗传学检测以明确病因。梗阻性无精子症（obstructive azoospermia，OA）表现为正常的睾丸功能、睾丸体积（约20 mL）和卵泡刺激素（follicle-stimulating hormone，FSH）水平（1~8 IU/mL），而非梗阻性无精子症（non-obstructive azoospermia，NOA）表现为小而软的睾丸，且FSH较高，两者的遗传学检测结果差异较大。病史、体格检查以及实验室检测结果对于无精子症患者选择合适的遗传学检测很重要，可用来鉴别原发性生精功能障碍和先天性低促性腺激素型性腺功能减退（hypogonadotropic hypogonadism，HH）。遗传学检测包括针对先天性输精管缺如患者的囊性纤维化跨膜转导调节因子（cystic fibrosis transmembrane conductance regulator，CFTR），而针对其他一些有特异性临床背景的重度少精子和无精子症患者，可选择染色体核型、Y染色体微缺失（Y chromosome microdeletion，YCMD）或其他特异性的基因检测。遗传学检测结果可指导患者的临床管理。目前出现了一些新的遗传检测技术，如精子microRNA和表观遗传学检测，这些项目为男性不育提供了遗传诊断要点和治疗靶点。

关键词：男性不育；遗传学；少精子症；无精子症；精子发生

View this article at: http://www.amepc.org/tau/article/view/3513/4359

1　引言

重度少精子症（精子浓度小于5×10^6/mL）和无精子症患者可能存在基因异常。遗传学检测包括染色体核型/细胞遗传学检测、Y染色体微缺失（YCMD）检测、先天性低促性腺激素型性腺功能减退（hypogonadotropic hypogonadism，HH）突变筛查和囊性纤维化跨膜转导调节因子（cystic fibrosis transmembrane conductance regulator，CFTR）基因筛查，这些检测可揭示病因，评估患者生育的可能性以及遗传给后代的风险[1]。在进行遗传学检测前，需告知患者该检测的作用、预后以及检测结果对患者心理的影响。目前已确认有很多基因变异及多态性对生精具有直接、间接或未知的一些作用。重度少精子症和无精子症患者中，通过遗传学检测可确定20%~30%的病因，而约80%可能是由于一些未知的基因缺陷所导致[2]。

2　诊断

在鉴别梗阻性（部分精道缺失导致的物理梗阻）和非梗阻性（生精障碍导致精液离心未见精子）无精子症时，选择合适的遗传学检查方法是最重要的。病史、体格检查（包括评估阴囊）以及血清检测对于准确测定睾丸体积、明确低促征象，以及发现异常的实验室指标（特别是FSH）相当重要。上述前期检查可找到接近70%的不育病因。

3　谁需要进行遗传学检测

并不是所有的无精子症患者都需要进行全套的遗传学检测。相关检测项目需参考每个患者实际的临床情况（图3-1）。对于睾丸大小正常、输精管可扪及、以及FSH正常、精液量正常且高度怀疑为梗阻性无精子症的患者，可不行遗传学检测。同时，对于既往有生育史，或者既往精子浓度曾大于5×10^6/mL的患者，不建议行遗传学检测。如患者以往曾进行过细胞毒性药物的化疗、放疗等，也不需要行遗传学检测[4]。而对于那些疑似为先天性梗阻（睾丸体

无精子症或重度少精子症：遗传学检测流程

梗阻性

非梗阻性

病史：有生育史，精液分析精子密度（浓度）>5百万/毫升

梗阻性：正常睾丸体积

睾丸功能障碍

"不完全"睾丸功能障碍

下丘脑/垂体

正常睾丸体积，正常FSH

小睾丸，高FSH

小睾丸或高FSH

小睾丸、低LH、T

无需遗传学检测

精液量少

精液量正常

输精管存在，正常精液量

CUAVD，或CBAVD

输精管存在，精液量少

遗传学检测：核检测、YCMD

遗传学检测：核型、YCMD、CFTR

遗传学检测：核型、YCMD

遗传学检测：IHH突变检测：KAL1，FGFR1 FGF8

CFTR 检测（同时配偶检查）

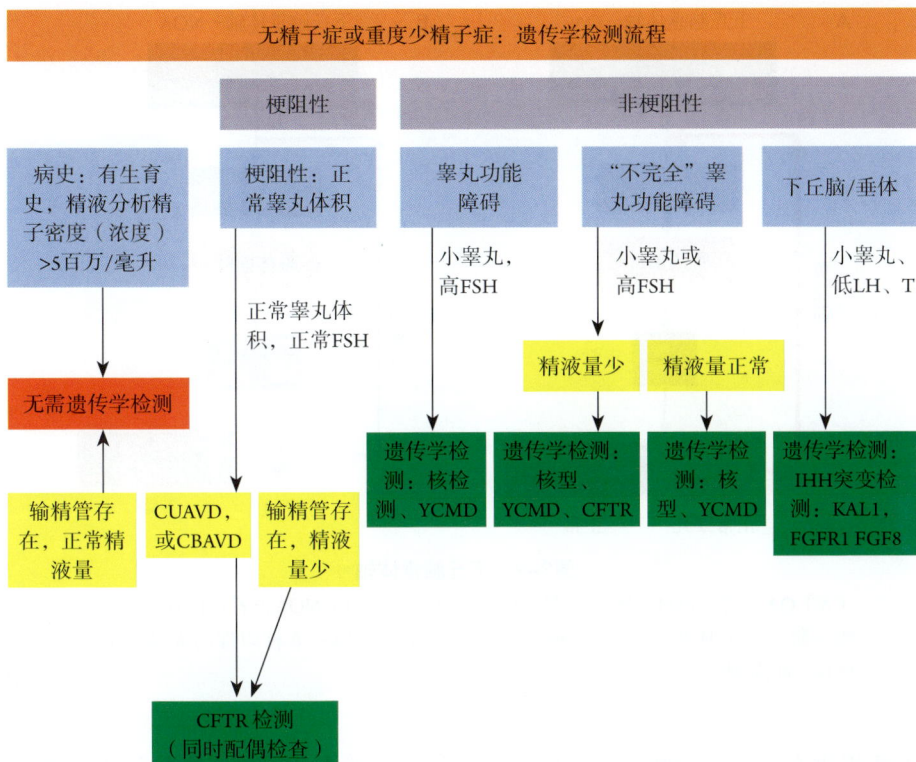

图3-1 无精子症或重度少精子症的遗传学检测流程

CUAVD：先天性单侧输精管缺如；CBAVD：先天性双侧输精管缺如；YCMD：Y染色体微缺失；CFTR：囊性纤维化跨膜转导调节因子；FSH：卵泡刺激素；SA：精液分析；HT：下丘脑；LH：黄体生成素[3]。

积和FSH均正常），原发性睾丸功能障碍（小睾丸、高FSH），"不完全"睾丸功能障碍（睾丸偏小、FSH偏高），以及HH症（小睾丸、低或正常的LH、低睾酮）的患者，则建议进行遗传学检测（图3-1）。

原发性睾丸功能障碍、重度少精子或非梗阻性的无精子症（NOA）通常内、外分泌功能受损，精液精子计数小于$5×10^6/mL$，这些患者一般表现为睾丸体积较小、萎缩和质地偏软，精液量和精液pH正常，FSH升高。这些特征均是生精功能较差、生精小管减少的特征。睾丸的内、外分泌功能减弱导致睾酮和抑制素B下降，进而对下丘脑和垂体的负反馈也减弱，引起FSH升高（如睾酮下降明显，有时LH也升高）（图3-2）。抑制素B是睾丸产生的一种糖蛋白激素，其表达水平与FSH负相关，且与睾丸大小、精子计数密切相关。然而在一些病例中，如晚期精子成熟阻滞的患者，FSH和抑制素B可能正常[5]。虽然FSH和抑制素B同时检测时敏感度最高，但单独检测抑制素B并

A　　　　下丘脑垂体轴—OA

下丘脑

GnRH

垂体前叶

FSH　正常

正常睾丸　　正常

睾酮抑制素B

负反馈

B　　　　下丘脑垂体轴—NOA

下丘脑

GnRH

垂体前叶

↑ FSH

小睾丸　　下降

↓ 睾酮抑制素B

负反馈作用减弱

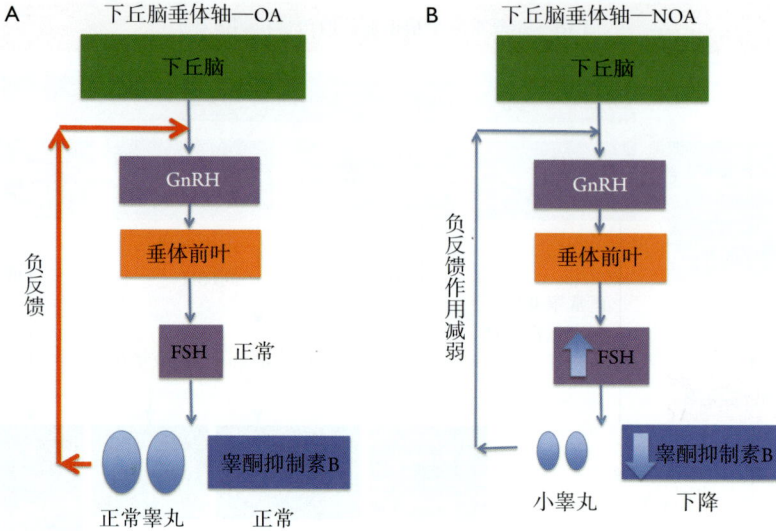

图3-2　下丘脑垂体轴

（A）OA患者：FSH、睾酮、睾丸体积均正常；（B）NOA患者：FSH升高，睾酮下降，睾丸体积小。OA：梗阻性无精子症；NOA：非梗阻性的无精子症；FSH：卵泡刺激素。

不能提供有价值的诊断信息，因此目前临床实践中并不进行常规检查。典型的原发性睾丸功能障碍的患者需检测染色体核型以及YCMD[1,6]。重度少精及无精子症伴随不完全的原发性睾丸功能障碍的患者（即FSH升高，睾丸体积正常）也需要在治疗前检测染色体核型以及YCMD[7]。如果FSH和睾丸体积正常，体检未发现梗阻征象，则可能是睾丸生精阻滞，该情况通常与以下基因突变有关：MutL homolog 1（MLH1）、MutS homolog 2（MSH2）以及excision repair cross-complementation group 1（ERCC1）[8-11]。此外，与精囊闭锁相关的精液量下降需检查CFTR基因（下文囊性纤维化部分进一步讨论）。

针对染色体数量（获得/丢失）及结构（罗伯逊易位多见，也可见相互易位、倒位）的核型分析异常与大约6%的男性不育有关。因男方因素行ICSI的患者中约4%存在染色体异常，大多数与性染色体有关[12]。核型异常在不育人群比正常人群高8倍，在重度少精子患者中占3%~5%（常为易位），而在非梗阻性无精子症中占14%~19%（克氏综合征最为常见，47，XXY）[13-15]。克氏综合征（47，XXY）在普通人群中约占1/600。克氏综合征患者有一系列表型特征（取决于睾酮水平），但是通常会有睾丸体积较小，睾丸内外分泌功能异常（LH、FSH升高，睾酮下降）且表现为无精子症，以及间质细胞体积缩小，生精细胞丢失，支持细胞减少及小管透明样变性导致的睾丸功能障碍。睾酮合成减少以及CYP19芳香化酶过表达引起的雌激素升高可导致青春期发育延迟，胡须/体毛减少，肌纤维发育减少，骨密度降低，以及男性乳房发育。性激素水平异常可导致学习及社交障碍。一些研究报道，此类患者的精子和其受精后产生的胚胎的非整倍体风险轻度升高[16]，而另一些研究则表明非整倍体数量并不增高[17]。（46，XX）是另一种无精子症可能的核型异常，但比较罕见（1∶20 000活产婴儿）。（46，XX）核型通常是由于Y染色体短臂远端的基因（包含SRY基因）与X染色体短臂的远端发生易位，而其他剩余的Y染色体上的基因全部丢失，包括AZF区域，因此导致生精异常，且TESE几乎不可能找到精子[18]。Yq丢失也会发生在具有同形双着丝粒的Y染色体，这种结构一般不稳定，且也会丢失AZF区域。此外，X染色体连锁基因（如雄激素受体基因Xq11.2~12）异常可表现为一系列雄激素不敏感症状，该异常与特异性突变以及CAG重复长度有关，可导致（46，XY）核型男性无精子症[19-20]。

生精功能恶化（精子生成减少）与核型异常相关（如X染色体数目增加与临床严重程度相关）。所有重度少精子症和无精子症患者治疗前需进行核型检测。患者血白细胞培养后，完成蛋白酶处理和特异性染色（胰蛋白酶处理和吉姆萨染色后的G带），有时也需要进行更多的细胞遗传学分析，包括扩展核型分析或荧光原位杂交（FISH）等。由于核型异常可引起胎停或遗传给后代，因此可通过遗传学评估明确父系遗传的风险（罗伯逊易位、倒位），此外需考虑进行胚胎植入前遗传学诊断（PGD）[21]。

YCMD是位于Y染色体长臂（Yq），有3个与生精相关的区域（无精子症因子，AZF）。YCMD较小，常规核型分析无法检测出，但是能够通过PCR扩增检出（使用外周血抽提的DNA），检出率在重度少精子症和无精子症分别为5%~10%和10%~20%。不同的种族和地理区域有一些YCMD的变异[22-24]。YCMD使用序列标记位点（STS）检测AZFa（USP9Y和DDX3Y），AZFb（EIF1AY、HSFY、SMCY、RPS4Y2、PRY），AZFc（BPY2、CDY、DAZ）区域。STS是预先选定的DNA检测序列，检测结果能够反映出Y染色体上是否存在相关序列。YCMD有预测预后的价值，能够指导是否需要进行显微取精结合ICSI技术供精或领养。约60%的YCMD患者睾丸活检无法取到精子，包括AZFa（唯支持细胞综合征），AZFb（成熟阻滞，P5-proximal P1）和AZFb+c（成熟阻滞，P5-distalP1）缺失。在近期一些关于睾丸活检的研究中，上述缺失的患者睾丸中均未找到精子[25-26]。不育男性中，AZFc是Y染色体微缺失中最为常见的缺失类型（1∶4 000男性），约2/3表现为重度少精子症，1/3为无精子症[27]。AZFc微缺失被7组转录单位围绕，目前精子获得率为70%~80%，IVF/ICSI结局与对照试验相当[28]。然而需注意的是，AZFc微缺失可由父亲遗传给所有男性子代，导致后代生育功能受损[29-30]。此外，AZFb和AZFc部分缺失（gr/gr，b1/b3，b2/b3）时，精液检测结果可能正常或减少，但均能获得精子[31-32]。

NOA患者多数是由于原发性的睾丸功能障碍所致，但也有一部分是继发性（先天或获得性）的睾丸功能障碍。继发性NOA通常是由于下丘脑垂体轴异常导致的促性腺激素降低，进而导致睾酮分泌下降。先天性HH以终身的性腺功能低下为特征，通常是由于来自于下丘脑或垂体前叶的促性腺激素（LH/FSH）降低所致。最常见的先天性HH是卡尔曼综合征（Kallmann Syndrome）（一种先天遗传性疾病），男性中的发病率为1：10 000。卡尔曼综合症可表现为单有HH，或者同时伴有嗅觉减退或丧失，后者是经典的卡尔曼综合征。嗅觉减退或丧失通常是由于胚胎发育过程中GnRH分泌神经元或嗅觉神经的异常移位，同时可能伴有其他表型异常。包括KAL1突变引起的X染色体连锁卡尔曼综合征在内的多个遗传学病因已有报道[33-34]。常染色体基因FGFR1、FGF8、PROKKR2等也与HH有关，但不伴有嗅觉异常，主要是激素替代治疗[35-37]。目前针对HH的遗传学检测尚不明确，不过有关遗传模式的数据（X染色体连锁、常染色体显性、常染色体隐性）有助于评估遗传给后代的可能性，以及是否需要进行PGD。对于家系病例则需更彻底的遗传检测以筛查其来源。

梗阻性无精子症（OA）以精子生成正常而精道受阻为特征。梗阻性无精子症患者的睾丸功能、睾丸体积（<20 mL）和FSH（1~8 IU/mL）正常。FSH正常是由于间质细胞和支持细胞对下丘脑和垂体的负反馈（分别通过睾酮和抑制素B）是正常的。对于先天性单侧输精管缺如（CUAVD）或先天性双侧输精管缺如（CBAVD），体格检查可发现单侧或双侧的输精管缺如，和/或较硬、不规则的附睾节段，或附睾局部缺如。由于胚胎发育来源不同，附睾头部通常存在，而体部和尾部可能缺如。如临床疑似CUAVD或CBAVD，则需行CFTR基因突变检测（染色体7q31.2），同时超声检测双侧肾脏以排除肾脏发育不全[38]。CBAVD患者通常CFTR双等位基因均受影响（多达80%的患者），其中15%同时伴有其他异常。2个CFTR等位基因中，最为常见的是一个较为严重，而另一个中度（约占85%患者）[39]。然而，如果肾发育不全合并CBAVD，这是继发于中肾管形成异常，与CFTR基因突变无关[40]。

囊性纤维化（cystic fibrosis，CF）是最常见的常染色体隐性遗传病，在北欧人后代/西班牙裔白色人种中发病率为1：1 600，可进展性地影响肺、胰腺，以及胃肠系统的其他部分[41]。CFTR基因异常导致CF，该基因主要调控外分泌上皮细胞分泌的一致性，通过AMP通路增加汗腺分泌中氯化钠浓度。患有CF的男性绝大部分表现为CBAVD（超过95%），进而导致OA。目前CFTR基因已发现超过1 700个突变或异常，其严重程度取决于减少或缺失的CFTR蛋白，后者来自于父系或母系的遗传，表型为独立的CBAVD、输精管纤细无管腔、萎缩或缺如的附睾体尾部，以及经典的CF表型[42]。大多数的CF筛选包括30~50个突变位点（包含了CBAVD最常见的异常，F508del，5T，7T，9T等变异），这些位点在有临床症状的CF患者中是最常见的[43-44]。即使进行全CFTR

基因检测，仍然有25%的CBAVD患者无法检测出突变位点。CFTR全基因DNA测序可用于有CF或CBAVD病史的患者[45]。CBAVD无法通过外科手术治愈，显微附睾取精配合辅助生殖技术（assisted reproductive technology，ART）是较好的选择[46-47]。

典型的CUAVD／CBAVD是由于精囊萎缩导致碱性精囊液和果糖减少，可表现为精液量少、pH较低（<7）[48]。如果输精管可触及，但是精液量较少（<1.5 mL），提示可行CFTR突变检测，原因是精囊萎缩、梗阻可表现为阴囊段输精管存在但腹膜后输精管缺如。此外，CUAVD患者常常表现为对侧精囊梗阻和CFTR基因突变。如果考虑为不明原因附睾梗阻，一些研究小组建议行CFTR基因突变检测，约50%的患者可发现基因突变。

在一些罕见的无精子症病例中，如果睾丸体积正常，输精管可触及，FSH正常，血清抗精子抗体阴性，则需进行睾丸开放活检（优先选择显微手术）以鉴别OA和NOA[49]。CBAVD患者的睾丸活检可发现生精较为活跃，在IVF/ICSI之前甚至不需要进行诊断性的穿刺。女性伴侣检测和遗传咨询在ART之前是必要的，原因是约5%的高加索人是杂合子。如女性伴侣被确认是CF杂合子，可通过PGD选择正常胚胎，以减少后代的遗传风险。

4 疾病管理和其他需考虑的问题

在进行上述所有遗传学检查之前，有关遗传学诊断的缺陷和受益需事先告知患者[6]。对少精子症和无精子症的治疗将在本期进一步讨论，包括对NOA患者进行显微取精和IVF/ICSI的联合处理[50]。这种治疗使得60%的患者能够成功取到精子[51]。对于重度少精子症和OA的患者，分别给予IVF/ICSI和MESA、睾丸取精联合IVF/ICSI的处理后，取精成功率很高[52-55]。

对于不育症患者的遗传学检测可能不止发现生育风险。CUAVD或CBAVD伴有明显CFTR异常的患者须注意监测一系列可能的后遗症。一些研究发现NOA及少精子症患者存在DNA修复缺陷，在癌症发病风险上分别上升2.9倍和1.4倍[56]，这些肿瘤可能发生在睾丸、前列腺、遗传性非息肉性结肠癌（hereditary nonpolyposis colorectal cancer，HNPCC）患者[57-58]。受损的系统性同源染色体重组、DNA修复、微卫星灶稳定性（microsatellite stability，MSS）和凋亡反映等使得患者具有肿瘤发病倾向，在临床检测中需注意。

此外，精子miRNA和小非编码RNA可进行转录和转录后的基因调控，这些小RNA在不同的睾丸病理中差异表达，将来对于诊断和治疗可能有一定的意义[59]。特别是有一些miRNA可在整个生精周期中由生精细胞产生，且在睾丸和精液中均能检测到[60-61]。miRNA的差异表达已被miRNA芯片和实时定量PCR（qRT-PCR）所证实。相对于正常的睾丸组织，已有检测发现miR-34和miR-449这两个miRNA家族在唯支持细胞综合征和成熟阻滞的无精子症患者睾丸组织中显著下调[59]。此外，精液miRNA表达谱在少弱精子症（包括miR-34b，miR-34b*，miR-15b，miR-34c-5p）、弱精子症（miR-34b，miR-122andmiR-1973）患者与生精正常的患者之间是存在差异的[62-63]。其他一些miRNA（miR-34c-5p，miR-122，miR-146b-5p，miR-181a，miR-374b，miR-509-5p和miR-513a-5p）则在无精子症中显著降低，而在弱精子症中升高[63]。用miRNA来鉴别正常和无精子症，以及正常和弱精子症是有预测价值的，其ROC曲线下面积（AUC）分别是0.733~0.836和0.822~0.921[63]。晚期减数分裂细胞和单倍体生精细胞是在生精过程中产生miRNA的主要细胞，可在受精后早期及囊胚阶段持续发挥调节作用[64-65]。

表观遗传学研究表明在无精子症患者中存在睾丸DNA甲基化差异（将甲基转移至胞核嘧啶的C5位置上，可调控DNA表达），如可使用甲基化芯片（illumina infinium human methylation27 BeadChip）。在一项包含94例无精子症患者的研究中，NOA和OA患者表现出差异的DNA甲基化水平（CpG位点分析）。此外，已发现少精子症患者精子印记基因出现异常的DNA甲基化[66]。组蛋白/鱼精蛋白分析也被证实对于进一步确认少精和无精的遗传学病因是有意义的[67-69]。前体（pre-mRNA）剪接调控因子（目前的研究仅在小鼠中）[70]、拷贝数变异（CNVs），以及精液mRNA分析也被证实有一定作用[71-72]。精子线粒体基因组缺失可能是另一个需探索的领域[70]。最后，从胚胎和诱导多能干细胞（来自小鼠）[73]和人体原始生殖细胞重编程中[74]，生成原始生殖细胞样细胞用于精子发生的工作已被证明是有希望的。通过上述转化研究，生精细胞的遗传特征可为生精缺陷患者提供新的治疗手段和多基因预测方法，而这种方法已为前列腺癌、膀胱癌和乳腺癌等其他疾病提供良好的预后信息[75-77]。

5　结论

遗传检测对于重度少精子症和无精子症患者是必需的。这些患者表现为小而萎缩的、较软的睾丸以及FSH升高。染色体核型结构、数量异常、YCMD，以及其他遗传突变在男性不育患者中已有所发现。克氏综合征（47，XXY）是最常见的核型异常，而AZFc区缺失是Y染色体微缺失中最常见的。HH可能是由于多种基因异常所导致，且可能存在不同的遗传模式。CUAVD/CBAVD（睾丸体积正常、FSH正常）所导致的OA患者及其伴侣需行囊性纤维化突变检测（包括CBAVD人群中较少见的变异）。上述检测可为重度少精和无精患者提供预后信息，指导医学治疗，例如，是否选择取精手术，或者在某些情况提醒患者和临床医生存在生精缺失，如（46，XX），以及AZFa，AZFb，AZFb+c缺失。将来有关精子遗传的表达分析、干细胞、miRNA、以及表观调控的研究可优化男性不育的遗传学检测，并提供潜在的治疗靶点。

声明

本文作者宣称无任何利益冲突。

参考文献

[1] Practice Committee of American Society for Reproductive Medicine in collaboration with Society for Male Reproduction and Urology. The management of infertility due to obstructive azoospermia. Fertil Steril 2008；90：S121-S124.

[2] Dohle GR，Halley DJ，Van Hemel JO，et al. Genetic risk factors in infertile men with severe oligozoospermia and azoospermia. Hum Reprod 2002；17：13-16.

[3] Bhasin S，de Kretser DM，Baker HW. Clinical review 64：Pathophysiology and natural history of male infertility. J Clin Endocrinol Metab 1994；79：1525-1529.

[4] Meistrich ML. Effects of chemotherapy and radiotherapy on spermatogenesis in humans. Fertil Steril 2013；100：1180-1186.

[5] Foresta C，Bettella A，Petraglia F，et al. Inhibin B levels in azoospermic subjects with cytologically characterized testicular pathology. Clin Endocrinol (Oxf) 1999；50：695-701.

[6] Male Infertility Best Practice Policy Committee of the American Urological Association；Practice Committee of the American Society for Reproductive Medicine. Report on evaluation of the azoospermic male. Fertil Steril 2006；86：S210-S215.

[7] Vogt PH，Edelmann A，Kirsch S，et al. Human Y chromosome azoospermia factors (AZF) mapped to different subregions in Yq11. Hum Mol Genet 1996；5：933-943.

[8] Ishikawa T，Fujioka H，Fujisawa M. Clinical and hormonal findings in testicular maturation arrest. BJU Int 2004；94：1314-1316.

[9] Gonsalves J，Sun F，Schlegel PN，et al. Defective recombination in infertile men. Hum Mol Genet 2004；13：2875-2883.

[10] Reitmair AH，Schmits R，Ewel A，et al. MSH2 deficient mice are viable and susceptible to lymphoid tumours. Nat Genet 1995；11：64-70.

[11] Maduro MR，Casella R，Kim E，et al. Microsatellite instability and defects in mismatch repair proteins：a new aetiology for Sertoli cell-only syndrome. Mol Hum Reprod 2003；9：61-68.

[12] Lee JY，Dada R，Sabanegh E，et al. Role of genetics in azoospermia. Urology 2011；77：598-601.

[13] Van Assche E，Bonduelle M，Tournaye H，et al. Cytogenetics of infertile men. Hum Reprod 1996；11 Suppl 4：1-24；discussion 25-26.

[14] Wosnitzer MS，Paduch DA. Endocrinological issues and hormonal manipulation in children and men with Klinefelter syndrome. Am J Med Genet C Semin Med Genet 2013；163C：16-26.

[15] Chandley AC. Chromosome anomalies and Y chromosome microdeletions as causal factors in male infertility. Hum Reprod 1998；13 Suppl 1：45-50.

[16] Staessen C，Tournaye H，Van Assche E，et al. PGD in 47，XXY Klinefelter's syndrome patients. Hum Reprod Update 2003；9：319-330.

[17] Denschlag D，Tempfer C，Kunze M，et al. Assisted reproductive techniques in patients with Klinefelter syndrome：a critical review. Fertil Steril 2004；82：775-779.

[18] Vorona E, Zitzmann M, Gromoll J, et al. Clinical, endocrinological, and epigenetic features of the 46, XX male syndrome, compared with 47, XXY Klinefelter patients. J Clin Endocrinol Metab 2007; 92: 3458-3465.

[19] Arnedo N, Nogués C, Bosch M, et al. Mitotic and meiotic behaviour of a naturally transmitted ring Y chromosome: reproductive risk evaluation. Hum Reprod 2005; 20: 462-468.

[20] Nenonen HA, Giwercman A, Hallengren E, et al. Non-linear association between androgen receptor CAG repeat length and risk of male subfertility--a meta-analysis. Int J Androl 2011; 34: 327-332.

[21] Escudero T, Abdelhadi I, Sandalinas M, et al. Predictive value of sperm fluorescence in situ hybridization analysis on the outcome of preimplantation genetic diagnosis for translocations. Fertil Steril 2003; 79 Suppl 3: 1528-1534.

[22] Reijo R, Alagappan RK, Patrizio P, et al. Severe oligozoospermia resulting from deletions of azoospermia factor gene on Y chromosome. Lancet 1996; 347: 1290-1293.

[23] Simoni M, Tüttelmann F, Gromoll J, et al. Clinical consequences of microdeletions of the Y chromosome: the extended Münster experience. Reprod Biomed Online 2008; 16: 289-303.

[24] Foresta C, Moro E, Garolla A, et al. Y chromosome microdeletions in cryptorchidism and idiopathic infertility. J Clin Endocrinol Metab 1999; 84: 3660-3665.

[25] Hopps CV, Mielnik A, Goldstein M, et al. Detection of sperm in men with Y chromosome microdeletions of the AZFa, AZFb and AZFc regions. Hum Reprod 2003; 18: 1660-1665.

[26] Hurles ME, Willey D, Matthews L, et al. Origins of chromosomal rearrangement hotspots in the human genome: evidence from the AZFa deletion hotspots. Genome Biol 2004; 5: R55.

[27] Reijo R, Lee TY, Salo P, et al. Diverse spermatogenic defects in humans caused by Y chromosome deletions encompassing a novel RNA-binding protein gene. Nat Genet 1995; 10: 383-393.

[28] Choi JM, Chung P, Veeck L, et al. AZF microdeletions of the Y chromosome and in vitro fertilization outcome. Fertil Steril 2004; 81: 337-341.

[29] Oates RD, Silber S, Brown LG, et al. Clinical characterization of 42 oligospermic or azoospermic men with microdeletion of the AZFc region of the Y chromosome, and of 18 children conceived via ICSI. Hum Reprod 2002; 17: 2813-2824.

[30] Simoni M, Bakker E, Krausz C. EAA/EMQN best practice guidelines for molecular diagnosis of y-chromosomal microdeletions. State of the art 2004. Int J Androl 2004; 27: 240-249.

[31] Kleiman SE, Yogev L, Lehavi O, et al. The likelihood of finding mature sperm cells in men with AZFb or AZFb-c deletions: six new cases and a review of the literature (1994-2010). Fertil Steril 2011; 95: 2005-2012, 2012.e1-e14.

[32] Krausz C, Giachini C, Xue Y, et al. Phenotypic variation within European carriers of the Y-chromosomal gr/gr deletion is independent of Y-chromosomal background. J Med Genet 2009; 46: 21-31.

[33] Legouis R, Hardelin JP, Levilliers J, et al. The candidate gene for the X-linked Kallmann syndrome encodes a protein related to adhesion molecules. Cell 1991; 67: 423-435.

[34] Montenegro LR, Silveira LF, Tusset C, et al. Combined use of multiplex ligation-dependent probe amplification and automatic sequencing for identification of KAL1 defects in patients with Kallmann syndrome. Fertil Steril 2013; 100: 854-859.

[35] Silveira LF, Trarbach EB, Latronico AC. Genetics basis for GnRH-dependent pubertal disorders in humans. Mol Cell Endocrinol 2010; 324: 30-38.

[36] Tommiska J, Toppari J, Vaaralahti K, et al. PROKR2 mutations in autosomal recessive Kallmann syndrome. Fertil Steril 2013; 99: 815-818.

[37] Laitinen EM, Tommiska J, Sane T, et al. Reversible congenital hypogonadotropic hypogonadism in patients with CHD7, FGFR1 or GNRHR mutations. PLoS One 2012; 7: e39450.

[38] Oates RD, Amos JA. The genetic basis of congenital bilateral absence of the vas deferens and cystic fibrosis. J Androl 1994; 15: 1-8.

[39] Claustres M, Guittard C, Bozon D, et al. Spectrum of CFTR mutations in cystic fibrosis and in congenital absence of the vas deferens in France. Hum Mutat 2000; 16: 143-156.

[40] McCallum T, Milunsky J, Munarriz R, et al. Unilateral renal agenesis associated with congenital bilateral absence of the vas deferens: phenotypic findings and genetic considerations. Hum Reprod 2001; 16: 282-288.

[41] Liou TG, Rubenstein RC. Carrier screening, incidence of cystic fibrosis, and difficult decisions. JAMA 2009; 302: 2595-2596.

[42] Radpour R, Gourabi H, Dizaj AV, et al. Genetic investigations of CFTR mutations in congenital absence of vas deferens, uterus, and vagina as a cause of infertility. J Androl 2008; 29: 506-513.

[43] American College of Obstetricians and Gynecologists Committee on Genetics. ACOG Committee Opinion No. 486: Update on carrier screening for cystic fibrosis. Obstet Gynecol 2011; 117: 1028-1031.

[44] Pratt VM, Caggana M, Bridges C, et al. Development of genomic reference materials for cystic fibrosis genetic testing. J Mol Diagn 2009; 11: 186-193.

[45] Bareil C, Guittard C, Altieri JP, et al. Comprehensive and rapid genotyping of mutations and haplotypes in congenital bilateral absence of the vas deferens and other cystic fibrosis transmembrane conductance regulator-related disorders. J Mol Diagn 2007; 9: 582-588.

[46] Schlegel PN, Cohen J, Goldstein M, et al. Cystic fibrosis gene mutations do not affect sperm function during in vitro fertilization with micromanipulation for men with bilateral congenital absence of vas deferens. Fertil Steril 1995; 64: 421-426.

[47] Anger JT, Wang GJ, Boorjian SA, et al. Sperm cryopreservation and in vitro fertilization/ intracytoplasmic sperm injection in men with congenital bilateral absence of the vas deferens: a success story. Fertil Steril 2004; 82: 1452-1454.

[48] Samli H, Samli MM, Yilmaz E, et al. Clinical, andrological and genetic characteristics of patients with congenital bilateral absence of vas deferens (CBAVD). Arch Androl 2006; 52: 471-477.

[49] Lee R, Goldstein M, Ullery BW, et al. Value of serum antisperm antibodies in diagnosing obstructive azoospermia. J Urol 2009; 181: 264-269.

[50] Palermo G, Joris H, Devroey P, et al. Pregnancies after intracytoplasmic injection of single spermatozoon into an oocyte. Lancet 1992; 340: 17-18.

[51] Su LM, Palermo GD, Goldstein M, et al. Testicular sperm extraction with intracytoplasmic sperm injection for nonobstructive azoospermia: testicular histology can predict success of

sperm retrieval. J Urol 1999; 161: 112-116.

[52] Mulhall JP, Reijo R, Alagappan R, et al. Azoospermic men with deletion of the DAZ gene cluster are capable of completing spermatogenesis: fertilization, normal embryonic development and pregnancy occur when retrieved testicular spermatozoa are used for intracytoplasmic sperm injection. Hum Reprod 1997; 12: 503-508.

[53] Schlegel PN, Li PS. Microdissection TESE: sperm retrieval in non-obstructive azoospermia. Hum Reprod Update 1998; 4: 439.

[54] Schiff JD, Palermo GD, Veeck LL, et al. Success of testicular sperm extraction [corrected] and intracytoplasmic sperm injection in men with Klinefelter syndrome. J Clin Endocrinol Metab 2005; 90: 6263-6267.

[55] Schlegel PN. Testicular sperm extraction: microdissection improves sperm yield with minimal tissue excision. Hum Reprod 1999; 14: 131-135.

[56] Eisenberg ML, Betts P, Herder D, et al. Increased risk of cancer among azoospermic men. Fertil Steril 2013; 100: 681-685.

[57] Hotaling JM, Walsh TJ. Male infertility: a risk factor for testicular cancer. Nat Rev Urol 2009; 6: 550-556.

[58] Walsh TJ, Schembri M, Turek PJ, et al. Increased risk of high-grade prostate cancer among infertile men. Cancer 2010; 116: 2140-2147.

[59] Abu-Halima M, Backes C, Leidinger P, et al. MicroRNA expression profiles in human testicular tissues of infertile men with different histopathologic patterns. Fertil Steril 2014; 101: 78-86.e2.

[60] He Z, Kokkinaki M, Pant D, et al. Small RNA molecules in the regulation of spermatogenesis. Reproduction 2009; 137: 901-911.

[61] Hayashi K, Chuva de Sousa Lopes SM, Kaneda M, et al. MicroRNA biogenesis is required for mouse primordial germ cell development and spermatogenesis. PLoS One 2008; 3: e1738.

[62] Abu-Halima M, Hammadeh M, Schmitt J, et al. Altered microRNA expression profiles of human spermatozoa in patients with different spermatogenic impairments. Fertil Steril 2013; 99: 1249-1255.e16.

[63] Wang C, Yang C, Chen X, et al. Altered profile of seminal plasma microRNAs in the molecular diagnosis of male infertility. Clin Chem 2011; 57: 1722-1731.

[64] McCallie B, Schoolcraft WB, Katz-Jaffe MG. Aberration of blastocyst microRNA expression is associated with human infertility. Fertil Steril 2010; 93: 2374-2382.

[65] Krawetz SA, Kruger A, Lalancette C, et al. A survey of small RNAs in human sperm. Hum Reprod 2011; 26: 3401-3412.

[66] Kobayashi H, Sato A, Otsu E, et al. Aberrant DNA methylation of imprinted loci in sperm from oligospermic patients. Hum Mol Genet 2007; 16: 2542-2551.

[67] Ferfouri F, Boitrelle F, Ghout I, et al. A genome-wide DNA methylation study in azoospermia. Andrology 2013; 1: 815-821.

[68] Aston KI, Punj V, Liu L, et al. Genome-wide sperm deoxyribonucleic acid methylation is altered in some men with abnormal chromatin packaging or poor in vitro fertilization embryogenesis. Fertil Steril 2012; 97: 285-292.

[69] Hammoud SS, Nix DA, Hammoud AO, et al. Genome-wide analysis identifies changes in

histone retention and epigenetic modifications at developmental and imprinted gene loci in the sperm of infertile men. Hum Reprod 2011；26：2558-2569.

[70] O'Connell M，McClure N，Lewis SE. A comparison of mitochondrial and nuclear DNA status in testicular sperm from fertile men and those with obstructive azoospermia. Hum Reprod 2002；17：1571-1577.

[71] Aslani F，Modarresi MH，Soltanghoraee H，et al. Seminal molecular markers as a non-invasive diagnostic tool for the evaluation of spermatogenesis in non-obstructive azoospermia. Syst Biol Reprod Med 2011；57：190-196.

[72] Frühmesser A，Vogt PH，Zimmer J，et al. Single nucleotide polymorphism array analysis in men with idiopathic azoospermia or oligoasthenozoospermia syndrome. Fertil Steril 2013；100：81-87.

[73] Hayashi K，Ohta H，Kurimoto K，et al. Reconstitution of the mouse germ cell specification pathway in culture by pluripotent stem cells. Cell 2011；146：519-532.

[74] Gkountela S，Li Z，Vincent JJ，et al. The ontogeny of cKIT+ human primordial germ cells proves to be a resource for human germ line reprogramming，imprint erasure and in vitro differentiation. Nat Cell Biol 2013；15：113-122.

[75] Knezevic D，Goddard AD，Natraj N，et al. Analytical validation of the Oncotype DX prostate cancer assay - a clinical RT-PCR assay optimized for prostate needle biopsies. BMC Genomics 2013；14：690.

[76] Riester M，Taylor JM，Feifer A，et al. Combination of a novel gene expression signature with a clinical nomogram improves the prediction of survival in high-risk bladder cancer. Clin Cancer Res 2012；18：1323-1333.

[77] Albain KS，Barlow WE，Shak S，et al. Prognostic and predictive value of the 21-gene recurrence score assay in postmenopausal women with node-positive，oestrogen-receptor-positive breast cancer on chemotherapy: a retrospective analysis of a randomised trial. Lancet Oncol 2010；11：55-65.

译者：马逸，上海交通大学医学院附属仁济医院生殖医学科
审校：周梁，西北妇女儿童医院（陕西省妇幼保健院）

Cite this article as: Wosnitzer MS. Genetic evaluation of male infertility. Transl Androl Urol 2014;3(1):17-26. doi: 10.3978/j.issn.2223-4683.2014.02.04

第四章　男性肿瘤患者生育力保存的现状与展望

Ashok Agarwal, Chloe Ong, Damayanthi Durairajanayagam

Center for Reproductive Medicine, Glickman Urological & Kidney Institute, Cleveland Clinic, Cleveland, Ohio, USA
Correspondence to: Ashok Agarwal, Ph.D., HCLD, Professor & Director. Center for Reproductive Medicine, Glickman Urological & Kidney Institute, Cleveland Clinic, Mail Code X11, 10681 Carnegie Avenue, Cleveland, Ohio 44195, USA. Email: agarwaa@ccf.org.

摘要：近年来，肿瘤患者的生存率不断提高，相应的焦点从生存年限转为生存质量，其中生育力是生存质量很重要的组成部分，往往由于肿瘤治疗带来的医源性不育会给患者带来沉重的打击。临床上，用于肿瘤治疗的化疗、放疗、手术，甚至肿瘤疾病本身，都可以导致男性患者的生育力严重受损。因此在开始治疗前，肿瘤患者应该进行生育力保存。目前，唯一确切的生育力保存方法是精子冻存。精子采集首选患者自慰取精，如果无法成功，可以选择电刺激取精、附睾显微取精和睾丸取精。非常遗憾的是，目前对于青春期前的患者，没有良好的生育力保存方法。临床上随着青春期肿瘤患者治疗方法的不断完善，生存率不断提高，人们也在不断探索有效的生育力保存方法，包括睾丸组织冻存、异种移植、体外配子成熟，以及人工配子技术等。总体而言，尽管精子冻存操作简单且安全性好，但在肿瘤患者中尚无法普遍应用，主要的因素包括信息缺失和肿瘤治疗的紧迫，我们需要进一步努力才可以克服阻力，使这项生育力保存技术得以推广。

关键词：肿瘤；男性不育；精子冻存；生育力保存

View this article at: http://www.amepc.org/tau/article/view/3514/4360

1 引言

抗肿瘤疗法和支持性治疗的进步使得肿瘤患者生存率增加[1-2]，儿童和青少年肿瘤患者5年生存率超过70%[3]。这使得肿瘤治疗的重点从单纯延长患者生命，转变为提高其生存质量[4-5]。生育力保存是治疗后提高其生存质量的一个重要方面[6-7]。尤其是抗肿瘤药物有明确的性腺不良反应[1,3]，15%~30%的男性肿瘤患者治疗后失去生育能力[2,6]，这给患者带来了极大的不幸和苦恼[8-10]。此外，即使治疗结束，生育力有所恢复，精液参数也可能降低，从而对今后的生育造成负面影响[3,11]。

世界卫生组织（WHO）将不育定义为"一对性活跃夫妇（至少每月3次）在不避孕的前提下，一年内不能怀孕"[12]。由于迄今没有治愈不育的确切方法，保护男性肿瘤患者生育力的唯一途径是肿瘤治疗前精子冻存[4-5]。精子冻存第一步是精液采集，通常是通过自慰获取精液样本进行冷冻保存。随后，样本可以解冻并用于后续的各种辅助生殖技术（ART）以实现妊娠。精子冻存不仅无创和安全，而且非常有效[13]。因此，在肿瘤治疗开始之前，应向所有患者提供这种选择，毕竟治疗结束后是否可以保住生育力是无法预测的残酷现实[14-15]。事实上，只有20%~50%的患者在治疗后3年内可以恢复生育力[16]。目前，精子冻存的适应证不仅限于肿瘤患者的生育力保存，还包括：夫妇两地分居[10,17]；高风险职业[18-19]；男性接受输精管结扎术[18-20]或潜在的性腺毒性治疗前[20]；精子捐献[21-22]；男性不育因素，如不射精症、严重少精子症和无精子症[17-18]。

在本文中，我们将讨论肿瘤自身以及肿瘤治疗对于男性生育力的影响，阐明何时以及如何进行精子冻存，并探讨在当前和未来条件下，无法获取精子时（包括自慰取精失败、无精子症、青春期前患者）采取的替代策略。此外，我们还将阐述开展精子冻存业务存在的障碍，尽管此项技术具有很好的疗效[23-24]。

2 肿瘤本身以及肿瘤治疗对男性生育力的影响

肿瘤治疗包括化疗、放疗或根治性手术[19,25]，而这些操作可能通过影响精子发生、破坏精子DNA和/或导致勃起或射精功能障碍等途径影响患者的生育力[3,26]（图4-1）。肿瘤本身的存在也会损害生育力，这将在下面的章节中

药物
1. 烷化剂：破坏DNA合成RNA转录
2. 铂类：DNA间形成交联
3. 长春碱类：干扰微管形成
4. 抗代谢类：阻止DNA合成和转录
5. 紫杉醇/多激酶抑制药：不明

影响
1. 破坏生精
2. 导致勃起/射精障碍
3. 直接DNA损伤

化疗 ⟷ 肿瘤治疗对男性生育力的影响 ⟷ 放疗

手术

操作
1. 双侧睾丸切除
2. 前列腺癌根治术
3. 腹膜后淋巴结清扫
4. 胃肠癌的相关操作

影响
1. 移除了生精必需的器官，导致精子计数下降
2. 损伤器官神经，导致勃起/射精障碍

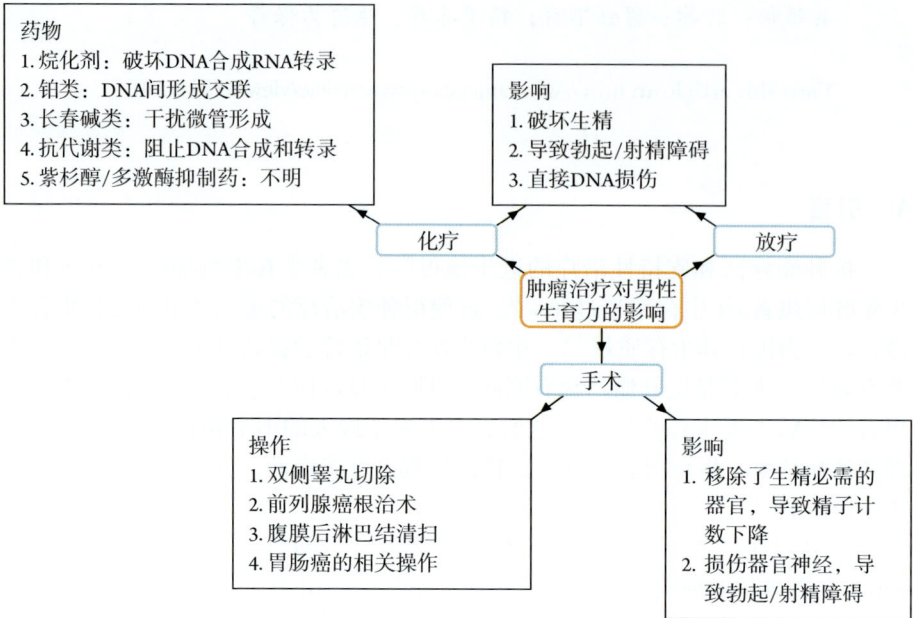

图4-1　三种主要的肿瘤治疗方法对于男性生育力的影响

详细阐述。肿瘤治疗引起的医源性不育可以是暂时的，也可以是永久的，而且患者之间的严重程度存在差异[4]。包括预先存在的疾病、内分泌紊乱、肿瘤类型、药物剂量和治疗时间在内的一系列因素影响着患者是否可以恢复生育能力[27-28]，这也使得对患者生育力的预测变得几乎不可能[11,29]。有些患者可能在几个月的时间内恢复生育力，有些人可能需要几年时间，但通常精子的质量都会下降[16,30]。到目前为止，性腺毒性最强的方案是针对骨髓移植患者的重度化疗联合全身放疗[25]。

2.1　肿瘤本身

肿瘤本身可能通过不同的机制影响患者的生育力（表4-1）[16,36]。睾丸癌和霍奇金淋巴瘤患者的生精功能往往受损，在确诊时即可表现为少精子症或无精子症[29]。有趣的是，睾丸癌似乎仅影响精子的数量，而不影响精子的质量[4]。来自O'Flaherty等的研究显示，化疗前睾丸癌和霍奇金淋巴瘤患者的精子DNA完整性已经受损[31]。肿瘤影响精液质量的确切机制尚不清楚[19]，但预先存在的发育缺陷可能导致睾丸癌[32-33]，同时存在的细胞因子异常分泌可能导致霍奇金淋巴瘤[34]。

肿瘤也可以通过自身免疫、内分泌或全身性机制影响精子的发生[5,17]。例如，睾丸生殖细胞肿瘤（TGCTs）分泌β-人绒毛膜促性腺激素，从而抑制

精子的发生；某些肿瘤可以刺激抗精子抗体的产生，进而与精子结合，影响正常的精子功能[35]。此外，肿瘤患者确诊后的情感压力也会影响精子的生成[5,30]。由此可见，肿瘤疾病在任何治疗前都会影响男性的生育力。

表4-1　肿瘤影响男性生育力的常见机制

癌症类型	对男性生育力影响	可能机制
睾丸癌	↓精子数量>质量[4] ↓精子DNA完整性和致密性[31]	由于睾丸发育障碍导致的预先存在的缺陷[32-33]
霍奇金淋巴瘤	↓精子的数量和质量[29] ↓精子DNA完整性和致密性[31]	分泌β–人绒毛膜促性腺激素[34]
睾丸生殖细胞肿瘤（TGCTs）	↓精子发生[35]	分泌β–人绒毛膜促性腺激素[35]
其他肿瘤	妨碍正常精子功能[35]	生产的抗精子抗体结合精子[35]

2.2　化疗

化疗方案的目标是增殖的癌细胞，与此同时对快速分裂的精原细胞也产生不良影响[10,37]。化疗药物可以透过血睾屏障干预精原细胞的分化，从而阻碍精子发生[5]，造成少精子症或无精子症[38-39]。存在于生精上皮的精原干细胞（SSCs），尽管代谢不是很活跃，但在大剂量化疗药物的作用下，也会被抑制[35,40]。更成熟的生殖细胞，例如精母细胞和精子细胞对化疗敏感性低，因为此类细胞已经停止分裂，化疗药物对其影响仅仅是暂时性的，所以化疗刚刚结束时，可以检测到存活的成熟精子，但随着时间的推移，它们逐渐消失[4]。睾丸间质细胞（Leydig细胞）增殖率低，对于化疗相对耐受[35-36]。然而，有一些证据表明睾丸间质细胞也会在化疗时受损，表现为睾酮水平的降低、黄体生成素（LH）水平升高[41]。除了干扰精子发生过程，细胞毒性化疗药物也可能导致勃起或射精功能障碍[42]，或直接损伤精子DNA[10]，导致有缺陷的DNA和染色体传递至后代[43]。

损害的严重程度取决于化疗药物的类型和使用的总剂量，以及患者的年龄[5,42,44]。正如预期的那样，时间越长药物累积剂量越高，就会造成更广泛的损害[8]。烷化剂，如环磷酰胺、甲基苄肼、苯丁酸氮芥[45]是最具性腺毒性的药物，因为它们会干扰DNA的合成和RNA的转录，从而导致新的突变细胞凋亡[46]。顺铂也同样有害，因为它可以引发DNA交联形成[23,46]；长春碱类化疗药通过干扰微管的形成从而阻止有丝分裂的发生，阻碍DNA合成和转录[46]。更为重要的是，不同的化疗方案多包括多种化疗药物联合使用，很难预测其对于生殖功能的叠加效应[27,47]。另外，像紫杉醇和多激酶抑制药等新药对于生殖功能的影响仍然是未知的[19,46]，虽然已经有迹象表明，当作为佐剂使用时，紫杉醇可使环磷酰胺毒性更强[25]。

要解决这个问题，建议临床多使用性腺低毒性的替代品或低剂量的化疗药物[5,48]。同时，由于化疗的靶点是迅速增殖的细胞，通过激素调控，抑制下丘脑—垂体—性腺（HPG）轴，导致精子发生减慢甚至停止，从而保护精原细胞不受化疗药物的毒性影响[16,49]。来自Cespedes和Kangasniemi等的研究显示，给予大鼠氟他胺化疗，同时给予黄体生成素释放激素（LHRH）激动药，可以成功地防止化疗对于生精上皮的损害[50-51]。然而，此前Johnson和Fosså等发现大鼠研究的结果不能在人类复制[49,52]。因此，激素调控不是临床推荐的方法[53]。

2.3 放疗

与化疗类似，生精上皮内快速分裂的细胞在放疗时最易受到损伤，其破坏可以是永久性的[17,48]。放射剂量为0.1~1.2 Gy时，可损伤精原细胞的形态，从而阻止精子发生[19,25,37]。此种效应可以通过直接的DNA损伤或干扰性腺轴[19,35]而发生。放射剂量为2~3 Gy时，精母细胞永久损伤[46]，引起无精子症[19]；而当剂量超过4 Gy，精子细胞广泛受损，引发更长时期的无精子症[5,46]。睾丸间质细胞相对耐受放疗[48,54]，仅仅在放射剂量超过15 Gy时才被累及[19,25]。此外，放疗也可能导致勃起功能障碍[39]。

损伤的程度取决于多种因素，如放射总量、放射源、放射部位，以及是否分阶段[37,54]。较高剂量的放射不仅造成更多的损害，而且也增加了恢复所需的时间，当然也可能无法恢复[5]。直接针对睾丸的放疗，容易产生睾丸损伤[35-36]，但更常见的放疗损伤是针对下腹部和骨盆区域的散射放疗[38,55]。虽然铅板可以用来保护睾丸，但一些散射损伤是不可避免的，往往导致性腺毒性[16,37]。通过促性腺激素释放激素（GnRH）激动药的激素调控，旨在降低精子发生，减轻放疗的性腺毒性，但该项研究并没有取得成功[56]。

2.4 手术

如果需要切除生殖器官或供应这些器官的神经被破坏，手术治疗则可能会降低患者的生育力[42]。在这两种情况下，精子数量会减少，勃起或射精功能会发生障碍[10,29]。睾丸癌患者双侧睾丸切除术会导致永久性的无精子症[38,55]，而前列腺癌患者根治性前列腺切除术可导致勃起功能障碍[38-39]。腹膜后淋巴结清扫术（RPLND）对于睾丸癌患者可能损伤盆腔自主神经丛[4,46]，造成逆行射精或不射精症[55,57]；然而，保留神经的腹膜后淋巴结清扫术有可能成功地保护正常的射精功能[23]。下腹部和会阴部的胃肠道肿瘤手术也可能损伤神经并影响射精功能，进而导致不育[4]。

3　精子冻存

整个精子冻存的过程比较复杂，涉及最初的肿瘤诊断到精液采集、精子冷冻保存以及最终利用ART受孕等许多步骤（图4-2）。将在下面的章节中进一步阐述。

3.1　取精术

精子冻存的第一步是通过自我刺激和自慰收集精液标本[35,54]。自慰获取的精子质量好，便宜且安全[46]。但是，自慰者必须牢记自慰时不能使用润滑剂，整个过程中射出的全部液体必须收集至指定的无菌标本杯[19]。这是因为射出的第一部分包含大量精子[30,35]。如果患者想在家里自慰取精，他必须遵照指示将样本保存在与体温接近的环境中，并在1小时之内送至实验室[35]。采集后的样本，将被置于室温内液化[22,30,58]。

通常情况下，建议每次取精至少间隔48小时，收集3次以上样本，以获取最大浓度的优质精子[14,19]。然而，精子浓度低和精子参数差的患者可能会被要求提供更多的样本，便于冷冻保存足够的精子[5,35]。在某些情况下，由于治疗紧迫或健康原因，仅仅获取一次样本，也可以进行冻存，当下辅助生殖技术的不断发展，单一精子即可让卵子受精[14,55]。最后，对于那些无法自慰或产生精子的患者，可以采取替代方法获取精子，将在后续章节进行阐述。

3.2　精子冻存

精液在液化后冻存前，需要进行精液分析，记录精液的颜色、黏度和各项精液参数（包括精子数量、活力和形态等）[4,22,55]。如果精子质量较差，可以通过精子洗涤（上游法或密度梯度离心法）获取较为优质的精子[35,46]。上游法，首先是进行样本的离心，然后将样本加入培养基，只有活动的精子才可以上游至培养基内；密度梯度离心法是将样本置于密度梯度上层，然后将样本进行离心，使活动的精子沉降至底部，形成微滴[10]。这些技术旨在将健康的精子从精浆和其他细胞碎片中分离出来，从而提高样本的质量和浓度[10,35,46]。

接下来，将冷冻保护剂加入样本中，防止冷冻过程中细胞内部或外部冰晶的形成[46]。这是因为冷冻保护剂含有甘油（和蛋黄），有助于减少盐的含量，降低渗透压，最终保持精子细胞膜的完整性[22]。平衡后，混合物被分装成小管进行冷冻，便于随后的复苏[16,25]。通常，留取一管样本作为复苏管，第2天进行"复苏实验"，用于预测精液样本冻存后的质量[4,22,35]。

冷冻保存有两种方法：慢速或程序化冷冻法和玻璃化冷冻法。慢速冷冻是最简便和最常用的方法，是将冷冻介质慢慢地加入到样本中，使样本在冷却过程中发生脱水反应[10]。小管沉浸在-20 ℃条件下15~30分钟，然后在-79 ℃

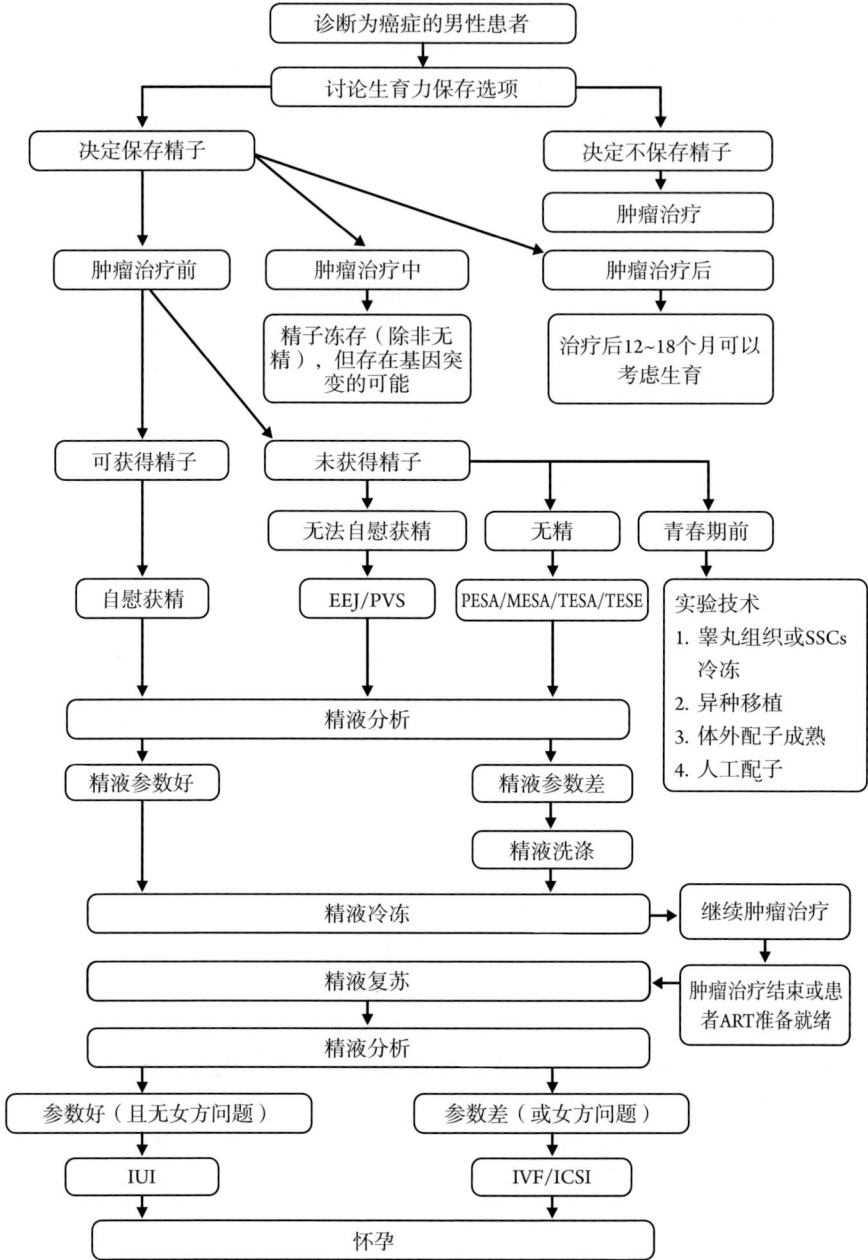

图4-2 精子冻存:最初的肿瘤诊断、精子收集、随后的精子冷冻和复苏、根据获得的精子质量选取合适的辅助生殖技术

EEJ:电刺激取精;PVS:阴茎震动刺激;PESA:经皮附睾精子抽吸术;MESA:显微外科附睾精子抽吸术;TESA:睾丸精子抽吸术;TESE:睾丸活检术;IVF:体外受精;ICSI:卵胞浆内单精子注射;IUI:宫腔内人工授精;SSCs:精原干细胞。

条件下15~30分钟，最后浸入液氮储存在–196 ℃条件下直到需要时出库[10,30]。这些步骤可以手动完成，也可以程序化控制[10,35]。尽管该方法效果好，但耗时至少1.5小时，且不同实验室之间存在差异[22,35]。

与此相反，玻璃化冷冻时，小管被迅速置于液氮[21]，整个过程耗时5分钟[22]。玻璃化冷冻完全避免了冰晶形成，使样本处于无定形固态。然而，玻璃化冷冻是一个新的方法，并不是临床金标准[10,35]。

在冷冻过程中，精液参数不可避免地受到重大影响，尤其是精子活力[21-22]。复苏后，精子活力下降25%~75%，并不少见，精子的顶体结构和细胞核也可能受损[40,44]。此外，精子浓度会由于冷冻保护剂的添加而降低[20]。为了达到受孕的要求，可以合并多个小管，以获得足量的活动精子[5]。尽管如此，精液样本可以在液氮中保存50年而不会再受损伤[59]。

3.3　复苏后精子在ART（辅助生殖技术）中的使用

复苏精子主要用于三种辅助生殖技术：宫腔内人工授精（IUI）、体外受精（IVF）和卵胞浆内单精子注射（ICSI）。不同技术的选择取决于复苏后精子的质量、女性因素和个人偏好[19,35,40]。

IUI适用于复苏后活动精子超过5×10^6/mL，且受孕女方至少有一侧正常的输卵管[35,60]。操作过程中，用细导管将精液样本导入受孕女方的子宫[55]。通常在排卵日前两天和排卵日进行2次IUI，用于增加受精的概率，由于精子只能在女性体内存活48小时[30]，在某些情况下，IUI联合促排卵，其受孕率可达15%~30%[60]。

相对而言，IVF 和 ICSI 具有更严格的适应证，主要适用于精子数量和/或质量较差的患者，肿瘤患者多采用此种方案[3,25]。另外，如果女方存在生殖道异常，也可以选择IVF或ICSI[38]。具体的操作步骤是：首先取卵；实验室内精卵结合[47]；受精卵体外培养至囊胚；然后移植回到子宫[55]。在IVF中，将精液样本添加至卵子，共同培养，以期自然受精；ICSI则更复杂[55]，将单个活动精子直接注射至卵细胞内[35,60]。尽管ICSI对于精子的要求不高，但仍需鼓励患者把质量较好的精子冻存起来[9,20,26]。事实上，ICSI技术也可以使用从附睾或睾丸中获得的成熟较差的精子[60]。Chung等进行的一项研究显示，利用复苏后的精子，哪怕仅有少量活动精子，75%的肿瘤患者可以借助ART获得自己的子代，从而证实了精子冻存技术的可行性[61]。

4　精子冻存的时机

根据美国临床肿瘤学会（ASCO）的建议（2006年），生育力保存应在制订治疗计划时尽早考虑[6,62]。理想情况下，精子冻存应在任何潜在的性腺毒性治疗（化疗、放疗或手术）开始前完成[14,30,63]。如果已经启动了小剂量肿瘤治疗，也应建议患者稍作恢复后，在大剂量毒性治疗启动前进行精子冻存[7-8]。Ginsberg等进行的一项研究显示，60%启动了肿瘤治疗的患者被诊断为无精子症[64]，这也提示了睾丸对肿瘤治疗非常敏感，单一的低剂量治疗就可能严重影响精子的生成[19,42]。此外，肿瘤治疗前精子冻存也可以确保已经受损的精子DNA不再进一步恶化[5,20]。

如果已经开始治疗，患者仍然可以在出现无精子症之前进行精子冻存[14]。虽然化疗能引起基因突变，但性腺毒性治疗是否会对现存精子产生不良影响仍有待商榷[11]。动物研究显示，正在接受性腺毒性治疗的雄性动物产生的后代容易出现基因突变[14]。作为预防措施，使用毒性治疗时的精子产生的胚胎，在移植前可以进行遗传学诊断（PGD）[11]。因此，启动肿瘤治疗前进行精子冻存更为安全。

肿瘤治疗结束后，建议患者等待12~18个月再进行精子冻存或自然备孕[19,35,65]，这是因为肿瘤治疗可能导致的基因和染色体异常可以持续长达18个月[14,19,35]。

5　精子获取失败时的对策

5.1　自慰取精失败

由于生理、心理、文化或宗教原因，患者可能难以自慰[5]。另外，正在服用的其他药物、压力或者焦虑也可以导致自慰取精失败[30,42,46]。某些情况下，小时候的生活环境、文化以及宗教信仰也会影响自慰取精的结果[19,55]。源于脊髓损伤的射精障碍、不射精症和逆行射精患者也无法通过自慰获取精液样本[10,46]。

如果口服拟交感类药物仍无法射精[14,19]，可以考虑采取电刺激取精（EEJ）、阴茎震动刺激（PVS）或性交后尿检精子，用于冷冻保存[27]。EEJ操作起来比较痛，需要在全身麻醉下进行[1,35]。探头通过肛门插入并放置于直肠前壁，电刺激作用于前列腺及精囊腺，导致射精[35,42,55]。然而，EEJ不能用于血小板减少或白细胞减少的患者，避免导致大量出血或感染[4,55]。通过EEJ获取的样本，一般浓度正常，但精子活力、形态和活率则较差[16,22]。这些样本适合进行IVF或ICSI，不能进行IUI[19,35]。PVS操作简单，不需要麻醉[35]，震动器放置在阴茎系带处，刺激阴茎背神经和阴部神经而诱发射精[35,46]。然而，PVS不适用于没有自慰经历的男孩，避免心理不良反应。对于逆行射精的患者，可以在性高潮后从尿液中获取精子[5]。

5.2　无精子症

如前所述，有些患者在肿瘤治疗开始前，就因为癌症的影响而呈现为无精子症[42]。因此，睾丸或附睾取精术应运而生[25]。对于梗阻性无精子症患者，经皮或显微外科附睾精子抽吸术（PESA/MESA）可以从附睾获取精子；对于非梗阻性无精子症患者，则需要通过睾丸精子抽吸术或活检（TESA/TESE）获取精子，这种操作需要在麻醉下进行[3,5,10]。

PESA是最简单的技术，因为无需显微设备和复杂的技巧。在局部麻醉的情况下，使用21号蝴蝶针插入附睾头，吸取液体至连接管内，重复这个过程直到收集到足够的液体。然而，由于缺少显微镜，很容易在不经意间穿刺进入血管而引起出血[10,46]。相对而言，MESA比较精准，是梗阻性无精子症患者的首选技术[42,46]。在MESA时，患者需要麻醉，借助手术显微镜的帮助，可以较为容易地将针头刺入附睾管内，吸取液体至针筒内，重复抽吸直至收集到足够的液体[10,46]。PESA或MESA获取的液体将在实验室内分析处理[10]，筛选出足够的活动精子用于ART[14,46]。

在TESA中，针头插入睾丸内三个不同的位置（上、中、下段），采取负压抽吸，获取样本。抽吸液在实验室中镜检，用于发现精子[10]。而TESE在非梗阻性无精子症患者则更为常用[46]。在睾丸中心和上下两极横切后，轻轻挤压，使一些组织向外凸出，切取后转移至培养基内，并送到实验室镜检查找精子[10,46]。这种技术也被用于睾丸癌患者，此时睾丸已被切除而离体[5,66]，利用TESE技术可以寻找活动精子。TESE获取的精子只能用于ART，因为只有个别睾丸区段可以获取足量的成熟精子[4,10]。

近来TESE进一步发展为显微解剖性TESE（mTESE）。该技术采用显微设备，可以更为精准地识别出精子生成活跃的生精小管[10,46]，不仅减少了睾丸组织损伤（特别是在睾丸萎缩的患者），而且可以防止邻近血管意外损伤[10]。mTESE已被证明比常规的TESE更为有效，对于健康而有活力的精子，其获取率可以提高18%[5]。

5.3 青春期前

青春期前的男孩往往也无法通过自慰获取精子，这是由于他们的精子发生尚未启动。目前还没有确切的方法保留此类患者的生育力，但各种相关技术的研究正在进行中[25,54]，包括睾丸组织或精原干细胞（SSCs）冷冻保存、性腺组织异种移植、体外配子成熟以及人工配子[20,25,47]。虽然结果令人鼓舞，但仍存在安全、伦理和法律问题必须加以解决，才能在临床上实施[54]。

5.3.1 睾丸组织或精原干细胞冻存

睾丸组织或SSCs冷冻保存是最有前途的方法[5,67]。这涉及性腺毒性治疗之前睾丸组织的提取及冷冻；当患者想要生育时，解冻睾丸组织并将其重新植入患者体内。理论上，SSCs将被支持细胞识别，由于其与生俱来的自我更新和分化能力，精子发生再次启动，患者的性腺功能得到恢复[11,37,63]。退一步而言，随着科技的进步，也可能出现更好的方法来刺激冻存组织或SSCs的精子发生[5,35,54]。

此外，研究发现睾丸组织的保存比单独精原干细胞的保存更容易保持精原干细胞的功能。这是因为冻存睾丸组织时保留了SSCs的周围环境，使其更好地发挥功能[5,46]。目前，该方法在啮齿类动物模型中已取得成功，在人类则仍然处于试验阶段[11,19]。动物模型研究显示，在性腺毒性治疗结束后，SSCs被移植回动物体内，可以重新启动精子发生[16]。

睾丸组织冻存有其优点，但仍有一些安全和伦理问题，需要进一步考虑。首先，解冻的睾丸组织在移植回患者的过程中，肿瘤细胞也可能被移植[14,47]。为了解决这个问题，更安全的方法是将SSCs从睾丸组织中分离出来，单独移植回患者体内[37,42,68]。如上所述，这会损害SSCs产生精子的能力。另外，SSCs也可以在体外进行培养，发育至成熟精子后，用于ART[14,68]。另一个伦理问题是，获取睾丸组织的操作具有侵袭性，年轻患者由于年龄太小可能无法做到知情同意[5,37]。

5.3.2　异种移植

从患者获取的睾丸组织可以移植到宿主动物体内，在适宜的环境下，精子逐渐成熟，提取后用于IVF或ICSI[35,47]。Nagano等研究发现，人类SSCs可以在小鼠睾丸内增殖[69]。然而，由异种移植的SSCs发育而来的精子，在被使用时可能将动物源性的DNA、病毒或感染传播至人类[11,47,54]。因此，只有解决好上述问题，性腺组织异种移植才可以用于临床。

5.3.3　体外配子成熟

SSCs体外成熟（IVM）技术可能解决青春期前肿瘤患者的不育问题。如前所述，肿瘤治疗前从患者体内提取的SSCs可以发育为成熟精子，用于IVF或ICSI[46,63]。这种方法的好处是消除了肿瘤细胞被移植回患者的可能性，但其体外成熟的网络支持和培养环境迄今尚不明确[37,47]。因此，体外精子成熟培养不当及其随后可能带来的出生缺陷令人担忧[5,37]。

5.3.4　人工配子

目前还有一个新进技术，即人工配子[47,70]。Geijsen等研究表明，小鼠胚胎干细胞可以在实验室中经过培养产生精子[71]。Nayernia等进一步证实这些精子可以用来产生后代。不幸的是，这项研究中的后代是不健康的，很早就死亡了[72]。除了这些安全问题外，人们还对人工配子产生后代的伦理问题产生担忧[47]。

6　精子冻存的价值

毫无疑问，精子冻存可以保存肿瘤治疗后患者的生育力，使其拥有亲生的孩子[46,73]。与此同时，精子冻存也可以为肿瘤患者带来许多积极的心理和情绪安慰[13,28]。

首先，丧失生育能力是很多肿瘤患者焦虑和痛苦的重要原因，特别是对于那些还没有成家立业的患者[5,74]。精子冻存可以打消肿瘤患者接受治疗后导致不育的顾虑，减轻他们的恐惧感[16,20,38]，这不仅能帮助他们更好地应对肿瘤治疗，也会使他们治疗后的生活质量得到改善[15,75-76]。此外，当医生与患者讨论精子冻存时，进一步加强了患者长期生存的信念[54,73]，有利于患者和他们的家人更好地配合治疗计划[25]。而且，在所有的不确定性和无助感中，精子冻存会给患者带来成就感和自控感[77]。因此，精子冻存会给患者带来很多心理和情感上的益处，这也使得80%的肿瘤患者对其冻存精子的决定感到满意[4]。

7　阻碍精子冻存的因素

尽管精子冻存作为保留生育力的一种方法，操作简单且而可靠，也可以附带很多益处，但仍然未能在肿瘤患者中充分利用。Babb等的一项研究发现，79个肿瘤患者中只有42个选择冻存精子，而随后使用复苏精子进行ART的仅有一半[78]。另一项研究中，接受根治性前列腺切除术的患者，只有20%的人希望冻存自己的精子，尽管84%的人觉得精子冷冻是有必要的[24]。本节将讨论医生和患者中阻碍精子冻存的观点，以及更为普遍的法律和精子使用问题。

7.1　医生

医生不能给患者提供精子冻存建议的原因之一是在门诊和入院治疗开始之前缺乏充足的时间。在门诊治疗中，肿瘤科医生不仅必须把肿瘤诊断的消息告诉患者，而且还必须解释肿瘤的影响和所需的治疗。鉴于门诊治疗时间有限，医生很难与患者充分讨论精子冻存的相关事宜[79-81]。此外，拯救生命的肿瘤治疗往往需要尽快启动，医生为了不耽误时间，也就不建议精子冻存了[48,57]。

许多医生还缺乏关于精子冻存及其好处的知识以及患者可用的设施。肿瘤科医生可能不知道辅助生殖技术的最新发展，也没有可以提供给患者的相关教育材料[9,18]。例如，由于不知道ICSI技术，就有可能导致医生放弃精子冻存的建议[38,62,82]。医生也往往低估了生育的重要性，而把生育力保存排除在疾病讨论之外[13,63]。此外，肿瘤科医生很有可能不知道距离最近和最方便的精子冻存机构，也就无法转诊患者[57,59,83]。

医生面临的另一个障碍是生育问题的敏感性。医生可能会在和患者讨论生育问题时感到尴尬，特别是在面对青少年患者时，因此多会选择完全回避此类话题[13,45,82]。以外，精子冻存的高成本也是阻碍其发展的原因。肿瘤科医生倾向于高估精子冻存的成本，结合患者的财务状况，可能也就不会推荐[59,81,83]。

7.2 患者

即使医生推荐了精子冻存，患者也可能不接受。主要的原因是缺乏信息（25%的受访者），不利于患者做出明智的决定[57-58,79]。Merrick等发现，即使患者主动上网搜寻信息，资源也不够完整，或者网络信息在设计和语言方面对患者不友好[84]。这使得患者对肿瘤对生育的影响没有足够的认识[18]，对精子冻存的流程同样一无所知[45,83]。

另外一个常见的原因是，患者对于是否生育孩子并不确定（尤其是青少年）[8]，对于已经组建家庭的患者，是否还会再次生育小孩，也可能无法确定[78-79]。此外，患者可能会担心冻存精子复苏后产生的后代会有出生缺陷，或是有较高的患肿瘤的风险[31,47,85]。

一些患者会担心精子冻存将推迟挽救生命的肿瘤治疗[8,84,86]，使他们感到取精的过程非常痛苦[6,8]，做出决定也就愈发艰难[30,38,77]。对于精子冻存的讨论往往显得过于敏感，尤其是青少年[8,27,87]。另外还有文化和宗教的因素的存在，如基督教福音派就认为谈论此类话题是不道德的[8,27,75,88]。有些患者也会顾及精子冻存的成本[18,30,55]，其中包括冷冻、存储以及后续的ART类型和达到怀孕所需的费用[66]。

7.3 常见问题

调查发现，仅有极少数患者会在性腺毒性治疗后使用冷冻的精子进行ART。Girasole等的一项研究发现，只有3/31的患者使用了或打算使用冻存的精子[23]；Menon等也发现，只有2.2%的患者使用了他们的冻存精子[81]。Tournaye等推测可能的原因包括：肿瘤治疗后生殖健康得到恢复（41%）；患者死亡（37%）；没有生育要求（7%）[11]。其他可能的原因还包括：担心子女会遗传肿瘤；对自己的预后的不确定；ART的成本[16,25,40]。此外，有些患者甚至在恢复生育力以后也拒绝销毁冻存的精子，因为他们希望有个备份，防止肿瘤复发后再度丧失生育力[73]。由于使用率很低，精子冻存似乎是一种资源浪费，因此医生和患者可能觉得这是不必要的[85]。

在患者死亡的情况下，我们也很难确定其亲属使用冻存精子养育一个孩子是否合法和/或合乎伦理[69]。目前，只有患者在存活时明确同意，才可以如此操作[16,27,55]。有关精子冻存的法律，在各国也各不相同。例如，英国和加拿大允许为年轻的肿瘤患者捐献和冷冻配子和胚胎，但是像瑞士和意大利这样的较为保守的国家则禁止配子捐赠和胚胎冷冻[47]。因此，复杂的立法也可能阻碍精子冻存的发展。

7.4 解决方案

不是所有的障碍都是不可逾越的。肿瘤治疗团队的其他成员，如护士可以在接受培训后，与患者讨论生育的相关问题，并在患者需要帮助的时候提供相应的协助[59,73]。此外，相关的教育材料也可以在各种平台上推出，如小册子、视频、互动媒体等，用于帮助患者做出精子冻存的决定[3,74,83]。如前所述，ICSI的引入降低了对精子数量的要求[11]，因此，收集单次精液样本不应延误相应的肿瘤治疗[57]。

医生缺乏关于生育问题的知识，可以通过教育和培训予以提高[6,55,82]。通过简单的互联网搜索就可以发现附近精子库的位置[6,59]。另外，一些精子库会提供冷冻保存的试剂盒，患者可以在家里收集好精液样本，邮寄至精子库，这使得整个过程非常方便和舒适[6,19]。此外，为了规范医生提供的服务质量，精子冻存的讨论可以参照固定的手册进行[2,82]。事实上，ASCO最近更新的指南已经指出，所有医务人员都不能忽视生育力保存问题，都应该明确"精子冻存是目前唯一成熟的保存生育能力的方法"[53]。

虽然不同精子库的收费标准有所不同，但储存3个精液样本的年费可以设定在300~500美元之间[6]。部分冻存费用可以由保险承担，尤其是肿瘤患者，一些精子库还提供不同的付款计划[6,59]。为了避免尴尬，青少年可以脱离父母，单独与医生讨论[59,74]。家长也应该学会如何以适当的方式与孩子讨论这个话题[1]。

8 结论和前景

总之，肿瘤及其治疗（化疗、放疗、和/或手术）可能会损害生育力。因此，在启动任何形式的性腺毒性治疗之前，冻存精子非常重要。如果不能通过常规自慰方式获取精子，可以选在替代的方法，包括EEJ、MESA和TESE等。由于精子冻存的诸多好处及其操作相对容易和方便的特点，我们应该投入更多的努力克服阻碍其发展的障碍，从而使治疗后的肿瘤患者享有更高的生活质量。最重要的是，提高医务人员（医生、护士和咨询人员）和一般公众对精子冻存的认识非常必要，因为整个过程需要各方之间的广泛协作[89]。此外，还需要更多的研究来开发青春期前年轻患者的生育力保存技术。

致谢

此项研究得到Cleveland Clinic的生殖医学中心资助。

声明

本文作者宣称无任何利益冲突。

参考文献

[1] de Vries MC, Bresters D, Engberts DP, et al. Attitudes of physicians and parents towards discussing infertility risks and semen cryopreservation with male adolescents diagnosed with cancer. Pediatr Blood Cancer 2009; 53: 386-391.

[2] Johnson MD, Cooper AR, Jungheim ES, et al. Sperm banking for fertility preservation: A 20-year experience. Eur J Obstet Gynecol Reprod Biol 2013; 170: 177-182.

[3] Neal MS, Nagel K, Duckworth J, et al. Effectiveness of sperm banking in adolescents and young adults with cancer: a regional experience. Cancer 2007; 110: 1125-1129.

[4] Williams DH. Sperm banking and the cancer patient. Ther Adv Urol 2010; 2: 19-34.

[5] Katz DJ, Kolon TF, Feldman DR, et al. Fertility preservation strategies for male patients with cancer. Nat Rev Urol 2013; 10: 463-472.

[6] Reebals JF, Brown R, Buckner EB. Nurse practice issues regarding sperm banking in adolescent male cancer patients. J Pediatr Oncol Nurs 2006; 23: 182-188.

[7] Nahata L, Cohen LE, Lehmann LE, et al. Semen analysis in adolescent cancer patients prior to bone marrow transplantation: when is it too late for fertility preservation? Pediatr Blood Cancer 2013; 60: 129-132.

[8] Klosky JL, Randolph ME, Navid F, et al. Sperm cryopreservation practices among adolescent cancer patients at risk for infertility. Pediatr Hematol Oncol 2009; 26: 252-260.

[9] Rabah DM, Wahdan IH, Merdawy A, et al. Oncologists' knowledge and practice towards sperm cryopreservation in arabic communities. J Cancer Surviv 2010; 4: 279-283.

[10] Gupta S, Agarwal A, Sharma R, et al. Recovery, preparation, storage and utilization of sperm for fertility preservation. J Reprod Stem Cell Biotechnol 2013; 1: 150-168.

[11] Tournaye H, Goossens E, Verheyen G, et al. Preserving the reproductive potential of men and boys with cancer: current concepts and future prospects. Hum Reprod Update 2004; 10: 525-532.

[12] Hamada AJ, Montgomery B, Agarwal A. Male infertility: a critical review of pharmacologic management. Expert Opin Pharmacother 2012; 13: 2511-2531.

[13] Gilbert E, Adams A, Mehanna H, et al. Who should be offered sperm banking for fertility preservation? A survey of UK oncologists and haematologists. Ann Oncol 2011; 22: 1209-1214.

[14] Shin D, Lo KC, Lipshultz LI. Treatment options for the infertile male with cancer. J Natl Cancer Inst Monogr 2005: 48-50.

[15] Pacey A, Merrick H, Arden-Close E, et al. Implications of sperm banking for health-related quality of life up to 1 year after cancer diagnosis. Br J Cancer 2013; 108: 1004-1011.

[16] Lass A, Akagbosu F, Brinsden P. Sperm banking and assisted reproduction treatment for couples following cancer treatment of the male partner. Hum Reprod Update 2001; 7: 370-377.

[17] Oehninger S. Strategies for fertility preservation in female and male cancer survivors. J Soc Gynecol Investig 2005; 12: 222-231.

[18] Ping P, Zhu WB, Zhang XZ, et al. Sperm banking for male reproductive preservation: a 6-year retrospective multi-centre study in china. Asian J Androl 2010; 12: 356-362.

[19] Williams DH 4th. Fertility preservation in the male with cancer. Curr Urol Rep 2013; 14: 315-326.

[20] Menkveld R. Bank your future: Insemination and semen cryopreservation. F, V & V IN OBGYN 2010: 68-73.

[21] Thachil JV, Jewett MA. Preservation techniques for human semen. Fertil Steril 1981; 35: 546-548.

[22] Anger JT, Gilbert BR, Goldstein M. Cryopreservation of sperm: indications, methods and results. J Urol 2003; 170: 1079-1084.

[23] Girasole CR, Cookson MS, Smith JA Jr, et al. Sperm banking: use and outcomes in patients treated for testicular cancer. BJU Int 2007; 99: 33-36.

[24] Salonia A, Capogrosso P, Castiglione F, et al. Sperm banking is of key importance in patients with prostate cancer. Fertil Steril 2013; 100: 367-372.e1.

[25] Diedrich K, Fauser BC, Devroey P, et al. Cancer and fertility: strategies to preserve fertility. Reprod Biomed Online 2011; 22: 232-248.

[26] Hallak J, Kolettis PN, Sekhon VS, et al. Sperm cryopreservation in patients with testicular cancer. Urology 1999; 54: 894-899.

[27] Tomlinson MJ, Pacey AA. Practical aspects of sperm banking for cancer patients. Hum Fertil (Camb) 2003; 6: 100-105.

[28] Eiser C, Arden-Close E, Morris K, et al. The legacy of sperm banking: how fertility monitoring and disposal of sperm are linked with views of cancer treatment. Hum Reprod 2011; 26: 2791-2798.

[29] Bizet P, Saias-Magnan J, Jouve E, et al. Sperm cryopreservation before cancer treatment: a 15-year monocentric experience. Reprod Biomed Online 2012; 24: 321-330.

[30] Kaempfer SH, Hoffman DJ, Wiley FM. Sperm banking: A reproductive option in cancer therapy. Cancer Nurs 1983; 6: 31-38.

[31] O'Flaherty C, Vaisheva F, Hales BF, et al. Characterization of sperm chromatin quality in testicular cancer and hodgkin's lymphoma patients prior to chemotherapy. Hum Reprod 2008; 23: 1044-1052.

[32] agarwal A, Allamaneni SS. Disruption of spermatogenesis by the cancer disease process. J Natl Cancer Inst Monogr 2005: 9-12.

[33] Crha I, Ventruba P, Zakova J, et al. Survival and infertility treatment in male cancer patients after sperm banking. Fertil Steril 2009; 91: 2344-2348.

[34] Rueffer U, Breuer K, Josting A, et al. Male gonadal dysfunction in patients with hodgkin's disease prior to treatment. Ann Oncol 2001; 12: 1307-1311.

[35] Wang JH, Muller CH, Lin K. Optimizing fertility preservation for pre- and postpubertal males with cancer. Semin Reprod Med 2013; 31: 274-285.

[36] Howell S, Shalet S. Gonadal damage from chemotherapy and radiotherapy. Endocrinol Metab Clin North Am 1998; 27: 927-943.

[37] Wyns C, Curaba M, Vanabelle B, et al. Options for fertility preservation in prepubertal boys. Hum Reprod Update 2010; 16: 312-328.

[38] Bonetti TC, Pasqualotto FF, Queiroz P, et al. Sperm banking for male cancer patients: social and semen profiles. Int Braz J Urol 2009; 35: 190-7; discussion 197-198.

[39] Jeruss JS, Woodruff TK. Preservation of fertility in patients with cancer. N Engl J Med 2009; 360: 902-911.

[40] Apperley JF, Reddy N. Mechanism and management of treatment-related gonadal failure in recipients of high dose chemoradiotherapy. Blood Rev 1995; 9: 93-116.

[41] Howell SJ, Shalet SM. Testicular function following chemotherapy. Hum Reprod Update 2001; 7: 363-369.

[42] Levine J. Fertility preservation in children and adolescents with cancer. Minerva Pediatr 2011; 63: 49-59.

[43] Howell SJ, Shalet SM. Fertility preservation and management of gonadal failure associated with lymphoma therapy. Curr Oncol Rep 2002; 4: 443-452.

[44] Freour T, Mirallie S, Jean M, et al. Sperm banking and assisted reproductive outcome in men with cancer: a 10 years' experience. Int J Clin Oncol 2012; 17: 598-603.

[45] Edge B, Holmes D, Makin G. Sperm banking in adolescent cancer patients. Arch Dis Child. 2006; 91: 149-152.

[46] Stahl PJ, Stember DS, Mulhall JP. Options for fertility preservation in men and boys with cancer. Adv Exp Med Biol 2012; 732: 29-39.

[47] Pacey AA. Fertility issues in survivors from adolescent cancers. Cancer Treat Rev 2007; 33: 646-655.

[48] Hobbie WL, Ogle SK, Ginsberg JP. Fertility concerns for young males undergoing cancer therapy. Semin Oncol Nurs 2009; 25: 245-250.

[49] Johnson DH, Linde R, Hainsworth JD, et al. Effect of a luteinizing hormone releasing hormone agonist given during combination chemotherapy on posttherapy fertility in male patients with lymphoma: preliminary observations. Blood 1985; 65: 832-836.

[50] Cespedes RD, Peretsman SJ, Thompson IM Jr, et al. Protection of the germinal epithelium in the rat from the cytotoxic effects of chemotherapy by a luteinizing hormone-releasing hormone agonist and antiandrogen therapy. Urology 1995; 46: 688-691.

[51] Kangasniemi M, Wilson G, Parchuri N, et al. Rapid protection of rat spermatogenic stem cells against procarbazine by treatment with a gonadotropin-releasing hormone antagonist (nal-glu) and an antiandrogen (flutamide). Endocrinology 1995; 136: 2881-2888.

[52] Fosså SD, Klepp O, Norman N. Lack of gonadal protection by medroxyprogesterone acetate-induced transient medical castration during chemotherapy for testicular cancer. Br J Urol 1988; 62: 449-453.

[53] Loren AW, Mangu PB, Beck LN, et al. Fertility preservation for patients with cancer: American society of clinical oncology clinical practice guideline update. J Clin Oncol 2013; 31: 2500-2510.

[54] Wallace WH, Thomson AB. Preservation of fertility in children treated for cancer. Arch Dis Child 2003; 88: 493-496.

[55] Leonard M, Hammelef K, Smith GD. Fertility considerations, counseling, and semen cryopreservation for males prior to the initiation of cancer therapy. Clin J Oncol Nurs 2004; 8: 127-131, 145.

[56] Brennemann W, Brensing KA, Leipner N, et al. Attempted protection of spermatogenesis from irradiation in patients with seminoma by D-tryptophan-6 luteinizing hormone releasing hormone. Clin Investig 1994; 72: 838-842.

[57] Achille MA, Rosberger Z, Robitaille R, et al. Facilitators and obstacles to sperm banking in

young men receiving gonadotoxic chemotherapy for cancer: The perspective of survivors and health care professionals. Hum Reprod 2006; 21: 3206-3216.

[58] Justice T, Christensen G. Sperm cryopreservation methods. Methods Mol Biol 2013; 927: 209-215.

[59] Schover LR, Brey K, Lichtin A, et al. Oncologists' attitudes and practices regarding banking sperm before cancer treatment. J Clin Oncol 2002; 20: 1890-1897.

[60] Hirsh A. Male subfertility. BMJ 2003; 327: 669-672.

[61] Chung JP, Haines CJ, Kong GW. Sperm cryopreservation for Chinese male cancer patients: a 17-year retrospective analysis in an assisted reproductive unit in Hong Kong. Hong Kong Med J 2013; 19: 525-530.

[62] Salonia A, Gallina A, Matloob R, et al. Is sperm banking of interest to patients with nongerm cell urological cancer before potentially fertility damaging treatments? J Urol 2009; 182: 1101-1107.

[63] Ginsberg JP, Carlson CA, Lin K, et al. An experimental protocol for fertility preservation in prepubertal boys recently diagnosed with cancer: a report of acceptability and safety. Hum Reprod 2010; 25: 37-41.

[64] Ginsberg JP, Ogle SK, Tuchman LK, et al. Sperm banking for adolescent and young adult cancer patients: sperm quality, patient, and parent perspectives. Pediatr Blood Cancer 2008; 50: 594-598.

[65] Bahadur G, Ozturk O, Muneer A, et al. Semen quality before and after gonadotoxic treatment. Hum Reprod 2005; 20: 774-781.

[66] Nangia AK, Krieg SA, Kim SS. Clinical guidelines for sperm cryopreservation in cancer patients. Fertil Steril 2013; 100: 1203-1209.

[67] Silva CA, Bonfa E, Ostensen M. Maintenance of fertility in patients with rheumatic diseases needing antiinflammatory and immunosuppressive drugs. Arthritis Care Res (Hoboken) 2010; 62: 1682-1690.

[68] Goossens E, Van Saen D, Tournaye H. Spermatogonial stem cell preservation and transplantation: From research to clinic. Hum Reprod 2013; 28: 897-907.

[69] Nagano M, Patrizio P, Brinster RL. Long-term survival of human spermatogonial stem cells in mouse testes. Fertil Steril 2002; 78: 1225-1233.

[70] Anderson RA. Fertility preservation techniques: Laboratory and clinical progress and current issues. Reproduction 2008; 136: 667-669.

[71] Geijsen N, Horoschak M, Kim K, et al. Derivation of embryonic germ cells and male gametes from embryonic stem cells. Nature 2004; 427: 148-154.

[72] Nayernia K, Nolte J, Michelmann HW, et al. In vitro-differentiated embryonic stem cells give rise to male gametes that can generate offspring mice. Dev Cell 2006; 11: 125-132.

[73] Pacey AA, Eiser C. Banking sperm is only the first of many decisions for men: What healthcare professionals and men need to know. Hum Fertil (Camb) 2011; 14: 208-217.

[74] Huyghe E, Martinetti P, Sui D, et al. Banking on fatherhood: pilot studies of a computerized educational tool on sperm banking before cancer treatment. Psychooncology 2009; 18: 1011-1014.

[75] Schover LR. Patient attitudes toward fertility preservation. Pediatr Blood Cancer 2009; 53: 281-284.

[76] Crawshaw M. Male coping with cancer-fertility issues: Putting the 'social' into

biopsychosocial approaches. Reprod Biomed Online 2013; 27: 261-270.

[77] Crawshaw MA, Glaser AW, Hale JP, et al. Young males' experiences of sperm banking following a cancer diagnosis–a qualitative study. Hum Fertil (Camb) 2008; 11: 238-245.

[78] Babb A, Farah N, Lyons C, et al. Uptake and outcome of assisted reproductive techniques in long-term survivors of SCT. Bone Marrow Transplant 2012; 47: 568-573.

[79] Schover LR, Brey K, Lichtin A, et al. Knowledge and experience regarding cancer, infertility, and sperm banking in younger male survivors. J Clin Oncol 2002; 20: 1880-1889.

[80] Rofeim O, Gilbert BR. Normal semen parameters in cancer patients presenting for cryopreservation before gonadotoxic therapy. Fertil Steril 2004; 82: 505-506.

[81] Menon S, Rives N, Mousset-Simeon N, et al. Fertility preservation in adolescent males: experience over 22 years at rouen university hospital. Hum Reprod 2009; 24: 37-44.

[82] Shnorhavorian M, Kroon L, Jeffries H, et al. Creating a standardized process to offer the standard of care: Continuous process improvement methodology is associated with increased rates of sperm cryopreservation among adolescent and young adult males with cancer. J Pediatr Hematol Oncol 2012; 34: e315-e319.

[83] Chapple A, Salinas M, Ziebland S, et al. Fertility issues: The perceptions and experiences of young men recently diagnosed and treated for cancer. J Adolesc Health 2007; 40: 69-75.

[84] Merrick H, Wright E, Pacey AA, et al. Finding out about sperm banking: what information is available online for men diagnosed with cancer? Hum Fertil (Camb) 2012; 15: 121-128.

[85] Ragni G, Somigliana E, Restelli L, et al. Sperm banking and rate of assisted reproduction treatment: Insights from a 15-year cryopreservation program for male cancer patients. Cancer 2003; 97: 1624-1629.

[86] Peddie VL, Porter MA, Barbour R, et al. Factors affecting decision making about fertility preservation after cancer diagnosis: a qualitative study. BJOG 2012; 119: 1049-1057.

[87] Müller J, Sønksen J, Sommer P, et al. Cryopreservation of semen from pubertal boys with cancer. Med Pediatr Oncol 2000; 34: 191-194.

[88] Crawshaw MA, Glaser AW, Pacey AA. The use of pornographic materials by adolescent male cancer patients when banking sperm in the UK: legal and ethical dilemmas. Hum Fertil (Camb) 2007; 10: 159-163.

[89] Yee S, Buckett W, Campbell S, et al. A national study of the provision of oncology sperm banking services among canadian fertility clinics. Eur J Cancer Care (Engl) 2013; 22: 440-449.

译者: 陈向锋，上海交通大学医学院附属仁济医院，上海市人类精子库
审校: 马逸，上海交通大学医学院附属仁济医院生殖医学科

Cite this article as: Agarwal A, Ong C, Durairajanayagam D. Contemporary and future insights into fertility preservation in male cancer patients. Transl Androl Urol 2014;3(1):27-40. doi: 10.3978/j.issn.2223-4683.2014.02.06

第五章　射精生理学与病理生理学：男性不育中的评估和治疗

Louis Revenig[1], Andrew Leung[1], Wayland Hsiao[2]

[1]Emory University, Department of Urology, Atlanta, Georgia, USA; [2]Kaiser Permanente, Oakland Medical Center, Oakland, California, USA

Correspondence to: Wayland Hsiao, MD, Associate Physician. Kaiser Permanente, Oakland Medical Center, Department of Urology, 3600 Broadway Specialty Medical Office Building, Suite 40, Oakland, CA 94611, USA. Email: wayland.hsiao@kp.org.

摘要：无精子症是一种多病因引起的异质性疾病，有多种治疗方法。在本章中，我们介绍逆行射精和不射精症，二者的特征都是男性生殖道缺乏对精液的顺行推动力。这两种情况都会影响生育能力，但二者是病理生理学上不同的疾病，有着不同的评估和治疗方法。逆行射精有一些特征性的病因，从药物性阻断到外科操作干扰神经机制治疗一些疾病均可引发。药物治疗仍是主要手段，但是只有少数患者对于药物治疗有效，并可转变为顺行射精。对于药物治疗无效但仍有生育愿望的男性，仍有多种获取精子的技术来进行辅助生殖。射精障碍的特征是射精阶段缺失且无顺行或逆行射精产物。如果这些男性有生育需求，他们必须依靠辅助射精装置，并根据病因和反应性来选择治疗。总之，逆行射精和射精障碍都是影响男性生育力的射精障碍性疾病。

关键词：射精；逆行射精；电刺激取精术（EEJ）；不射精症；阴茎振动刺激（PVS）

View this article at: http://www.amepc.org/tau/article/view/3515/4361

1 引言

在胞浆内精子注射技术（ICSI）出现和外科取精技术发展之前，射精是人类繁衍的必要步骤。随着技术的进步和对配子生殖途径的关注，对射精功能障碍的治疗一直被忽视，而更多地倾向于侵入性技术。事实上，在John Hunter首次描述射精相关的器官解剖之后的200多年里，我们对于射精生理学和病理生理学依然知之甚少[1]。

射精功能障碍很常见，但也易被误诊或忽视[2]。在男性不育的评估中，射精功能障碍的准确诊断对于避免不必要的手术取精治疗及相关费用非常重要。逆行射精和射精障碍均是影响男性生育力的功能障碍性疾病，但又各具病理生理学特征，治疗策略也不相同。本章内容涉及正常的射精生理、病理生理、药物以及外科治疗方法等。

2 射精生理学

射精是指从尿道排出精液并伴随性高潮产生的反射性活动。然而，射精并不应与性高潮相混淆。性高潮是一种中枢神经系统现象，与射精截然不同，其特征是在性兴奋高峰期产生感觉的过程。尽管在正常男性生理现象中，性高潮和射精同时发生，但性高潮是一种纯粹的大脑皮质反应事件。在已发表的文献和专家共识中，这两个术语似乎经常被混淆。在本章中我们通过两个独立的阶段来探讨射精，即泌精和排精。

2.1 泌精

泌精是一个生理过程，涉及附睾尾部、输精管、精囊、前列腺、前列腺尿道和膀胱颈。泌精的初始步骤是由交感神经系统介导的膀胱颈关闭。紧接着是精囊、前列腺、输精管和Cowper's腺体的混合分泌物进入前列腺尿道部。精囊分泌物呈碱性且富含果糖，可为精子运动提供能量。此外，精液凝固蛋白由精囊分泌，是射精后精液凝结的原因。射出精液中的精子来自输精管。前列腺分泌物呈酸性，含有丝氨酸蛋白酶（如前列腺特异性抗原，PSA），这些有助于液化已在女性生殖道中凝结的精液。总体上，精囊液占精液总量的65%~75%，前列腺液占25%~30%，输精管液占5%~10%，尿道球腺分泌液占不足1%（表5-1）[3-4]。支配泌精的神经源于胸腰段脊髓T10~L2，并协同精液排出。交感神经传出纤维汇合成腰交感干神经节，行走于腔静脉后方，进入腔静脉和主动脉之间的间隙，然后沿主动脉的右外侧继续下行，与来自主动脉两侧的交感传出纤维在L5和骶前汇合成腹下神经丛。节后神经纤维行走至膀胱颈、前列腺、精囊和输精管等靶器官，通过交感神经控制调节泌精阶段。但副交感神经系统的具体作用至今仍未阐明[6-7]。

表5-1　精液组成成分

器官	所占比例（%）	成分
精囊	65~75	碱性，果糖，柠檬酸盐，前列腺素
前列腺	25~30	酸性磷酸酶，柠檬酸，丝氨酸蛋白酶，锌和其他电解质
输精管	5~10	精子
尿道球腺	1~2	尿道球腺液，半乳糖，黏液

2.2　排精

泌精之后，排精过程包括膀胱颈、尿道外括约肌、尿道、球海绵体肌和盆底肌的协同节律性收缩，推动精液从尿道口排出。排精由躯体运动神经系统介导：首先是尿道外括约肌松弛，紧接着出现前列腺、球海绵体肌、坐骨海绵体肌、肛提肌和会阴横肌的阵挛性收缩[8-10]。

排精的神经控制依赖于脊髓反射弧。这些神经通路存在于神经反射回路中，通过诱发球海绵体肌收缩、尿道外括约肌松弛、前列腺和精囊的协同收缩引起排精[11]。感觉神经的传入包含阴部神经会阴支，接收来自两组不同神经纤维的信号（一组沿阴茎背外侧走行，支配阴茎和龟头；另一组位于阴茎的腹外侧，支配尿道）。最后，信号通过感觉神经末梢轴突传递给Onuf核的阴部运动神经元突触以及与胸腰段脊髓（T10~L2）中间神经元进行交换，触发泌精。兴奋传导通路从脊髓传出，经过会阴神经终止于球海绵体肌纤维，通过躯体反射控制上述肌群完成射精[12]。

2.3　神经递质

尽管确切机制还未阐明，但神经递质在射精生理中发挥作用是肯定的，正如精神类药物可引起一些射精功能障碍。

2.3.1　5-羟色胺

总的来讲，5-羟色胺（5-HT）在射精中起抑制作用。在动物研究中，5-羟色胺对于中枢神经系统（CNS）有抑制作用，然而在外周神经系统（PNS）中兴奋效应占主导地位[13-14]。5-羟色胺受体分为7个家族，即5-HT1-7，分布于中枢和外周神经系统中。其中5-HT1A、5-HT1B和5-HT2C受体与射精功能关系最为密切。5-羟色胺受体分布于特定位置，如脑干、下丘脑、脊髓和包括前列腺、精囊、输精管和尿道等参与射精的组织结构中[15-17]。研究发现，5-羟色胺再摄取抑制药（SSRI）可用于早泄的治疗，临床表现为对5-羟色胺的抑制作用[18-19]。

2.3.2 多巴胺

动物模型证实了多巴胺在性行为和射精中的兴奋作用，这一现象在左旋多巴治疗帕金森患者中首次观察到[20-21]。不仅患者震颤症状得到缓解，而且有性欲亢进的报道，包括更加频繁的自慰、性幻想和夜间勃起[20]。特别是一项大鼠实验研究证实了D2受体介导多巴胺的兴奋作用：在D2受体阻断药存在的情况下，已知的多巴胺和5-羟色胺受体激动药会失去对射精的刺激作用[21]。这些生化结果与服用多巴胺受体阻断药治疗精神分裂症或焦虑症患者出现射精延迟的临床表现进一步相关[22-23]。研究发现多巴胺受体阻断药，如氟哌啶醇、甲硫哒嗪和舒必利，可以导致延迟射精[24-26]。

3 病理生理学

逆行射精和射精障碍是导致不射精症和不育症的两种射精功能障碍。虽然有共同的路径，但这些情况由不同的病因导致，治疗方法也不相同。完整的病史、体格检查和必要的激素水平评估有助于正确诊断。

3.1 评估

对射精功能障碍的评估中，病史采集非常重要。着重询问关于不射精症中性高潮实现能力的病史，可判定射精功能障碍是否由于性快感缺失导致。病史询问应涉及可能影响射精的环境因素，包括梦遗情况。详细的用药史、性生活史、内科和外科治疗史都有助于正确诊断。性腺机能减退症（如低体能、低性欲）、勃起功能障碍、糖尿病（如多尿）、精神疾病（如抑郁症）以及神经系统疾病（如感觉异常、肠道或膀胱功能障碍）的症状和体征，可帮助诊断射精功能障碍。

有射精症状主诉的患者中，应特别注意一些慢性疾病史，以区分先天性和获得性射精功能障碍。重要的考虑因素包括患者获得性高潮满足的能力和任何存在情境变化的可能。这些问题可能会导致性欲或性兴奋障碍，区别于由病理生理原因导致的射精功能障碍。

完善体格检查，应特别注意性腺机能减退（睾丸萎缩、幼稚阴茎）、甲状腺疾病、其他内分泌疾病（男性乳房发育）、阴茎感觉异常（阴茎或阴囊发育异常）以及糖尿病神经病变（外周感觉异常、肥胖），可为正确诊断提供重要参考。在适当的时候，对FSH、睾酮、HbA1c、TSH和泌乳素水平等进行实验室检查可以进一步了解患者情况。性高潮后的尿检有助于辨别是否存在逆行射精。

3.2　逆行射精

逆行射精是由于膀胱颈关闭不全导致精液流入膀胱。在两个大型系列无精子症研究中，逆行射精占18%，其在不育症病因中仅占0.7%[19-20]。此外，已明确其发生率可能因糖尿病患病率、α受体阻断药的使用和膀胱颈部恶性病变手术的增加而提高[21]。这在自慰取精后的废弃样本中，通过精子鉴定很容易被证实。不同的发病机制，如神经源性和药理学原因均可引起逆行射精。

3.2.1　病因

3.2.1.1　医源性损伤

外科手术和器械损伤是造成膀胱颈关闭不全最常见的原因，在经尿道前列腺切除术后，大多数男性会经历逆行射精[27]。尽管在通过经尿道微波治疗或经尿道切开治疗前列腺疾病时，这种不良反应的发生率比较低，但是在年轻男性或具有良好性功能的患者考虑选择这种方法时可能会存在争议[28-29]。任何前列腺手术都存在逆行射精的风险，对仍有生育要求的患者应充分考虑手术可能导致的负面作用。

外科手术中神经损伤会影响射精功能，也存在逆行射精的风险，最常见于腹膜后手术、结直肠和脊柱外科手术[30-31]。作为睾丸癌的一种主要治疗方法，保留神经的腹膜后淋巴结清扫术可减少对患者射精功能的损伤[32]。

3.2.1.2　糖尿病并发症

在男性糖尿病患者中，逆行射精很常见但易被忽视，有一组数据报告其发病率为32%[33]。长期未受控制的糖尿病可导致自主神经病变，干扰交感神经传出至膀胱颈，影响了膀胱颈在射精期间的关闭能力。与勃起功能障碍类似，对于有射精功能障碍主诉的患者，临床医生应留意关注血管或神经病理学问题。

3.2.1.3　药理学干扰

一些疾病的药物治疗可导致逆行射精，最常见的药物是α受体阻断药，用于治疗下尿路症状，还有一些抗高血压交感神经药、抗抑郁药和抗精神病药。但近期有学者提出，服用α受体阻断药出现的射精障碍可能是由于精囊收缩力减弱，而不是由于膀胱颈关闭不全导致的逆行射精。他们在实验室证实α-1受体亚型在精囊中高度分布，与临床相对应，服用坦索罗辛的健康男性精液量少于对照组，并且在射精后排出尿液中未见精子[34]。这意味着，α受体阻断药可能会更多地影响生殖而不是简单地作用于膀胱颈，当然这需要更多的研究来证实这个有趣的发现。

3.2.2 治疗

逆行射精患者的治疗目标是恢复顺行射精，尝试自然受孕或采集精子进行辅助生殖。如果药物不良反应超出了逆行射精的治疗价值，则应停止使用该药物。其中对于神经病变引起、医源性或特发性逆行射精，拟交感神经药物治疗应用最多、不良反应最小、成功率高。拟交感神经药作用的机制是改善膀胱颈在排精阶段的收缩，其中包括硫酸麻黄碱、盐酸丙咪嗪、盐酸甲氧胺福林、马来酸溴苯吡胺以及盐酸伪麻黄碱（表5-2）[35]。丙咪嗪是经腹膜后交感神经切除患者中治疗成功率较高的首选药物[36]。近期一篇文献综述报道，应用拟交感药物治疗逆行射精，仅28%受试者恢复顺行射精[37]。

如果治疗的目的是获取精子应用于辅助生殖，可以从逆转为顺行射精或性高潮后排出的尿液样本中获取精子来进行使用。一般来讲，在收集尿液样本之前，分别在采集前12小时和2小时给予患者碳酸氢钠（50 mg）。碱化尿液可以使酸性尿液对精子质量的毒性作用最小化。为了减少尿液量，要求患者在性高潮前排空膀胱（如果不能排空膀胱可选择无创导尿）。性高潮过后，排出的尿液（或导尿）被收集离心，以便应用于辅助生殖技术。在一项系统回顾性研究中，Jefferys等调查了获取精子用于不同人工授精技术（IUI、IVF和ICSI）的15项研究，总的来说，每个周期的受孕率为15%，活产率为14%[37]。

3.3 射精障碍

3.3.1 病因学

射精障碍是指在性交过程中泌精完全中断。发生在性高潮和排精阶段，但在性刺激过程中，不能将精液的组成成分蓄积到前列腺尿道。临床特征表现为单纯不射精症，在对其进行逆行射精的检查中，性高潮后尿液检测没有证据支持是逆行射精。射精障碍被定义为在顺行和逆行射精精液分析中缺乏

表5-2　治疗逆行射精的常用药物[35]

药物	分类	剂量/频率	有效率（%）[1]	不良反应
伪麻黄碱	α受体激动药	60 mg每日4次或120 mg每日2次	30	高血压，腹痛，恶心/呕吐
溴苯吡胺	抗组胺药	16~24 mg/d	38	抗胆碱能不良反应
丙米嗪	三环类抗抑郁药	25 mg每日2次	65	抗胆碱能不良反应，包括心律失常
甲氧胺福林	α受体激动药	15 mg/d	62	头痛，焦虑，口干
麻黄碱	间接肾上腺素能受体激动药	50~100 mg/d	20	心动过速，高血压，恶心，头痛

精子。这可能是由糖尿病和脊髓损伤（Spinal cord injury，SCI）导致的外周神经病变造成。从根本上说，射精障碍和逆行射精都属于射精功能障碍的范畴，射精障碍的根源是射精系统异常。

3.3.2　治疗

辅助射精技术用于在无性高潮和不射精男性中获取精子进行辅助生殖。虽然精子可以通过外科手术从生殖系统（睾丸、附睾、输精管或精囊）中获取，并用于IVF-ICSI，但在射精失败的患者中，进行射精功能障碍的治疗可获取更多的精子。两项最常用的技术是阴茎振动刺激（Penile vibratory stimulation，PVS）和电刺激取精（Electroejculation，EEJ）。总的来说，研究显示在脊髓损伤的男性中，97%的患者可以通过PVS或EEJ来获取精子[38]。

3.3.2.1　阴茎振动刺激（PVS）

PVS是指使用振动器来诱发射精。对于那些精神性不射精和T12水平以上的脊髓损伤患者，振动器一般是置于阴茎头皮肤表面，射出的精液可用于辅助生殖。在脊髓损伤的患者中，PVS的成功应用依赖于完整的脊髓射精反射弧（感觉神经、脊髓S2~S4圆锥和传出神经）以及减少大脑皮质下行抑制传入[12]。任何由PVS获取的精子都可用于IUI、IVF和IVF-ICSI[39]。PVS是一种高效简易的治疗方法，患者可以自行在家里完成后进行阴道内受精[40]。

PVS应用的理想人群是脊髓损伤水平高于T10，在C3~C7脊髓损伤患者中PVS使用率最高[41-42]。即使是简单的没有可调频率和幅度的振动器也可有效使用，最佳设置是振幅为1.0~2.5 mm和频率为100 Hz[43]。如果初次使用振动器不成功，20%的患者会对第二次做出反应[44]。此外，在那些单次PVS失败的患者中，甲氧胺福林可被用来辅助PVS[45]。PVS可能的不良反应包括阴茎皮肤磨损和高危脊髓损伤患者的自主神经反射异常。对于自主神经失调患者在PVS前，应该使用预防剂量的硝苯地平（10~20 mg）。如有自主神经失调的迹象，应立即停止振动刺激。

3.3.2.2　直肠电刺激

如果尝试恢复顺行射精或PVS失败，则可使用直肠探头电刺激或EEJ。这是一种侵入性的操作，通常使用直肠探头电极将电流直接作用于前列腺和精囊，导致射精（图5-1）。腰部以下没有感觉的脊髓损伤患者可以直接进行操作，但是腰部以下有感觉的男性需要全身麻醉。在操作前使用柠檬酸钠、柠檬酸钾或静滴碳酸氢盐碱化尿液，因为尿液的酸度和渗透压对精子有毒性作用。患者通常导尿排空膀胱，然后将20~30 mL的精子培养液[含HEPES和血浆清蛋白的人输卵管液（HTF），pH：7.4]注入膀胱。应小心操作以避免尿道损伤以及与血液接触，否则会影响精子质量。由于水溶性润滑剂对精子有毒

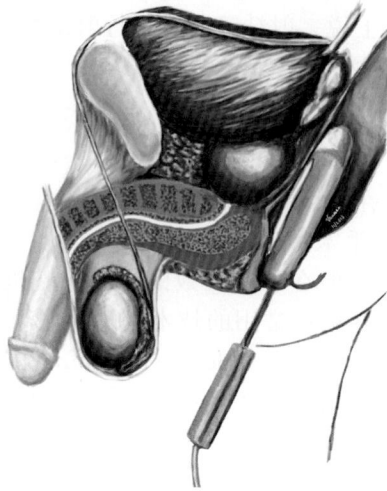

图5-1　电刺激取精（EEJ）示意图经
直肠插入探针，电极朝向前列腺和精囊

性作用，用于导尿的石蜡油优于水溶性润滑剂[46-47]。

　　患者重新取侧卧位，进行直肠镜检查，以排除可能阻碍EEJ操作的任何黏膜溃疡、直肠肿瘤或完全性直肠憩室。然后插入直肠探头，电极朝向前列腺和精囊。在前列腺中使用Seager Electoejaculator©峰值正弦波模式，通过增加振幅，直到出现精液顺行流出，直肠温度达到38 ℃或最大振幅30 V。期间我们并没有完全停止电刺激，而是维持在刺激的下限，以避免患者出现痉挛状态。在需要重复EEJ的情况下，我们应注意记录达到射精所需刺激的振幅和频率。由于直肠黏膜损伤是潜在的并发症，EEJ后应再次实施直肠镜检查。患者取仰卧位导尿取出逆行射精样本。初始的逆行和顺行样本置于含HEPES和血浆白蛋白的HTF培养液（pH：7.4）中稀释，然后立即送检处理。

　　在接受EEJ治疗的T6以上的脊髓损伤患者中，自主神经反射异常也是一种潜在的并发症。应采取预防措施监测任何涉及空腔脏器扩张或下生殖道神经刺激过程中发生的血压变化。有自主神经功能失调病史的患者或高危人群，推荐预防性使用硝苯地平。如果发生这种情况，应立即取消刺激。

4　精子质量

　　虽然PVS和EEJ在获得射精的能力方面表现良好，但选择辅助生殖的方式在一定程度上取决于男女双方的因素。显然，精子的质量和数量决定了其是否能用于IUI或ICSI。Ohl等已证明在EEJ辅助取精术行IUI的653个周期中，每个周期的人体生育力为8.7%，平均每3个IUI周期可获得妊娠[48]。Chung等报道，EEJ获取精子进行ICSI时，注入卵母细胞的受精率为75%，临床受孕率为55%[49]。

有几点需要注意，对于辅助取精的SCI患者，虽然采用PVS和EEJ获取的精子质量差异不大，但两者的DNA碎片率都高于正常对照[50]。同时，SCI患者与非SCI患者相比，受精率更低。然而，在SCI患者中使用PVS和EEJ获取的精子采用IVF-ICSI的受孕率和活产率相似[51]。最近研究表明在SCI男性射出的精液中的炎症因子可引起精子质量下降，造成这种改变的原因仍然是尚待研究的领域[52]。

5　特殊注意事项：化疗和腹膜后淋巴结清扫术后射精功能障碍

虽然很多文献都与脊髓损伤、糖尿病神经病变患者有关，但仍有一部分患者值得特别讨论。这些是做过睾丸切除术、化疗和腹膜后淋巴结清扫术（RPLND）的睾丸癌患者，即使采取了神经保护技术也会出现射精功能障碍。在这类特殊患者中，他们自从接受化疗后，在出现射精障碍的同时，对精子的生成也会造成影响。Hsiao等对来自肿瘤转诊中心寻求生育帮助的26名男性患者进行了一项分层临床研究，他们在化疗和腹膜后淋巴结清扫手术治疗后出现射精功能障碍。在这项研究中，有50%的逆行射精患者通过药物治疗逆转为顺行射精。没有一个射精障碍患者通过药物逆转为顺行射精。在射精障碍患者中，EEJ成功率为91%，其中75%的患者发现精子，其余接受睾丸取精术。综上所述，对于男性在化疗和腹膜后淋巴结清扫术后出现的逆行射精，我们建议进行药物治疗，将逆行射精逆转为顺行射精。如果药物治疗失败，我们会采用EEJ；如果精子质量差或无精子，我们会采用睾丸取精术以及辅助生殖技术。在射精障碍的患者中，我们建议立即行EEJ，如果他们精子量少或质量差，就直接在全身麻醉下行睾丸取精术[53]。

6　小结

射精功能障碍导致的无精子症可由逆行射精或射精障碍引起。详细的病史、体格检查和适当的辅助检查将有助于正确诊断。治疗取决于疾病病因和患者需求，对于那些有生育需求的男性患者来说，有很多有效选择可实现这个目标。

声明

本文作者宣称无任何利益冲突。

参考文献

[1] Hendry WF. Disorders of ejaculation. Ann R Coll Surg Engl 1999; 81: 352-358.

[2] Althof SE. Prevalence, characteristics and implications of premature ejaculation/rapid ejaculation. J Urol 2006; 175: 842-848.

[3] Polakoski KL, Syner FN, Zaneveld LJ. Biochemistry of human seminal plasma. In: Hafez ES. eds. Human semen and fertility regulation in men. St. Louis: Mosby, 1976: 133-143.

[4] Mann T, Lutwak-Mann C. eds. Male reproductive function and semen: themes and trends in physiology, biochemistry, and investigative andrology. Berlin/New York: Springer-Verlag, 1981.

[5] Coffey D. What is the prostate and what is its function? In: Robaire B, Pryor JL, Trasler JM, eds. Handbook of Andrology. Lawrence, KS: Allen Press, 1995: 21-24.

[6] Giuliano F, Clement P. Neuroanatomy and physiology of ejaculation. Annu Rev Sex Res 2005; 16: 190-216.

[7] Lipshultz LI, Howards SS, Niederberger CS. Infertility in the male. 4th ed. Cambridge: Cambridge University Press, 2009.

[8] Yang CC, Bradley WE. Somatic innervation of the human bulbocavernosus muscle. Clin Neurophysiol 1999; 110: 412-418.

[9] Gerstenberg TC, Levin RJ, Wagner G. Erection and ejaculation in man. Assessment of the electromyographic activity of the bulbocavernosus and ischiocavernosus muscles. Br J Urol 1990; 65: 395-402.

[10] Vaucher L, Bolyakov A, Paduch DA. Evolving techniques to evaluate ejaculatory function. Curr Opin Urol 2009; 19: 606-614.

[11] Yang CC, Bradley WE. Innervation of the human anterior urethra by the dorsal nerve of the penis. Muscle Nerve 1998; 21: 514-518.

[12] Wieder JA, Brackett NL, Lynne CM, et al. Anesthetic block of the dorsal penile nerve inhibits vibratory-induced ejaculation in men with spinal cord injuries. Urology 2000; 55: 915-917.

[13] Chan JS, Snoeren EM, Cuppen E, et al. The serotonin transporter plays an important role in male sexual behavior: a study in serotonin transporter knockout rats. J Sex Med 2011; 8: 97-108.

[14] Ishigami T, Yoshioka K, Karicheti V, et al. A Role for Peripheral 5-HT Receptors in Serotonin-Induced Facilitation of the Expulsion Phase of Ejaculation in Male Rats. J Sex Med 2013; 10: 2688-2702.

[15] Azmitia E, Gannon P. The ultrastructural localization of serotonin immunoreactivity in myelinated and unmyelinated axons within the medial forebrain bundle of rat and monkey. J Neurosci 1983; 3: 2083-2090.

[16] Descarries L, Beaudet A, Watkins KC. Serotonin nerve terminals in adult rat neocortex. Brain Res 1975; 100: 563-588.

[17] Kim SW, Paick JS. Peripheral effects of serotonin on the contractile responses of rat seminal vesicles and vasa deferentia. J Androl 2004; 25: 893-899.

[18] Montague DK, Jarow J, Broderick GA, et al. AUA guideline on the pharmacologic management of premature ejaculation. J Urol 2004; 172: 290-294.

[19] McMahon CG, Abdo C, Incrocci L, et al. Disorders of orgasm and ejaculation in men. J Sex Med 2004; 1: 58-65.

[20] Gessa GL, Tagliamonte A. Role of brain monoamines in male sexual behavior. Life Sci 1974;

14：425-436.

[21]　Clément P，Bernabé J，Kia HK，et al. D2-like receptors mediate the expulsion phase of ejaculation elicited by 8-hydroxy-2-(di-N-propylamino)tetralin in rats. J Pharmacol Exp Ther 2006；316：830-834.

[22]　Compton MT，Miller AH. Sexual side effects associated with conventional and atypical antipsychotics. Psychopharmacol Bull 2001；35：89-108.

[23]　Peeters M，Giuliano F. Central neurophysiology and dopaminergic control of ejaculation. Neurosci Biobehav Rev 2008；32：438-453.

[24]　Baggaley M. Sexual dysfunction in schizophrenia：focus on recent evidence. Hum Psychopharmacol 2008；23：201-209.

[25]　Cutler AJ. Sexual dysfunction and antipsychotic treatment. Psychoneuroendocrinology 2003；28 Suppl 1：69-82.

[26]　Teusch L，Scherbaum N，Bohme H，et al. Different patterns of sexual dysfunctions associated with psychiatric disorders and psychopharmacological treatment. Results of an investigation by semistructured interview of schizophrenic and neurotic patients and methadone-substituted opiate addicts. Pharmacopsychiatry 1995；28：84-92.

[27]　Rassweiler J，Teber D，Kuntz R，et al. Complications of transurethral resection of the prostate (TURP)--incidence，management，and prevention. Eur Urol 2006；50：969-79；discussion 980.

[28]　Hoffman RM，Monga M，Elliott SP，et al. Microwave thermotherapy for benign prostatic hyperplasia. Cochrane Database Syst Rev 2012；9：CD004135.

[29]　de Paula F，Donadio D，Lauretti S，et al. Transurethral incision of prostate (TUIP) and retrograde ejaculation. Arch Ital Urol Androl 1997；69：163-166.

[30]　Tiusanen H，Seitsalo S，Osterman K，et al. Retrograde ejaculation after anterior interbody lumbar fusion. Eur Spine J 1995；4：339-342.

[31]　Nesbakken A，Nygaard K，Bull-Njaa T，et al. Bladder and sexual dysfunction after mesorectal excision for rectal cancer. Br J Surg 2000；87：206-210.

[32]　Donohue JP，Foster RS. Retroperitoneal lymphadenectomy in staging and treatment. The development of nerve-sparing techniques. Urol Clin North Am 1998；25：461-468.

[33]　Dunsmuir WD，Holmes SA. The aetiology and management of erectile，ejaculatory，and fertility problems in men with diabetes mellitus. Diabet Med 1996；13：700-708.

[34]　Hisasue S，Furuya R，Itoh N，et al. Ejaculatory disorder caused by alpha-1 adrenoceptor antagonists is not retrograde ejaculation but a loss of seminal emission. Int J Urol 2006；13：1311-1316.

[35]　Kamischke A，Nieschlag E. Update on medical treatment of ejaculatory disorders. Int J Androl 2002；25：333-344.

[36]　Nijman JM，Jager S，Boer PW，et al. The treatment of ejaculation disorders after retroperitoneal lymph node dissection. Cancer 1982；50：2967-2971.

[37]　Jefferys A，Siassakos D，Wardle P. The management of retrograde ejaculation：a systematic review and update. Fertil Steril 2012；97：306-312.

[38]　Brackett NL，Ibrahim E，Iremashvili V，et al. Treatment for ejaculatory dysfunction in men with spinal cord injury：an 18-year single center experience. J Urol 2010；183：2304-2308.

[39]　Sønksen J，Sommer P，Biering-Sørensen F，et al. Pregnancy after assisted ejaculation procedures in men with spinal cord injury. Arch Phys Med Rehabil 1997；78：1059-1061.

[40] Kathiresan AS, Ibrahim E, Aballa TC, et al. Pregnancy outcomes by intravaginal and intrauterine insemination in 82 couples with male factor infertility due to spinal cord injuries. Fertil Steril 2011; 96: 328-331.

[41] Bird VG, Brackett NL, Lynne CM, et al. Reflexes and somatic responses as predictors of ejaculation by penile vibratory stimulation in men with spinal cord injury. Spinal Cord 2001; 39: 514-519.

[42] Brackett NL, Ferrell SM, Aballa TC, et al. An analysis of 653 trials of penile vibratory stimulation in men with spinal cord injury. J Urol 1998; 159: 1931-1934.

[43] Sønksen J, Biering-Sørensen F, Kristensen JK. Ejaculation induced by penile vibratory stimulation in men with spinal cord injuries. The importance of the vibratory amplitude. Paraplegia 1994; 32: 651-660.

[44] Brackett NL, Kafetsoulis A, Ibrahim E, et al. Application of 2 vibrators salvages ejaculatory failures to 1 vibrator during penile vibratory stimulation in men with spinal cord injuries. J Urol 2007; 177: 660-663.

[45] Soler JM, Previnaire JG, Plante P, et al. Midodrine improves ejaculation in spinal cord injured men. J Urol 2007; 178: 2082-2086.

[46] Agarwal A, Deepinder F, Cocuzza M, et al. Effect of vaginal lubricants on sperm motility and chromatin integrity: a prospective comparative study. Fertil Steril 2008; 89: 375-379.

[47] Anderson L, Lewis S, McClure N. The effects of coital lubricants on sperm motility in vitro. Hum Reprod 1998; 13: 3351-3356.

[48] Ohl DA, Wolf LJ, Menge AC, et al. Electroejaculation and assisted reproductive technologies in the treatment of anejaculatory infertility. Fertil Steril 2001; 76: 1249-1255.

[49] Chung PH, Palermo G, Schlegel PN, et al. The use of intracytoplasmic sperm injection with electroejaculates from anejaculatory men. Hum Reprod 1998; 13: 1854-1858.

[50] Restelli AE, Bertolla RP, Spaine DM, et al. Quality and functional aspects of sperm retrieved through assisted ejaculation in men with spinal cord injury. Fertil Steril 2009; 91: 819-825.

[51] Kathiresan AS, Ibrahim E, Aballa TC, et al. Comparison of in vitro fertilization/intracytoplasmic sperm injection outcomes in male factor infertility patients with and without spinal cord injuries. Fertil Steril 2011; 96: 562-566.

[52] Zhang X, Ibrahim E, de Rivero Vaccari JP, et al. Involvement of the inflammasome in abnormal semen quality of men with spinal cord injury. Fertil Steril 2013; 99: 118-124.

[53] Hsiao W, Deveci S, Mulhall JP. Outcomes of the management of post-chemotherapy retroperitoneal lymph node dissection-associated anejaculation. BJU Int 2012; 110: 1196-1200.

译者: 潘峰, 华中科技大学同济医学院附属协和医院

审校: 安庚, 广州医科大学附属第三医院

Cite this article as: Revenig L, Leung A, Hsiao W. Ejaculatory physiology and pathophysiology: assessment and treatment in male infertility. Transl Androl Urol 2014;3(1):41-49. doi: 10.3978/j.issn.2223-4683.2014.02.02

第六章　男性雄激素缺乏与代谢综合征

Ashley G. Winter[1], Fujun Zhao[2], Richard K. Lee[1]

[1]James Buchanan Brady Foundation, Department of Urology, Weill Medical College of Cornell University, New York, NY 10065, USA; [2]Department of Urology, Shanghai First People's Hospital, Shanghai Jiao Tong University, Shanghai 20080, China
Correspondence to: Dr. Richard K. Lee, MD, MBA, Instructor. James Buchanan Brady Foundation, Department of Urology, Weill Medical College of Cornell University, 425 E. 61st Street, 12th floor, New York, NY 10065, USA. Email: ril9010@med.cornell.edu.

摘要：代谢综合征（metabolic syndrome，MetS）是在世界范围内受到日益关注的健康问题。最初我们对代谢综合征的认识仅限于心脑血管意外、高血压、肥胖、血脂异常和胰岛素抵抗等患者人群。近年来发现代谢综合征与许多其他疾病的发生、发展也密切相关，如雄激素缺乏和迟发型性腺功能减退症（late-onset hypogonadism，LOH）等。代谢综合征的男性患者出现雄激素缺乏的风险较高，所以建议对人群中的该类患者进行常规的睾酮（testosterone，T）筛查。代谢综合征患者出现雄激素缺乏的病理生理学机制比较复杂，包括炎症、酶促反应和内分泌紊乱等因素。现有的治疗方法都是针对于这两种疾病的同时治疗，无论是通过饮食、运动，还是通过手术等方法治疗代谢综合征，都可以有效提高睾酮的水平。同样地，睾酮替代疗法（testosterone replacement therapy，TRT）也已经通过多个随机对照试验（randomized controlled trials，RTCs）的验证可以改善代谢综合征的相关指征。

关键词：雄激素缺乏；代谢综合征（MetS）；肥胖；迟发型性腺功能减退（LOH）；睾酮缺乏

View this article at: http://www.amepc.org/tau/article/view/3516/4362

1 引言

代谢综合征（MetS）是一种以葡萄糖耐受不良、肥胖、高血压和血脂异常为特征的复杂系统性疾病。随着越来越多的肥胖和糖尿病患者的出现，代谢综合征也得到了普遍的医疗关注。从最初证实代谢综合征与心脑血管疾病等的危险因素有关，到如今已经认识到其与一系列其他疾病的发生发展也相关。有研究表明代谢综合征患者的机体代谢异常与雄激素缺乏及迟发型性腺功能减退症（LOH）密切相关。本综述旨在总结目前我们对于这些疾病的流行病学、病理生理学和双重治疗等方面的认识。

2 定义

2.1 代谢综合征

代谢综合征暂时没有统一定义，相关医疗机构制定了一些特别的、不同治疗目标的诊断标准，包括心脑血管意外的预测或糖尿病的发展预后等[1]。目前代谢综合征的四种主要定义由世界卫生组织（WHO）[2]、欧洲胰岛素抵抗研究小组[3]、美国国家胆固醇教育计划成人治疗小组（NCEP-ATPIII）[4]和国际糖尿病联合会共识小组[5]四个机构给出（表6–1）。这四种定义都有相同的重点元素，包括胰岛素抵抗、向心性肥胖、高血压和血脂异常。这篇综述的重点是对达到代谢综合征标准的男性，以及不同程度单因素（如肥胖）的病例研究。

2.2 雄激素缺乏

给雄激素缺乏下定义也是一项艰巨的任务，因为雄激素缺乏的生理、病理发生及生化的影响很复杂，而且这个过程是在不断演变的。基于本综述的目的，雄激素缺乏症暂定义为睾酮缺乏，原因可能是下丘脑—垂体—性腺轴的受损导致睾丸产生睾酮的量下降，抑或是睾丸本身的功能下降导致睾酮的产生不足[6]。从临床方面来看，雄激素缺乏与男性性腺功能减退密切相关，男性性腺功能减退症是由于雄激素缺乏或性激素效应器官的受损而引起的体征和症状[6]。

男性性腺功能减退症是由一系列的病症所组成，这些病症会随着雄激素缺乏的发展而变化。在代谢综合征的患者中，这里特指迟发型性腺功能减退症。迟发型性腺功能减退症是指青春期后开始的雄激素水平低下，因此不影响男性生殖系统的发育和第二性征的出现[7]。迟发型性腺功能减退症的症状是模糊不全的、非特异性的，并且与衰老的表现有部分重叠。不仅包括性欲低下和勃起功能障碍等性功能方面的症状，还会出现如肌含量或骨密度的下

表6-1　代谢综合征的定义

机构	定义代谢综合征的指征
国际糖尿病联合会共识小组（2005）	向心性肥胖并且至少符合下列两项： 高血压≥130/85 mmHg或者在用降压药 甘油三酯≥150 mg/dL或者在降脂治疗 高密度脂蛋白<40 mg/dL 空腹血糖≥100 mg/dL
美国国家胆固醇教育计划成人治疗小组（2005）	至少符合下列三项： 腰围≥40英寸（102 cm） 高血压≥130/85 mmHg或者在用降压药 甘油三酯≥150 mg/dL或者在降脂治疗 高密度脂蛋白<40 mg/dL 空腹血糖≥100 mg/dL
欧洲胰岛素抵抗研究小组（1999）	胰岛素抵抗（比非糖尿病患者空腹血糖至少高出25%）并且至少符合下列两项： 腰围≥94 cm 高血压≥140/90 mmHg或者在用降压药 甘油三酯≥2.0 mmol/L和/或高密度脂蛋白<1.0 mmol/L 空腹血糖≥6.1 mm/L
世界卫生组织（1999）	存在糖尿病、糖耐量下降、空腹血糖受损或者胰岛素抵抗并且至少符合下列两项： 腰围：臀围的比值>0.9（男性）；或者BMI>30 kg/m² 高血压≥140/90 mmHg 甘油三酯≥1.7 mmol/L或者高密度脂蛋白≤0.9 mmol/L 尿白蛋白排泄率≥20 μg/min或者白蛋白：肌酐的比值≥30 mg/g

BMI：体质指数；TG：甘油三酯；HDL-C：高密度脂蛋白。

降、抑郁症、潮热等症状（表6-2）[8]。由于这些症状常模糊不清，问卷调查的特异性一般都较低（30%~59%）[9]。然而，在一项3 369名男性人群的调查研究中发现，晨勃不佳、性欲低下和勃起功能障碍这三种性症状与低睾酮水平的综合征相关[10]。因此，在选择睾酮筛查的受试者时，临床症状的评估是不可或缺的，没有症状的健康男性一般不参与这项研究[11-12]。

在讨论用于定义雄激素缺乏症的具体数值之前，要着重强调其与睾酮检验相关的复杂性。睾酮的生物利用主要分为几个部分，具体来说，睾酮以四种形式循环：①与性激素结合球蛋白（sex-hormone binding globulin，SHBG）紧密结合（约44%）；②与清蛋白松散结合（约50%）；③与皮质类固醇结合球蛋白松散结合（corticosteroid binding globulin，CBG）（约4%）；④未结合的游离睾酮（rree testosterone，FT）（2%~3%）[13]。可利用的活性睾酮是由与皮质类固醇结合球蛋白松散结合和清蛋白松散结合的睾酮之外的游离睾酮组成[13]。对生育阶段的正常男性性功能和生育能力并没有一个明确的正常睾酮值参考范围[13]，因为睾酮在人群中的差异性可以达到三个数量级。此外，年

表6-2　迟发型性腺功能减退症的症状和指征

潮热

易脱发

情感脆弱

抑郁症

骨密度降低

肌含量降低

勃起功能障碍

性欲下降

轻男性的睾酮水平在昼夜和季节之间的波动幅度也会高达50%[13]，并且常用的睾酮测定方法在低于正常范围时，其敏感性较低[6]。

　　与代谢综合征一样，有一些机构已经公布了详细指南来定义雄激素缺乏症，其中包括：国际老年男性研究学会（ISSAM）、国际男科学学会（ISA）、欧洲泌尿外科学会（EAU）、欧洲男科学会（ESA）和美国男科学会（ASA）[8,14-15]。这些指南中有一些普遍认同的观点（表6-3）。虽然没有明确的数值作为正常总睾酮（total testosterone，TT）的临界值，但是大于12 nmol/L或360 ng/dL通常被认为总睾酮是正常的，而小于8 nmol/L或240 ng/dL说明总睾酮处于一个低水平的状态。对于处在临界值的男性，通过平衡透析或测量性激素结合球蛋白来评估游离睾酮水平，其他的游离睾酮计算方法都被认为是不可

表6-3　男性性腺功能减退症的实验室基础评估方法

激素水平	推荐指征
总睾酮	至少在两种不同的情况下测得，抽血时间尽量在早晨空腹，平均总睾酮水平在700~1 100 ng/dL之间 补充雄激素的指征： 总睾酮水平>12 nmol/L（350 ng/dL）——没有睾酮替代疗法的指征 总睾酮水平<8 nmol/L（230 ng/dL）——睾酮替代疗法的一般指征 总睾酮水平在8~12 nmol/L之间是处在临界线上
游离睾酮	当总睾酮水平处在临界值（8~12 nmol/L）的评估方法： 通过测量性激素结合球蛋白来间接计算游离睾酮（FT）水平，或者用平衡透析的方法直接测量游离睾酮的水平。 补充雄激素的指征： 游离睾酮<225 pmol/L（65 pg/mL）——睾酮替代疗法的一般指征
黄体生成素	用于区分先天性和迟发型性腺功能减退症

TT：总睾酮；FT：游离睾酮；TRT：睾酮替代疗法；SHBG：性激素结合球蛋白；LH：黄体生成素。

取的[6,13,15]。

最近的研究主要集中在雄激素缺乏/性腺功能减退的广义定义上，除了传统的激素测定外，还考虑了分子细胞学的机制[16-17]。例如，雄激素受体（androgen receptor，AR）中的遗传变异可能会改变其活性，细胞内蛋白如热休克蛋白70（HSP70）的稳定性就可能会抑制雄激素调节转录[16]。这些研究也就能解释：在实验室雄激素检查结果正常的的情况下，部分患者为什么会表现出雄激素缺乏的症状[16]。

3　流行病学

根据疾病预防控制中心（CDC）的数据，大约有34%的美国成年人符合美国国家胆固醇教育计划成人治疗小组（NCEP-ATPⅢ）设定的代谢综合征的标准[18]。患病率随着年龄的增长而增加，60岁以上的男性超过50%的人有这种状况[18]。代谢综合征的各个组成部分也越来越普遍，如美国成年男性的肥胖率从2000年的27.5%上升到2010年的35.5%[19]，代谢综合征的流行也反映了这一趋势。雄激素缺乏有关的流行病学资料并不像代谢综合征那样丰富，它真正的流行率也是不确定的，多篇报道显示成年男性的发生率在2.1%~40%之间变化[6]。使用不同的雄激素缺乏症的定义和不同的研究人群，得到的患病率的范围也会有波动。但代谢综合征患者雄激素缺乏的发生率要高于健康对照者[7]，这个结论是确切的。Barrett-Connor等报道了一组40~79岁男性的调查研究，发现糖尿病患者的总睾酮水平<350 ng/dL的发生率为21%，而非糖尿病男性的发生率为13%[20]；而在另一项对73岁以上有症状男性的研究中，糖尿病患者总睾酮水平<300 ng/dL的发生率为64%，而非糖尿病男性患者的发生率仅为38%[21]。波美拉尼亚健康研究（SHIP）显示，低总睾酮水平的男性发生代谢综合征的风险最高[22]，并且这一趋势非常突出，所以大多数的睾酮筛查指南将代谢综合征作为一项独立指征[8,14-15]。

4　机制和病理生理学

代谢综合征和雄激素缺乏的联系是明确的，但代谢综合征患者出现低睾酮的确切机制很可能是多因素共同作用的，下面总结了几种已经阐述的机制（表6-4）。

4.1　瘦素

代谢综合征可能是通过瘦素（一种在脂肪细胞中产生的激素）的作用使性腺机能减退。瘦素作用于下丘脑，调节能量的摄入[23]，所以瘦素水平与体质指数（BMI）直接相关[24]。有趣的是，即使控制体质指数（BMI）和胰岛素水

表6-4　代谢综合征和性腺功能减退症之间相关的机制

机制	注释
瘦素	直接影响间质细胞，导致睾酮水平的下降
炎症	扰乱睾丸类固醇激素的合成
提高芳香酶活性	提升睾酮 → 雌激素转变 → 增强下丘脑—垂体的负反馈作用 → 促性腺激素分泌不足的性腺功能低下
降低性激素结合球蛋白	减少总睾酮，低性激素结合球蛋白是糖尿病的独立危险因素
睡眠呼吸暂停综合征	下丘脑—垂体抑制 → 促性腺激素分泌不足的性腺功能减退
内源性阿片样物质	黄体生成素的分泌减少
睾丸环境	睾丸温度升高

T：睾酮；SHBG：性激素结合球蛋白；TT：总睾酮；LH：黄体生成素。

平，瘦素浓度也与血清睾酮成反比[25]。有研究将大鼠睾丸间质细胞和瘦素共培养，发现促睾酮生成的β-人绒毛膜促性腺激素（β-HCG）明显减少[26]，从而证实了瘦素对大鼠睾丸间质细胞具有直接的受体介导作用，这也为人类的临床观察研究提供了思路[26]。

4.2　炎症反应

代谢综合征的发生与全身炎症反应状态有关，患者的白细胞介素-1（IL-1）、白细胞介素-6（IL-6）和肿瘤坏死因子（TNF-α）等炎症反应因子均有不同程度升高[27-28]。这些炎症反应直接影响了睾丸类固醇的产生。其中，肿瘤坏死因子（TNF-α）通过影响NF-kB信号传导通路来抑制间质细胞中的类固醇介导的转录[29]；而白细胞介素-1（IL-1）的作用原理是抑制间质细胞中细胞色素P450介导的胆固醇侧链剪切[30]。

4.3　芳香化酶

芳香化酶-细胞色素P450在脂肪组织中高表达，也能催化睾酮转化为雌激素。代谢综合征和向心性肥胖的男性患者会出现雌激素诱导下的下丘脑-垂体的负反馈调节。在一些研究中也表明，使用芳香化酶抑制药可以提高肥胖男性的睾酮水平[31-34]。

4.4　降低性激素结合球蛋白

目前已经明确胰岛素在体外可以降低肝细胞中的性激素结合球蛋白[35]。在一项对马萨诸塞州男性老龄化的前瞻性研究中，发现较低水平的游离睾酮和性激素结合球蛋白可以单独预见糖尿病的发生。性激素结合球蛋白每下降1SD，糖尿病的优势比（OR）就增加1.89倍（95% CI：1.14~3.14）。通常，性激素结合球蛋白随着年龄的增长而增加，但肥胖男性性激素结合球蛋白随着年龄的增加增长速度较慢，从而导致了总睾酮水平随着年龄的增长出现下降[36]。

4.5 阻塞性睡眠呼吸暂停综合征

阻塞性睡眠呼吸暂停综合征（obstructive sleep apnea，OSA）与代谢综合征相关[37]，现有多项研究将阻塞性睡眠呼吸暂停综合征与男性低水平睾酮相联系[38-39]。最近有研究人员发现一些呼吸暂停指标，如低通气指数和动脉血氧饱和度（SpO_2）分别低于90%和80%的时间百分比时，与睾酮水平降低独立相关[40]。阻塞性睡眠呼吸暂停综合征的治疗效果对睾酮水平的影响的前瞻性数据是混杂的，一些研究报道称持续正压通气（continuous positive airway pressure，CPAP）可以提高睾酮水平[41-42]，也有研究注意到性激素结合球蛋白、催乳素或性功能指征的改变则与睾酮的变化没有关系[43-45]。阻塞性睡眠呼吸暂停综合征抑制下丘脑—垂体轴，阻碍黄体生成素（LH）的生成，从而导致促性腺激素释放不足的雄激素缺乏[46]。

4.6 内源性阿片样物质

在重度肥胖的男性中，发现阿片样阻断药纳洛酮使黄体生成素（LH）增加了近43%，表明在重度肥胖患者中发现的内源性阿片样物质可能促成了性腺功能的减退[47]。

4.7 直接影响睾丸环境

在肥胖的代谢综合征患者中，下腹部脂肪的沉积使睾丸温度随之升高，导致睾酮水平也会进一步下降[48]。

4.8 其他

应该强调的是，一些研究表明是雄激素缺乏导致代谢综合征，而不是代谢综合征导致雄激素缺乏。例如，波美拉尼亚健康研究（SHIP）显示总睾酮浓度低的男性发生代谢综合征的风险最高[22]。

5 治疗

对雄激素缺乏的代谢综合征患者，许多治疗方法缺乏有效的随机对照试验（RCTs）证据。现有的治疗方法是无法相互比较的，因为疾病的定义、患者人群及治疗目标都是多种多样的。下面是两种主要治疗方法的分类：①靶向治疗直接治疗代谢综合征或雄激素缺乏；②非手术和手术干预。

5.1 行为改变

一些随机对照试验评估了减轻体重对雄激素水平的影响[48-53]。不过结果有些矛盾：一些研究表明低热量饮食会增加睾酮水平[52-53]，而另一些则认为不影响睾酮水平[48-49,51]。最近一项新的Meta分析发现，减轻体重可以明显改善肥胖男性的总睾酮水平（$P<0.0001$）[54]。此次纳入研究的 Meta回归分析显示，在所有体重减轻的受试者中，年轻男性和没有糖尿病的男性睾酮升高更明显（$P<0.0001$）[54]，这与前面提到的影响机制一致，体重减轻会导致雌二醇的降低和促性腺激素水平的升高[54]。在另一份研究中，Niskanen等的结果也显示睾酮水平的改善与减轻体重的程度呈直接相关[55]。

5.2 二甲双胍

二甲双胍是治疗糖尿病的一种常用药物，它在治疗雄激素缺乏时的疗效数据显示其在这方面的作用是颇具争议的。Ozata等让40名肥胖男性连续服用二甲双胍3个月，每天2次，每次850 mg，并搭配低热量饮食。他们观察到肥胖的非糖尿病男性的游离睾酮减少；还有肥胖的2型糖尿病患者的总睾酮也出现减少[56]。而另一份研究显示，Casulari等让35名代谢综合征患者连续服用二甲双胍4个月，每天2次，每次850 mg，并搭配正常热量饮食。结果显示无论他们的雄激素是否缺乏，游离睾酮和总睾酮的水平均增加[57]。在另一份研究中，Morgante等给予45名代谢综合征患者服用二甲双胍6个月，该研究结果显示，游离睾酮和精液常规参数均得到明显改善[58]。总睾酮水平平均升高0.9 ng/mL（$P<0.02$），游离睾酮水平平均升高14 pg/mL（$P<0.001$），精液的浓度、精子运动的活力百分比及精子的正常形态率也都得到了提升（$P<0.001$）。

5.3 促性腺激素和促性腺激素释放激素

促性腺激素和脉冲式促性腺激素释放激素（GnRH）已经用于有生育要求的迟发型性腺功能减退症的男性患者。由于费用高且管理比较复杂，所以在没有生育障碍的情况下，这些药不作为一线治疗药物，而且有关代谢综合征患者使用这些药物治疗的资料也依然是非常有限的[59]。

5.4 睾酮替代疗法

迄今为止，有6项随机对照试验评估了睾酮替代疗法（TRT）对代谢综合征或糖尿病男性患者的影响[52,60-64]。这些随机对照试验共包括483例患者，平均随访57周。最近对这一数据进行的Meta分析结果显示，睾酮替代疗法使代谢综合征男性患者的空腹血糖平均改善了0.48 mmol/L（$P<0.001$），甘油三酯平均下降了0.4 nmol/L（$P<0.001$），腰围也减少了约4.1 cm（$P=0.03$）[6]。从病理生理学的角度已经证实睾酮替代疗法可以降低代谢综合征男性患者体内某些细胞因子的产生；也有可能是其通过抗炎作用对这些个体产生了积极的影响[7]。

5.5　抗雌激素

在男性中，选择性雌激素受体调节药（selective estrogen receptor modulators，SERMs）对下丘脑—垂体—性腺轴产生的雌激素受体产生拮抗作用，从而调节促性腺激素释放。选择性雌激素受体调节药的调节导致卵泡刺激素、黄体生成素的增多及睾丸活性的增强[6]。Guay等的结果表明，用克罗米芬柠檬酸盐治疗继发性性腺功能减退和勃起功能障碍（ED）的患者，可以显著提高其卵泡刺激素、黄体生成素、总睾酮和游离睾酮的水平[65]。鉴于代谢综合征患者的性腺功能减退与雌激素相关，所以对这部分人群进行抗雌激素治疗可能是一种有效的治疗方法。

5.6　手术：减肥

手术减肥与非手术减肥相比，前者对提升患者总睾酮水平似乎效果更佳，患者的勃起功能等性生活方面也有显著改善[49,66]。例如，最近的一项Meta分析结果显示，手术减肥后总睾酮水平得到了改善，而且总睾酮的升高与手术之间的相关性要高于总睾酮的升高与低热量饮食之间的相关性[54]。关于减肥手术和性腺功能减退症之间的联系有两组随机对照试验研究[49-50]，Reis等的研究是随机选择20名男性分别作为胃旁路手术组和对照组，随访20个月，并记录手术组患者的总睾酮、游离睾酮和卵泡刺激素相对于对照组的增加量[49]；在另一份研究中，Mingrone等随机选择27名男性分别作为控制饮食组和吸收不良手术组，并随访1年。结果发现，接受吸收不良手术组的患者性激素结合球蛋白水平明显升高，平均升高40 nmol/L（$P<0.0001$），而低热量饮食组的男性性激素结合球蛋白水平则没有明显改变[50]。

5.7　手术：精索静脉曲张

传统观点认为精索静脉曲张与男性不育相关，但最近更多的数据又表明它可能是睾酮水平低下的危险因素，其对睾丸功能有不良影响的确切病理生理学机制尚不完全清楚，依然只是经验性地进行限于不育症患者的治疗。最近的一些研究数据表明，精索静脉曲张显微手术切除术可以改善不育男性的睾酮水平[64,67-68]。

Ozturk等的研究调查了代谢综合征对精索静脉曲张修复成功率的影响。

56名非代谢综合征的男性和48名代谢综合征患者进行了精索静脉曲张修复。2年后的随访发现，非代谢综合征组的自然妊娠率为45%，而代谢综合征组只有34%（$P<0.05$）[69]。精索静脉曲张切除术也可能改善性腺功能减退患者的睾酮水平，但目前缺乏临床性证据。

6 总结

代谢综合征是在世界范围内日益受到关注的一个健康问题。最初我们对代谢综合征的认识仅限于心脑血管意外、高血压、肥胖、血脂异常和胰岛素抵抗等患者人群，近年来发现代谢综合征与其他许多疾病的发生发展也相关，如雄激素缺乏和迟发型性腺功能减退症等。代谢综合征的男性患者出现雄激素缺乏的风险较高，所以建议该人群中的患者进行常规的睾酮筛查。代谢综合征患者出现雄激素缺乏的病理生理学机制比较复杂，包括炎症、酶促反应和内分泌紊乱等因素。现有的治疗方法都是针对于这两种疾病的同时治疗，无论是通过饮食、运动还是通过手术等方法治疗代谢综合征，都可以有效提高睾酮的水平。同样地，睾酮替代疗法也已经在多个随机对照试验中证实可以对代谢综合征起到改善作用。

声明

本文作者宣称无任何利益冲突。

参考文献

[1] Corona G, Mannucci E, Forti G, et al. Hypogonadism, ED, metabolic syndrome and obesity: a pathological link supporting cardiovascular diseases. Int J Androl 2009; 32: 587-598.

[2] Consultation W. Definition, diagnosis and classification of diabetes mellitus and its complications. Geneva, Switzerland: World Health Organization 1999; 31: 1-59.

[3] Balkau B, Charles MA. Comment on the provisional report from the WHO consultation. European Group for the Study of Insulin Resistance (EGIR). Diabet Med 1999; 16: 442-443.

[4] National Cholesterol Education Program (NCEP) Expert Panel on Detection, Evaluation, and Treatment of High Blood Cholesterol in Adults (Adult Treatment Panel III). Third Report of the National Cholesterol Education Program (NCEP) Expert Panel on Detection, Evaluation, and Treatment of High Blood Cholesterol in Adults (Adult Treatment Panel III) final report. Circulation 2002; 106: 3143-3421.

[5] Alberti KG, Zimmet P, Shaw J. Metabolic syndrome--a new world-wide definition. A Consensus Statement from the International Diabetes Federation. Diabet Med 2006; 23: 469-480.

[6] Corona G, Rastrelli G, Maggi M. Diagnosis and treatment of late-onset hypogonadism: systematic review and meta-analysis of TRT outcomes. Best Pract Res Clin Endocrinol Metab

2013；27：557-579.

[7] Kalyani RR, Dobs AS. Androgen deficiency, diabetes, and the metabolic syndrome in men. Curr Opin Endocrinol Diabetes Obes 2007；14：226-234.

[8] Dohle GR, Arver S, Bettocchi C, et al. Guidelines on male hypogonadism. Euro Ass Urol 2012. Accessed online：http：//www.uroweb.org/gls/pdf/16_Male_Hypogonadism_LR%20II.pdf

[9] Morley JE, Perry HM 3rd, Kevorkian RT, et al. Comparison of screening questionnaires for the diagnosis of hypogonadism. Maturitas 2006；53：424-429.

[10] Wu FC, Tajar A, Beynon JM, et al. Identification of late-onset hypogonadism in middle-aged and elderly men. N Engl J Med 2010；363：123-135.

[11] Buvat J, Maggi M, Guay A, et al. Testosterone deficiency in men：systematic review and standard operating procedures for diagnosis and treatment. J Sex Med 2013；10：245-284.

[12] Zitzmann M, Faber S, Nieschlag E. Association of specific symptoms and metabolic risks with serum testosterone in older men. J Clin Endocrinol Metab 2006；91：4335-4343.

[13] Paduch DA, Brannigan RE, Fuchs EF, et al. The Laboratory Diagnosis of Testosterone Deficiency. Urology 2014；83：980-988.

[14] Bhasin S, Cunningham GR, Hayes FJ, et al. Testosterone therapy in men with androgen deficiency syndromes：an Endocrine Society clinical practice guideline. J Clin Endocrinol Metab 2010；95：2536-2559.

[15] Wang C, Nieschlag E, Swerdloff R, et al. ISA, ISSAM, EAU, EAA and ASA recommendations：investigation, treatment and monitoring of late-onset hypogonadism in males. Int J Impot Res 2009；21：1-8.

[16] Carruthers M. Testosterone deficiency syndrome：cellular and molecular mechanism of action. Curr Aging Sci 2013；6：115-124.

[17] Rey RA, Grinspon RP, Gottlieb S, et al. Male hypogonadism：an extended classification based on a developmental, endocrine physiology-based approach. Andrology 2013；1：3-16.

[18] Ervin RB. Prevalence of metabolic syndrome among adults 20 years of age and over, by sex, age, race and ethnicity, and body mass index：United States, 2003-2006. Natl Health Stat Report 2009：1-7.

[19] Ogden CL, Carroll MD, Kit BK, et al. Prevalence of obesity in the United States, 2009-2010. NCHS Data Brief 2012；1-8.

[20] Barrett-Connor E, Khaw KT, Yen SS. Endogenous sex hormone levels in older adult men with diabetes mellitus. Am J Epidemiol 1990；132：895-901.

[21] Tan RS, Pu SJ. Impact of obesity on hypogonadism in the andropause. Int J Androl 2002；25：195-201.

[22] Haring R, Ernst F, Schurmann C, et al. The androgen receptor CAG repeat polymorphism as a risk factor of low serum testosterone and its cardiometabolic effects in men. Int J Androl 2012；35：511-520.

[23] Lee MJ, Fried SK. Integration of hormonal and nutrient signals that regulate leptin synthesis and secretion. Am J Physiol Endocrinol Metab 2009；296：E1230-E1238.

[24] McConway MG, Johnson D, Kelly A, et al. Differences in circulating concentrations of total, free and bound leptin relate to gender and body composition in adult humans. Ann Clin Biochem 2000；37：717-723.

[25] Luukkaa V, Pesonen U, Huhtaniemi I, et al. Inverse correlation between serum testosterone and leptin in men. J Clin Endocrinol Metab 1998; 83: 3243-3246.

[26] Caprio M, Isidori AM, Carta AR, et al. Expression of functional leptin receptors in rodent Leydig cells. Endocrinology 1999; 140: 4939-4947.

[27] Alexandraki K, Piperi C, Kalofoutis C, et al. Inflammatory process in type 2 diabetes: The role of cytokines. Ann N Y Acad Sci 2006; 1084: 89-117.

[28] Giulietti A, Stoffels K, Decallonne B, et al. Monocytic expression behavior of cytokines in diabetic patients upon inflammatory stimulation. Ann N Y Acad Sci 2004; 1037: 74-78.

[29] Hong CY, Park JH, Ahn RS, et al. Molecular mechanism of suppression of testicular steroidogenesis by proinflammatory cytokine tumor necrosis factor alpha. Mol Cell Biol 2004; 24: 2593-2604.

[30] Lin T, Wang D, Stocco DM. Interleukin-1 inhibits Leydig cell steroidogenesis without affecting steroidogenic acute regulatory protein messenger ribonucleic acid or protein levels. J Endocrinol 1998; 156: 461-467.

[31] de Boer H, Verschoor L, Ruinemans-Koerts J, et al. Letrozole normalizes serum testosterone in severely obese men with hypogonadotropic hypogonadism. Diabetes Obes Metab 2005; 7: 211-215.

[32] Zumoff B, Miller LK, Strain GW. Reversal of the hypogonadotropic hypogonadism of obese men by administration of the aromatase inhibitor testolactone. Metabolism 2003; 52: 1126-1128.

[33] Loves S, Ruinemans-Koerts J, de Boer H. Letrozole once a week normalizes serum testosterone in obesity-related male hypogonadism. Eur J Endocrinol 2008; 158: 741-747.

[34] Roth MY, Amory JK, Page ST. Treatment of male infertility secondary to morbid obesity. Nat Clin Pract Endocrinol Metab 2008; 4: 415-419.

[35] Plymate SR, Matej LA, Jones RE, et al. Inhibition of sex hormone-binding globulin production in the human hepatoma (Hep G2) cell line by insulin and prolactin. J Clin Endocrinol Metab 1988; 67: 460-464.

[36] Stellato RK, Feldman HA, Hamdy O, et al. Testosterone, sex hormone-binding globulin, and the development of type 2 diabetes in middle-aged men: prospective results from the Massachusetts male aging study. Diabetes Care 2000; 23: 490-494.

[37] Vgontzas AN, Bixler EO, Chrousos GP. Sleep apnea is a manifestation of the metabolic syndrome. Sleep Med Rev 2005; 9: 211-224.

[38] Luboshitzky R, Lavie L, Shen-Orr Z, et al. Altered luteinizing hormone and testosterone secretion in middle-aged obese men with obstructive sleep apnea. Obes Res 2005; 13: 780-786.

[39] Luboshitzky R, Zabari Z, Shen-Orr Z, et al. Disruption of the nocturnal testosterone rhythm by sleep fragmentation in normal men. J Clin Endocrinol Metab 2001; 86: 1134-1139.

[40] Hammoud AO, Walker JM, Gibson M, et al. Sleep apnea, reproductive hormones and quality of sexual life in severely obese men. Obesity (Silver Spring) 2011; 19: 1118-1123.

[41] Grunstein RR, Handelsman DJ, Lawrence SJ, et al. Neuroendocrine dysfunction in sleep apnea: reversal by continuous positive airways pressure therapy. J Clin Endocrinol Metab 1989; 68: 352-358.

[42] Luboshitzky R, Lavie L, Shen-Orr Z, et al. Pituitary-gonadal function in men with obstructive sleep apnea. The effect of continuous positive airways pressure treatment. Neuro Endocrinol

Lett 2003；24：463-467.

[43] Hoekema A，Stel AL，Stegenga B，et al. Sexual function and obstructive sleep apnea-hypopnea：a randomized clinical trial evaluating the effects of oral-appliance and continuous positive airway pressure therapy. J Sex Med 2007；4：1153-1162.

[44] Macrea MM，Martin TJ，Zagrean L. Infertility and obstructive sleep apnea：the effect of continuous positive airway pressure therapy on serum prolactin levels. Sleep Breath 2010；14：253-257.

[45] Meston N，Davies RJ，Mullins R，et al. Endocrine effects of nasal continuous positive airway pressure in male patients with obstructive sleep apnoea. J Intern Med 2003；254：447-454.

[46] Luboshitzky R，Aviv A，Hefetz A，et al. Decreased pituitary-gonadal secretion in men with obstructive sleep apnea. J Clin Endocrinol Metab 2002；87：3394-3398.

[47] Blank DM，Clark RV，Heymsfield SB，et al. Endogenous opioids and hypogonadism in human obesity. Brain Res Bull 1994；34：571-574.

[48] Kraemer WJ，Volek JS，Clark KL，et al. Influence of exercise training on physiological and performance changes with weight loss in men. Med Sci Sports Exerc 1999；31：1320-1329.

[49] Reis LO，Favaro WJ，Barreiro GC，et al. Erectile dysfunction and hormonal imbalance in morbidly obese male is reversed after gastric bypass surgery：a prospective randomized controlled trial. Int J Androl 2010；33：736-744.

[50] Mingrone G，Greco AV，Giancaterini A，et al. Sex hormone-binding globulin levels and cardiovascular risk factors in morbidly obese subjects before and after weight reduction induced by diet or malabsorptive surgery. Atherosclerosis 2002；161：455-462.

[51] Khoo J，Piantadosi C，Duncan R，et al. Comparing effects of a low-energy diet and a high-protein low-fat diet on sexual and endothelial function，urinary tract symptoms，and inflammation in obese diabetic men. J Sex Med 2011；8：2868-2875.

[52] Heufelder AE，Saad F，Bunck MC，et al. Fifty-two-week treatment with diet and exercise plus transdermal testosterone reverses the metabolic syndrome and improves glycemic control in men with newly diagnosed type 2 diabetes and subnormal plasma testosterone. J Androl 2009；30：726-733.

[53] Kaukua J，Pekkarinen T，Sane T，et al. Sex hormones and sexual function in obese men losing weight. Obes Res 2003；11：689-694.

[54] Corona G，Rastrelli G，Monami M，et al. Body weight loss reverts obesity-associated hypogonadotropic hypogonadism：a systematic review and meta-analysis. Eur J Endocrinol 2013；168：829-843.

[55] Niskanen L，Laaksonen DE，Punnonen K，et al. Changes in sex hormone-binding globulin and testosterone during weight loss and weight maintenance in abdominally obese men with the metabolic syndrome. Diabetes Obes Metab 2004；6：208-215.

[56] Ozata M，Oktenli C，Bingol N，et al. The effects of metformin and diet on plasma testosterone and leptin levels in obese men. Obes Res 2001；9：662-667.

[57] Casulari LA，Caldas AD，Domingues Casulari Motta L，et al. Effects of metformin and short-term lifestyle modification on the improvement of male hypogonadism associated with metabolic syndrome. Minerva Endocrinol 2010；35：145-151.

[58] Morgante G，Tosti C，Orvieto R，et al. Metformin improves semen characteristics of oligo-

terato-asthenozoospermic men with metabolic syndrome. Fertil Steril 2011; 95: 2150-2152.

[59] Hong BS, Ahn TY. Recent trends in the treatment of testosterone deficiency syndrome. Int J Urol 2007; 14: 981-985.

[60] Jones TH, Arver S, Behre HM, et al. Testosterone replacement in hypogonadal men with type 2 diabetes and/or metabolic syndrome (the TIMES2 study). Diabetes Care 2011; 34: 828-837.

[61] Kalinchenko SY, Tishova YA, Mskhalaya GJ, et al. Effects of testosterone supplementation on markers of the metabolic syndrome and inflammation in hypogonadal men with the metabolic syndrome: the double-blinded placebo-controlled Moscow study. Clin Endocrinol (Oxf) 2010; 73: 602-612.

[62] La Vignera S, Calogero AE, D'Agata R, et al. Testosterone therapy improves the clinical response to conventional treatment for male patients with metabolic syndrome associated to late onset hypogonadism. Minerva Endocrinol 2008; 33: 159-167.

[63] Aversa A, Bruzziches R, Francomano D, et al. Effects of testosterone undecanoate on cardiovascular risk factors and atherosclerosis in middle-aged men with late-onset hypogonadism and metabolic syndrome: results from a 24-month, randomized, double-blind, placebo-controlled study. J Sex Med 2010; 7: 3495-3503.

[64] Aversa A, Bruzziches R, Francomano D, et al. Efficacy and safety of two different testosterone undecanoate formulations in hypogonadal men with metabolic syndrome. J Endocrinol Invest 2010; 33: 776-783.

[65] Guay AT, Jacobson J, Perez JB, et al. Clomiphene increases free testosterone levels in men with both secondary hypogonadism and erectile dysfunction: who does and does not benefit? Int J Impot Res 2003; 15: 156-165.

[66] Rao SR, Kini S, Tamler R. Sex hormones and bariatric surgery in men. Gend Med 2011; 8: 300-311.

[67] Hsiao W, Rosoff JS, Pale JR, et al. Varicocelectomy is associated with increases in serum testosterone independent of clinical grade. Urology 2013; 81: 1213-1217.

[68] Goldstein M, Tanrikut C. Microsurgical management of male infertility. Nat Clin Pract Urol 2006; 3: 381-391.

[69] Ozturk U, Sener NC, Nalbant I, et al. The effect of metabolic syndrome upon the success of varicocelectomy. ScientificWorldJournal 2012; 2012: 985201.

译者: 安庚, 广州医科大学附属第三医院
审校: 潘峰, 华中科技大学同济医学院附属协和医院

Cite this article as: Winter AG, Zhao F, Lee RK. Androgen deficiency and metabolic syndrome in men. Transl Androl Urol 2014;3(1):50-58. doi: 10.3978/j.issn.2223-4683.2014.01.04

第七章 动物模型在精索静脉曲张研究中的作用

Matthew J. Katz, Bobby B. Najari, Philip S. Li, Marc Goldstein

Department of Urology, Weill Cornell Medical College, New York, NY, USA
Correspondence to: Bobby B. Najari. Department of Urology, 525 East 68th Street, Starr 900, New York, NY 10065, USA. Email: bon2001@nyp.org.

摘要： 精索静脉曲张在男性人群中的发病率为15%~20%，是最常见的可治疗的男性不育因素。尽管如此，精索静脉曲张的病理生理学机制仍在研究中。研究精索静脉曲张最大的障碍之一在于它几乎只在人体被发现，因此建立精索静脉曲张的动物模型非常必要。其中，通过部分缩窄啮齿动物左肾静脉造成精索静脉曲张的方法最为常用。该模型为研究精索静脉曲张提供了大量数据，运用显微外科技术改建模型亦显示出良好前景。该动物模型已被证实是研究精索静脉曲张病理生理学机制的关键。

关键词： 精索静脉曲张；动物；男性不育；啮齿动物；大鼠

View this article at: http://www.amepc.org/tau/article/view/3517/4363

1 引言

　　精索静脉曲张是睾丸蔓状静脉丛的异常增粗。精索静脉曲张在男性人群中的发病率为15%~20%，占男性原发性不育人群的35%，继发性不育人群的75%[1-2]。它被认为是一种最常见、也是可治疗的男性不育因素[3]。精索静脉曲张已被证明与精液参数的异常有关[4]。此外，这种病理改变也已经被证明是引起雄激素缺乏的危险因素[5]。目前对精索静脉曲张的病理生理学机制及它对精子发生的影响知之甚少。大多数精索静脉曲张患者是无症状、可育的；只有15%~20%的男性出现不适症状或不育[6]。大量的相关研究仍在继续，以期能够更好地阐明这种疾病的病理生理学机制[7-8]。

精索静脉曲张几乎只在人体中被发现，很可能是由我们的直立姿势导致的，这为基础科学研究带来挑战。目前已经创建许多动物模型，但使用最广泛的动物模型是部分缩窄大鼠左侧精索内静脉汇入点内侧的左肾静脉[9]。该手术之所以能够创建一个精索静脉曲张模型是因为增加的近心端压力可导致精索内静脉压的增加，继而导致左精索内静脉和蔓状静脉丛的扩张。成功的精索静脉曲张模型表现为睾丸内血流增加、温度升高，精子浓度和运动能力下降，睾丸内睾酮水平下降[9-11]。一些研究者已经成功地利用这个模型重现了精索静脉曲张的影响，但也有研究人员在这一模型上取得了不一致的结果[12-15]。

2　左肾静脉部分结扎

自从Saypol等最先提出，左肾静脉部分缩窄术已被用于精索静脉曲张模型的建立[9]。由于大多数文献报道都采用了啮齿动物模型，所以我们将着重介绍相应的手术步骤。

手术先行腹部正中切口，显露左上腹腔；将腹内的内容物推向右侧，暴露左肾和临近的静脉血管，包括左肾静脉、左肾上腺静脉、左精索静脉；通过钝性解剖清除附着在左肾静脉周围的脂肪和结缔组织，显露左侧精索静脉和左侧肾上腺静脉汇入左肾静脉的部位[16]。

当左肾静脉完全游离后，为了统一标准，术者可在肾静脉旁放置一个直径为0.85 mm的金属丝，用4-0丝线结扎；移除金属丝，使结扎点远侧的静脉扩张至缝线限制的大小。这样可以实现1 mm统一外径下的部分缩窄的目标；最后回纳腹内容物，关闭腹腔切口。最初的实验小组报告称，大约90%的手术成功地建成了精索静脉曲张模型[16]。精索静脉曲张可通过直接测量髂腰静脉水平的左侧精索静脉宽度而确认。大鼠精索静脉一般为0.15~0.2 mm，术后30天内达到1~1.5 mm[11,17]。

3　大鼠静脉解剖

在啮齿类动物建模过程中，部分缩窄左肾静脉产生了不同的结果。导致结果不一致的原因很可能是由于大鼠精索静脉的解剖变异，不能识别附属性腺静脉会导致建模失败。一些研究者曾经观察到两支分离的左侧性腺静脉，一支汇入左肾静脉，另一支汇入左髂总静脉（图7-1）[18-19]。在一项对31只

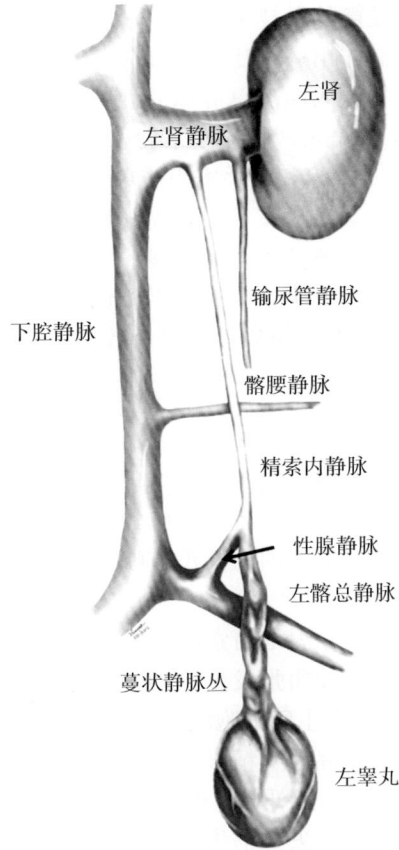

图7-1 大鼠静脉解剖

大鼠的血管解剖的研究中发现，其中28只大鼠有两支左侧性腺静脉[15]。研究还发现汇入左髂总静脉的性腺静脉的直径是汇入左侧肾静脉的6倍[3]。这些发现最有可能解释为什么仅仅部分缩窄左肾静脉不能统一建成精索静脉曲张模型。

4 识别和结扎附属血管的重要性

通过部分缩窄左肾静脉制作的大鼠模型，可在研究精索静脉曲张的病理生理学机制中产生多种不同的结果。该模型的一些早期研究表明精索静脉曲张可导致睾丸血流增加，但在之后的实验中并不能重复这一结果[12-13]。另外，该模型还表明精索静脉曲张和生殖细胞的凋亡有关，然而这些结果与某些文献中的结果也不一致[20-21]。这些发现和大鼠静脉解剖学数据一起强调了识别和结扎汇入左髂总静脉的左侧性腺静脉分支的重要性。

我们已经发现，运用显微外科技术，结扎汇入左髂总静脉的性腺静脉和部分缩窄左肾静脉，可以制作出一个比单独部分缩窄左肾静脉更加有效的大鼠精索静脉曲张模型。结扎汇入左髂总静脉的性腺静脉要求具有显微外科技术，因为其直径大概只有0.6 mm，明显小于肾静脉的4 mm。我们的结果表明，在术后5周，这种显微手术组和假手术组或单纯部分缩窄左肾静脉相比，前者的精索静脉扩张得更为明显。在术后12周，显微手术组精索静脉直径更大，精子活动度降低，组织学改变更差，附睾精子浓度下降[3]。这些结果和临床上从精索静脉曲张患者身上所预测的结果相似。部分缩窄左肾静脉联合结扎汇入左髂总静脉的左性腺静脉可以制作更有效的大鼠模型。

5　大鼠模型的运用

运用大鼠模型来研究精索静脉曲张病理生理学机制的相关假说已经变得十分重要。目前，在精索静脉曲张患者当中已经有一些精子发生损害相关的假设，但是这看起来是多因素的，因为并没有哪一项独立因素能够完整解释精子的损害机制。

精子发生受损的一个可能原因是精索静脉曲张可导致生殖细胞的凋亡。研究表明，实验大鼠在精索静脉曲张发生7~28天内可出现生殖细胞凋亡，而精索静脉曲张的手术治疗能减少生殖细胞的凋亡[22-24]。目前认为细胞凋亡是由于氧化应激造成的[20]。一项研究证明精索静脉曲张可导致大鼠活性氧生成以及细胞凋亡。此外，精索静脉曲张可导致Bax蛋白（一种凋亡前体蛋白）表达增加[25]。接下来会有更多的研究去评估生殖细胞凋亡在大鼠精索静脉曲张模型中的作用，它似乎在精索静脉曲张的病理生理学机制中起着重要作用[21,26]。

在精索静脉曲张中，另一种损害精子发生的可能原因是睾丸缺氧。静脉系统压力增加，干扰了动脉灌流，进而导致睾丸缺氧。大鼠精索静脉曲张模型中，这种对动脉灌流的干扰既可表现为增加也可表现为减少[9,13]。另外一项对缺血缺氧理论的研究也表明，大鼠精索静脉曲张模型生长细胞的细胞质中血管内皮细胞生长因子（vascular endothelial growth factor，VEGF）表达增加[27]。VEGF增加最可能作为补偿机制以促进血管生成来弥补血氧含量的不足[28]。由此可展望，这种大鼠模型将对我们提高精索静脉曲张对缺氧的认识发挥重要作用。

有关精索静脉曲张的病理生理学机制研究最多的是氧化应激。大鼠模型被用来直接检测引起氧化应激的多种不稳定因素[13]。此外，大鼠模型还进一步被用于研究精索静脉曲张睾丸中一氧化氮（NO）的影响[29]。NO可以作为自由基导致氧化应激，但它也在多种生殖功能中发挥作用。NO作为血容量扩充药帮助调节睾丸脉管系统。在理解NO如何在精索静脉曲张病理生理学的过程中发挥作用，大鼠模型将会继续扮演重要角色[30-31]。在精索静脉曲张患者中，抗氧化剂的作用也在研究之列。大鼠模型已被用于研究各种抗氧化剂的作用，以及测定抗氧化分子在精索静脉曲张的作用[20,32]。

热应激是在精索静脉曲张的病理生理学中最早的理论之一。大鼠模型已被用来证明精索静脉曲张可导致睾丸温度升高[9]。动物模型的优点是可直接测量睾丸温度，而在人体实验中，是通过测量阴囊温度来反应睾丸温度的。热应激导致精子发生障碍，因为精子的发育有赖于一个最合适的温度[33-34]。大鼠模型有助于我们理解热应激在精索静脉曲张患者中的影响。

6 结论

啮齿动物模型对于研究精索静脉曲张的病理生理学机制非常重要。部分缩窄左肾静脉模型在精索静脉曲张研究的许多方面取得了不同的成功。显微结扎汇入髂血管的左侧性腺静脉可制作出更有效的精索静脉曲张模型。精索静脉曲张病理生理学机制的进一步研究可能得益于显微技术的运用。

声明

本文作者宣称无任何利益冲突。

参考文献

[1]　Mehta A, Goldstein M. Microsurgical varicocelectomy: a review. Asian J Androl 2013; 15: 56-60.

[2]　Oster J. Varicocele in children and adolescents. An investigation of the incidence among Danish school children. Scand J Urol Nephrol 1971; 5: 27-32.

[3]　Najari BB, Li PS, Ramasamy R, et al. Microsurgical rat varicocele model. J Urol 2014; 191: 548-553.

[4]　Russell JK. Varicocele in groups of fertile and subfertile males. Br Med J 1954; 1: 1231-1233.

[5]　Tanrikut C, Goldstein M, Rosoff JS, et al. Varicocele as a risk factor for androgen deficiency and effect of repair. BJU Int 2011; 108: 1480-1484.

[6]　Goldstein M. Surgical management of male infertility. In: Wein A, Novick AC, Partin AW, et al. eds. Campbell-Walsh Urology. Philadelphia, PA: Elsevier Saunders, 2012: 648-687.

[7]　Shiraishi K, Matsuyama H, Takihara H. Pathophysiology of varicocele in male infertility in the era of assisted reproductive technology. Int J Urol 2012; 19: 538-550.

[8]　Sigman M. There is more than meets the eye with varicoceles: current and emerging concepts in pathophysiology, management, and study design. Fertil Steril 2011; 96: 1281-1282.

[9]　Saypol DC, Howards SS, Turner TT, et al. Influence of surgically induced varicocele on testicular blood flow, temperature, and histology in adult rats and dogs. J Clin Invest 1981; 68: 39-45.

[10]　Hurt GS, Howards SS, Turner TT. Repair of experimental varicoceles in the rat. Long-term

effects on testicular blood flow and temperature and cauda epididymidal sperm concentration and motility. J Androl 1986; 7: 271-276.

[11] Rajfer J, Turner TT, Rivera F, et al. Inhibition of testicular testosterone biosynthesis following experimental varicocele in rats. Biol Reprod 1987; 36: 933-937.

[12] Li H, Dubocq F, Jiang Y, et al. Effect of surgically induced varicocele on testicular blood flow and Sertoli cell function. Urology 1999; 53: 1258-1262.

[13] Hsu HS, Chang LS, Chen MT, et al. Decreased blood flow and defective energy metabolism in the varicocele-bearing testicles of rats. Eur Urol 1994; 25: 71-75.

[14] Laven JS, Wensing CJ. Induction of varicocele in the dog: I. Partial ligation of the left renal vein does not induce a varicocele in the dog. J Androl 1989; 10: 9-16.

[15] Pascual JA, Lemmi C, Rajfer J. Variability of venous anatomy of rat testis: application to experimental testicular surgery. Microsurgery 1992; 13: 335-337.

[16] Turner TT. The study of varicocele through the use of animal models. Hum Reprod Update 2001; 7: 78-84.

[17] Turner TT, Howards SS. The venous anatomy of experimental left varicocele: comparison with naturally occurring left varicocele in the human. Fertil Steril 1994; 62: 869-875.

[18] Lewis MH, Moffat DB. The venous drainage of the accessory reproductive organs of the rat with special reference to prostatic metabolism. J Reprod Fertil 1975; 42: 497-502.

[19] Ohtsuka A. Microvascular architecture of the pampiniform plexus-testicular artery system in the rat: a scanning electron microscope study of corrosion casts. Am J Anat 1984; 169: 285-293.

[20] Cam K, Simsek F, Yuksel M, et al. The role of reactive oxygen species and apoptosis in the pathogenesis of varicocele in a rat model and efficiency of vitamin E treatment. Int J Androl 2004; 27: 228-233.

[21] Kilinc F, Guvel S, Kayaselcuk F, et al. p53 expression and apoptosis in varicocele in the rat testis. J Urol 2004; 172: 2475-2478.

[22] Barqawi A, Caruso A, Meacham RB. Experimental varicocele induces testicular germ cell apoptosis in the rat. J Urol 2004; 171: 501-503.

[23] Tek M, Cayan S, Yilmaz N, et al. The effect of vascular endothelial growth factor on spermatogenesis and apoptosis in experimentally varicocele-induced adolescent rats. Fertil Steril 2009; 91: 2247-2252.

[24] Fazlıoglu A, Yilmaz I, Mete O, et al. The effect of varicocele repair on experimental varicocele-induced testicular germ cell apoptosis. J Androl 2008; 29: 29-34.

[25] Onur R, Semerciöz A, Orhan I, et al. The effects of melatonin and the antioxidant defence system on apoptosis regulator proteins (Bax and Bcl-2) in experimentally induced varicocele. Urol Res 2004; 32: 204-208.

[26] Shiratsuchi A, Kawasaki Y, Ikemoto M, et al. Role of class B scavenger receptor type I in phagocytosis of apoptotic rat spermatogenic cells by Sertoli cells. J Biol Chem 1999; 274: 5901-5908.

[27] Kilinç F, Kayaselcuk F, Aygun C, et al. Experimental varicocele induces hypoxia inducible factor-1alpha, vascular endothelial growth factor expression and angiogenesis in the rat testis. J Urol 2004; 172: 1188-1191.

[28] Shiraishi K, Naito K. Involvement of vascular endothelial growth factor on spermatogenesis in

testis with varicocele. Fertil Steril 2008；90：1313-1316.

[29] De Stefani S，Silingardi V，Micali S，et al. Experimental varicocele in the rat：early evaluation of the nitric oxide levels and histological alterations in the testicular tissue. Andrologia 2005；37：115-118.

[30] Türker Köksal I，Erdoğru T，Gülkesen H，et al. The potential role of inducible nitric oxide synthase (iNOS) activity in the testicular dysfunction associated with varicocele：an experimental study. Int Urol Nephrol 2004；36：67-72.

[31] Abbasi M，Alizadeh R，Abolhassani F，et al. Effect of aminoguanidine in sperm DNA fragmentation in varicocelized rats：role of nitric oxide. Reprod Sci 2011；18：545-550.

[32] Semercioz A，Onur R，Ogras S，et al. Effects of melatonin on testicular tissue nitric oxide level and antioxidant enzyme activities in experimentally induced left varicocele. Neuro Endocrinol Lett 2003；24：86-90.

[33] Goldstein M，Eid JF. Elevation of intratesticular and scrotal skin surface temperature in men with varicocele. J Urol 1989；142：743-745.

[34] Yamaguchi M，Sakatoku J，Takihara H. The application of intrascrotal deep body temperature meas-urement for the noninvasive diagnosis of varicoceles. Fertil Steril 1989；52：295-301.

译者：吕金星，苏州大学附属第一医院
审校：刘宇飞，复旦大学附属华山医院

Cite this article as: Katz MJ, Najari BB, Li PS, Goldstein M. The role of animal models in the study of varicocele. Transl Androl Urol 2014;3(1):59-63. doi: 10.3978/j.issn.2223-4683.2014.01.07

第八章　男性不育外科干预新进展

Monica Velasquez[1,2], Cigdem Tanrikut[1,2]

[1]Department of Urology, Massachusetts General Hospital, Boston, MA, USA; [2]Harvard Medical School, Boston, Massachusetts, USA

Correspondence to: Cigdem Tanrikut, MD. MGH Fertility Center, Massachusetts General Hospital, 55 Fruit Street, YAW 10A, Boston, MA 02114, USA. Email: ctanrikut@partners.org.

摘要：男性不育比较常见，约占总人口的7%，比例高达有生育要求人群的一半。各种外科手术和重建手术可使男性不育患者生育亲生子代。本文主要描述具有重要意义的治疗和新方法，讨论传统开放手术、显微外科手术、机器人手术以及放射干预在男性不育治疗的作用。

关键词：男性不育，无精子症，非梗阻性，精索静脉曲张，显微外科手术，精子获取，输精管吻合术

View this article at: http://www.amepc.org/tau/article/view/3518/4364

1　引言

不育，定义为夫妻双方未采取任何避孕措施，正常性生活尝试怀孕12月以上女方未孕。不育约占总人口的15%，其中，单纯女方因素约占50%，单纯男方因素约占30%，双方因素约占20%。即使只有一方在评估过程中发现异常，不育双方也都应该在进一步治疗之前进行评估[1]。

基于世界卫生组织精液手册诊断标准显示的精液异常导致的男性不育，约占总人群的7%[2]。无精子症是男性不育最严重的一种，应至少进行两次精液常规分析加离心镜检未发现精子，约占总人群的1%[3]，比率高达就诊的不

育人群的20%[4]。

本文讨论可能改善异常精液参数的策略，如精索静脉曲张结扎术；或可能恢复正常生育力的手术，如输精管结扎复通术和射精管梗阻重建术。当无法自然怀孕时，许多技术可以帮助获取精子行辅助生殖治疗。因此，男性不育手术干预可使许多过去认为无法生育的夫妇生育亲生子代。

2 精索静脉曲张

精索静脉曲张是指精索静脉蔓状静脉丛的过度扩张，是男性不育最常见的已知因素。临床型精索静脉曲张根据体检发现进行分度：Ⅰ度，Valsalva动作时可触及曲张；Ⅱ度，平静时可触及曲张；Ⅲ度，可看到曲张的精索静脉；亚临床型的精索静脉曲张只能通过阴囊超声才能发现[5]。文献报道，由于患者人群不同，精索静脉曲张发病率为8%~81%。一项275人的军人群体研究发现，8%的受试者为临床型精索静脉曲张[6]，然而一项包括100名准备行输精管结扎术的已育男性，证实61%的人患有精索静脉曲张，其中临床型约占17%[7]。因生育问题进行生育力评估的精液正常人群中有12%患有临床型精索静脉曲张，精液参数异常人群中25%患有精索静脉曲张[8]，然而另一项研究认为，原发性不育人群中35%患有精索静脉曲张，继发性不育人群中81%患有精索静脉曲张[9]。

彩色多普勒超声对诊断精索静脉曲张的特异性和敏感性都很高，可以测量精索静脉蔓状静脉丛的最大血管内径以及Valsalva动作时有无返流[10]。相较于单纯的体检，超声可以提供更多的客观数据（精索静脉血管内径）。而体检会受检查者经验和主观判断的影响。彩色多普勒超声检查也会受到患者体位、紧张程度、检查者经验以及探头位置的影响。此外，虽然绝大多数医生同意精索静脉曲张的诊断标准为精索静脉内径超过3 mm同时伴有返流，但是也有些医生认为任何一条静脉内径超过1 mm就是一种病理状态，也有些学者认为只有精索静脉内径超过5 mm才有临床意义[11]。目前男性不育最佳临床诊疗策略委员会不推荐怀疑精索静脉曲张的不育患者常规进行彩色多普勒超声检查[12]，但是对于体检困难的患者来讲，超声是比较有效的辅助检查，如严重肥胖、阴囊发育不良，或者既往手术史[13]。

临床型精索静脉曲张患者最常见的精液参数异常包括：精子数量少（少精子症）、活力下降（弱精子症）和/或精子形态异常（畸形精子症），但是也有可能以上提及的精液参数都是正常的[14]。如前所述，亚临床型精索静脉曲张的诊断证据比较复杂，虽然比较常见（高达61%），但很少有研究评估其精液质量[14]。精索静脉曲张影响男性不育的机制目前仍不明确。基于动物实验研究学者提出了许多可能机制，例如睾丸温度升高会影响间质细胞功能和精子发生[15]、睾丸缺氧[11]、睾丸内睾酮水平下降[16]，静脉血流停滞会导致有毒代谢产物积聚和氧化应激损害增加[17]及雄激素受体变化[18]。睾丸温度升高导致的间质细胞功能受损可能引起性腺功能低下[19]。然而部分数据证实精索静脉曲张是通过多种机制产生作用的，但是没有数据能够解释为什么有些人发生精索静脉曲张会影响生育力，而绝大多数没有影响。

精索静脉曲张结扎术是否能够改善生育力的相关研究主要是基于其最初的适应证（临床型 vs. 亚临床型；精液正常 vs. 精液异常）和评估指标（精液参数改善 vs. 怀孕和活产）。此外，即使是RCT研究结果也是各种各样，再加上这些研究的高脱落率，所以很难总结归纳出一个结论。一项囊括了17个研究的Meta分析认为精索静脉曲张结扎术可以提高临床型精索静脉曲张患者的精子浓度和精子活力[14]，但是对于怀孕率的影响不明确。另外一项Meta分析总结了4项有关临床型精索静脉曲张的少精子症患者术后怀孕率的结果，发现每一项研究都可独立证实手术可改善怀孕率，但是当基于研究人群异质性分析术后结果，发现精索静脉曲张结扎术对于怀孕率的影响没有统计学意义[20]。

Meta分析的结果和建议随着纳入研究的报道而变化。一项2004年的循证医学Meta分析，纳入了8项研究，重点分析怀孕结局，认为没有证据表明精索静脉曲张治疗可以改善怀孕率[21]。然而，2006年Ficarra等认为这项Meta分析纳入了一些精液参数正常的亚临床型精索静脉曲张患者。他们以精液参数异常的临床型精索静脉曲张患者为研究对象的另外3项研究，重新进行Meta分析发现即使采用了意向处理分析以及术后12个月后的高脱落率，怀孕率也具有明显统计学差异[22]。最近的一项循证医学Meta分析纳入10项研究，包括精液参数正常的亚临床型精索静脉曲张患者的相关研究，但是设计了一个不包括此类患者的5项研究的亚组分析。总体和亚组分析都表明精索静脉曲张结扎术可提高怀孕率，但是他们也发现异质性高，并且建议需要进一步研究[23]。

目前，美国生殖医学学会临床委员会推荐精索静脉曲张治疗的主要适应证：同侧睾丸体积萎缩的青少年、精液参数异常的临床型精索静脉曲张患者、伴女方生育力正常或者可治愈的正在尝试怀孕的不育夫妇应该行精索静脉曲张结扎术[24]。欧洲泌尿外科学会2012年男性不育指导推荐临床型精索静脉曲张、合并少精子症、不育超过2年和无其他原因不育的精索静脉曲张患者应行手术治疗[5]。

如上所述，对于无其他明显病因的亚临床型生育力低下患者是否行精索静脉曲张结扎术目前争议很大。一项研究显示41%的患者术后精液参数改善，但是也有相当数量的患者精液参数恶化[25]。精索静脉曲张结扎术包括手术和经皮介入栓塞。2项RCT研究表明精索静脉曲张结扎术可改善精液参数，但是不能改善怀孕率[26-27]，然而另一项研究表明其既不改善精液参数也不改善怀孕率[28]。然而，一项近期的小样本非随机对照的回顾性研究[29]显示，手术组精子数量和怀孕率（12/20）显著高于药物治疗组（19/55）和随访观察组(3/16)。

尽管手术方式不同，但是精索静脉曲张结扎术的治疗原则相同：阻断静脉，消除精索静脉曲张，辨别和保护睾丸动脉，保护淋巴管防止术后水肿形成。

2.1　手术

手术治疗仍然是精索静脉曲张结扎的主要方法，可以通过许多种不同手术方法实现：①经腹、腹股沟、腹股沟下的开放手术；②经腹股沟或腹股沟下的显微外科手术；③三孔、两孔[30]或者单孔[31]腹腔镜技术；④经腹或者腹股沟下的机器人手术。

精索静脉曲张切除术就是结扎精索内异常曲张的静脉，保护动脉、淋巴管和输精管静脉。静脉结扎的位置取决于手术方法，例如，如果采用腹股沟或腹股沟下切口，需要结扎提睾肌静脉和精索外静脉；如果行腹膜后精索静脉曲张结扎术，则需要结扎睾丸静脉。开放和腹腔镜腹膜后手术可能会有意在腹股沟内环口上方保留睾丸动脉，依靠并行的动脉血流给睾丸提供血供[10]；而腹股沟和腹股沟下切口需要保留所有动脉[32]。

2009年，一项大样本Meta分析认为显微外科精索静脉结扎术是精索静脉曲张修补的金标准，相较于其他手术方法鞘膜积液发生率最低（0.4%），复发率最低（1%）[33]。一项仅比较男性不育显微外科精索静脉曲张结扎术和开放手术以及腹腔镜精索静脉曲张结扎术的较新的随机双盲对照试验（RCT）研究证实了这一结论。4项研究中有2项比较了3种手术方法（开放手术、腹腔镜手术和显微外科手术），然而另外2项研究仅比较了开放手术和显微外科手术。这项研究发现显微外科手术相对于腹腔镜手术或者开放手术，鞘膜积液发生率明显下降，具有显著统计学差异；腹腔镜手术与开放手术相比在鞘膜积液发生率和复发率上没有显著统计学差异[34]（表8-1）。2项小样本研究显示腹股沟和腹股沟下显微外科精索静脉曲张结扎术术后效果差异不大，但在术后疼痛方面两项研究结果相矛盾。Shiraishi等认为腹股沟下切口患者术后疼

表8-1　精索静脉曲张治疗结果

治疗方案	怀孕率（%）	复发率（%）	鞘膜积液发生率（%）
开放手术（各种类型）[22]	29	14	0.1
开放手术（腹股沟）[21]	31	11	3
腹腔镜手术[22]	30	17	0.08
显微外科手术[22]	40	2	0（0.005）
硬化疗法（顺行）[30]	42	11	0
硬化疗法（逆行）[30]	30	11	0

痛明显[35]，而Pan等认为腹股沟切口会因为分离肌肉和筋膜的切口使患者术后疼痛加重[36]。

比较机器人手术腹膜后和腹腔镜精索静脉曲张结扎术的研究未见报道，仅有一项2例的应用文献报道。然而，已经有几项小样本的机器人辅助的显微外科精索静脉曲张结扎术报道。Shu等比较了显微外科和机器人精索静脉曲张结扎术的手术时间，发现无统计学差异[37]。研究中精索静脉曲张结扎术的适应证，以及达芬奇机器人系统的装配时间是否考虑在内尚不明确。一项最近的非随机、非对照的纳入154例样本的研究（106例慢性睾丸痛患者，包括一些少精子症和少或无的无精子症77例）发现77%的少精子症和18%的无精子症患者术后精液参数改善[38]。

2.2　介入治疗

经皮性腺静脉介入栓塞治疗精索静脉曲张首先报道于20世纪70年代[39]，相对于传统开放腹膜后手术创伤小，并且不需要全麻操作，鉴于这些原因，一些作者推荐为精索静脉曲张主要治疗方式[40]。在X线透视下经皮穿刺进入右侧股静脉，逆行进入精索静脉操作。这需要经验丰富的血管介入放疗团队或者规范培训的泌尿外科医生进行操作，但是相比于顺行介入治疗或手术治疗，因为没有手术切口，术后可早期恢复活动[41]。现在的技术可能包括几种静脉穿刺点，如经颈静脉和经股静脉途径，便于克服难以进入精索静脉开口和复杂的解剖结构[42]。

1988年，Tauber描述了顺行介入治疗，可以作为首次治疗方案或者解剖复杂时逆行介入治疗失败的替代方案[41]。顺行介入治疗可以通过腹股沟或腹股沟下途径进行。暴露精索后，暴露精索蔓状静脉丛的一根扩张的静脉，进行远端结扎。然后以顺行方式将导管插入此静脉，对比透视可以证明精索内静脉的引流，最后向静脉内顺行注入硬化剂并结扎近端[43]。有一种新技术首先夹闭近段精索，防止硬化剂向近段扩散硬化效果降低[44]。

经皮精索静脉栓塞可以通过许多种材料实施，包括血管造影弹簧圈[45]、静脉化学硬化剂、经导管注入泡沫[46]，最近还有液体栓剂[47]。理论上认为泡沫和液体栓剂较传统血管造影弹簧圈具有可阻塞伴行静脉的优势，这也就可以解释为什么这两种材料能将精索静脉曲张复发率降低到11%[42]。

经皮精索静脉栓塞的特异并发症，除了感染风险、造影剂反应和静脉穿刺相关风险外，还包括静脉炎和血栓材料游走。此外，一项有关精索静脉曲张介入治疗过程中放射暴露的研究认为放射暴露是非常显著的：通常较低（逆行栓塞估计致癌量为0.1%），但是在一些特例中可高达100 mSv（估计致癌率3%）[48]。作者认为仔细操作可以显著降低辐射剂量。

一些研究对硬化治疗和开放以及腹腔镜手术进行了比较。May等[49]和

Beutner等[50]都比较了腹腔镜手术和硬化疗法，发现硬化疗法比腹腔镜手术的失败率高（16% vs. 5%），但是腹腔镜手术并发症发生率较高（13%~15%）。需要声明的是这些研究都不是基于不育人群进行的，并且Beutner的研究对象既有成人也有青少年。Zucchi等比较了放大镜辅助的腹股沟精索静脉曲张结扎术和顺行硬化疗法治疗精液参数异常人群的左侧临床型精索静脉曲张的效果，发现顺行硬化疗法治疗组术后活动精子和前向运动精子总数明显高于腹股沟精索静脉曲张结扎组，两组总体精液参数都改善40%，术后并发症和复发率没有明显统计学差异[51]，怀孕率未统计。一项小样本的前瞻性随机对照研究比较了逆行硬化疗法、顺行硬化疗法、开放腹股沟手术治疗不育患者，发现3组患者精子数量和总活力都有改善，3组间怀孕率没有明显统计学差异[52]。目前，没有硬化疗法和显微外科手术的RCT研究。鉴于放射暴露以及与手术相比无明显优势，泌尿外科医生仅在其他手术方案无效时行硬化治疗精索静脉曲张[53]。

3　非梗阻性无精子症

非梗阻性无精子症（NOA）是指由于睾丸生精功能障碍导致精液中无精子——可能是原发的，也可能是继发的、先天性的或者后天性的。一项纳入1 583例无精子症患者的研究发现12%的患者未发现明显病因，但是和既往研究相比这一数值较低[54]。已知的性染色体异常占21%，其中克氏综合征为14%，Y染色体微缺失为1.7%，泌尿生殖系统感染导致的无精子症占10%，慢性非特异性疾病导致的无精子症占7%，恶性疾病未进行性腺治疗的占6%。

低促型腺激素性性腺机能减退不常见，纠正其内分泌紊乱可以恢复生育力[55]，但是对于绝大多数NOA来说，药物治疗或手术治疗都难以纠正。过去，绝大多数NOA患者需要供精受精或者领养子代以组建他们的家庭。然而，20世纪90年代单精子卵泡显微注射技术的引入，睾丸精子可以通过IVF/ICSI技术成功使卵细胞受精[56]改变这一状况。可以通过标准的睾丸取精术（TESE）或显微外科睾丸取精术（Micro-TESE）从NOA患者睾丸中获取精子[57]。有中心开始进行机器人辅助的显微外科取精手术。

开放睾丸取精术需要术者在白膜上选择打开一个小切口（或者多个小切口）。挤压睾丸暴露生精小管，使用组织剪剪取睾丸活检标本。显微外科睾丸取精术操作更加标准，是由Schlegel首先报道的：睾丸赤道位置横向打开白膜，手术医生可中间剖开暴露，然后在20~40倍的手术显微镜下，尝试辨别和挑选粗的、不透明的生精小管[58]，并获取活检标本进行组织学分析。

近来大量研究证实睾丸显微取精术比传统活检取精术精子获取率高。一项纳入133例的非随机双盲对照试验研究表明睾丸显微取精术精子获得率为56.9%，而标准睾丸取精术仅为38.2%[59]。一项Meta分析表明相较于随机开放活检术，4类NOA患者可能从睾丸显微取精术中获益更多，包括嵌合型或非嵌合型的克氏综合征、化疗导致的无精子症、睾丸下降固定术后的无精子症和Y染色体C区微缺失的患者。研究者认为这些类型的无精子症患者睾丸存在局灶性的精子发生，扩张的非透明的生精小管内可发现精子，因而最好在显微镜下辨认这些生精小管[60]。一个团队正在研发列线图，从而根据患者特点预测显微外科睾丸取精术获取精子可能性的大小。基于他们列线图模型的初步数据显示，克氏综合征或者有隐睾病史的患者精子获取率最高，精索静脉曲张导致的无精子症精子获取率较低，两者没有显著统计学差异[61]。

由于显微外科睾丸取精术相对于传统睾丸取精术手术时间比较长，所以有几项研究尝试进一步优化显微取精技术。一项纳入900例患者的回顾性研究发现，初始单侧显微外科睾丸取精发现精子474例，在初始手术侧未发现精子的患者中，仅有8%在另一侧睾丸通过显微外科睾丸取精术发现精子。他们认为克氏综合征或者精子发生低下的这两类患者，如果一侧睾丸未发现精子，可以尝试另外一侧睾丸取精术获取精子[62]。一项小样本研究发现系统性的睾丸上极、中极和下极显微外科取精术比单一的显微外科睾丸取精术成功率高（66.2%）[63]。

机器人辅助取精术是显微外科睾丸取精术的一种改进。一个研究小组报道，他们进行了12例机器人辅助的显微外科睾丸取精术，但是未报道其临床结果，他们认为手术操作是可行的，并且没有术后并发症[38]。

对于NOA合并精索静脉曲张时，精索静脉曲张结扎术后行睾丸取精术更有意义。最近一项包含36例患者的精索静脉曲张结扎术时机观察研究：19例单侧左侧Ⅲ度精索静脉曲张合并NOA患者行显微外科腹股沟精索静脉曲张结扎术，然后行放大镜辅助的睾丸取精术；16例同时行睾丸取精术[64]。他们发现精索静脉曲张结扎术后再行睾丸取精术，精子获得率显著提高（57.8% *vs.* 25%）。然而，有趣的是，TESE术后6个月后，两组患者精液中都出现精子（57.8% *vs.* 37.5%）。先行精索静脉曲张结扎的患者，在术后到睾丸取精术期间未进行精液分析。与之相比，Inci回顾性分析96例非随机的不同分级的临床型精索静脉曲张合并NOA患者，66例在显微外科睾丸取精术之前一年行显微外科腹股沟/腹股沟下精索静脉曲张结扎术[65]。在Micro-TESE当天行精液分析，确定手术操作前为持续性无精子症。他们发现手术精子获得率显著提高（53% *vs.* 30%）。这一结论得到Haydardedeoglu等的证实（60.8% *vs.* 38.5%），他们也发现Ⅲ度精索静脉曲张合并NOA患者的种植率、临床妊娠率和活产率显著改善[66]。与Zampieri研究相反，他们发现精索静脉曲张结扎术后短时间内怀孕率较高，但是这个时间间隔比较长（短时间组的平均时间是距精索静脉曲张结扎术40个月）。这些研究与2004年Schlegel的报道相反，Schlegel等认为精索静脉曲张结扎组和非精索静脉曲张结扎组Micro-TESE精子获得率相似，为60%，值得注意的是，这些患者包括亚临床型的精索静脉曲张[67]。

自开始使用外科手术取精以进行IVF-ICSI的20年中，有些人选择重复行睾丸取精术并不令人惊奇。一项回顾性研究发现，963例初次成功的Micro-TESE后，126例再次行Micro-TESE，精子获取率为82%。这些人群中，初次Micro-TESE术后怀孕率为42%，再次Micro-TESE怀孕率为39%[68]。另外一项回顾性研究，纳入了216例既往曾行睾丸取精术的患者（40例Micro-TESE取精成功，72例TESE取精成功，104例TESE取精失败），证实81%的患者初次取精成功后可以再次取到精子，初次取精失败的NOA患者只有27%可以取到精子[69]。

TESE和Micro-TESE都不是无创的，都会有出血、血肿、感染、睾丸内瘢痕形成，以及睾丸组织获取过多导致性腺机能低下等风险。血清睾酮水平在术后3~6个月内，可能会降至基线水平的80%，到术后18个月恢复95%[70]。显微取精术或者标准取精手术，对于睾丸组织和精子发生的长期影响未知。

4　梗阻性无精子症

梗阻性无精子症（OA）是指生殖管道梗阻导致精液中无精子，其发病率为11%~40%[5,54,71]，低于NOA。手术治疗是OA主要的治疗方案，包括手术取精、通过精道重建或解除梗阻恢复精道通畅。OA的病因包括：先天性的，如先天性双侧输精管精囊缺如（CBAVD）；或后天性的，如输精管结扎、既往炎症引起瘢痕梗阻或者腹股沟手术导致的医源性损伤等。

4.1　射精管梗阻

射精管梗阻（EDO）比较少见，最近有关其发病率的报道不多，但是较早的研究认为EDO的发病率不足OA的5%[72]。EDO的典型表现为精液量少，精液呈酸性，少精子或无精子症，血清性激素正常，体检可触及输精管。影像学显示精囊扩张，前列腺囊肿或钙化，或者经直肠超声发现射精管扩张[73]。然而，患者的表现可能差异较大，可能表现为功能性梗阻或者部分性梗阻，而非完全性梗阻，也可能表现为与生育无关的主诉，如疼痛或者排尿困难[74]。

虽然已有许多有关影像学方法的研究，但是由于疾病本身发病率不高，所以样本量都较小。经直肠超声检查（TRUS）经济、方便，并且无创。精囊扩张对于EDO的诊断敏感性较好，但是特异性不高。鉴于直肠内探头的限制，TRUS可能无法准确定位梗阻水平[75]。Purohit等[76]采用3种有创的方法检查25例（8例为不育患者）临床和TRUS都怀疑为EDO的患者：①精囊精子抽吸；②经直肠超声引导下使用30 G脊髓穿刺针精囊造影，并用X线透视证实；③经直肠向精囊内注射亚甲蓝，并利用尿道镜观察有无颜料流出证实梗阻与否，再进行射精管通常试验。他们假设通过动态图像（如精囊造影和射精管通常试验）选择合适的患者可能改善手术处理后的预后，然而需要指出的是在这些研究人群中，只有动态图像结果阳性的患者才进行了手术处理。

最近一项采用MRI诊断EDO的研究中，18例患者中有5例发现射精管囊肿，9例患者单侧或者双侧射精管扩张，4例患者缪勒氏管囊肿。这些发现通过手术均得到了证实，作者认为MRI在诊断梗阻位置、程度、病因方面更明确，能便于根据切除深度进行完备的术前准备从而更好地解除梗阻[77]。

EDO的经典治疗方式为经尿道射精管切开术（TURED）是1973年首先报道的。使用24F的膀胱镜和电切环，在尿道正中切开精阜解决双侧梗阻，或者靠近侧面切开精阜接触单侧梗阻，术中看到射精管中液体流出表示手术成功。TURS引导下经直肠向精囊内注射靛蓝胭脂红，打开射精管囊肿时看到蓝染的流出液。TURED最常见的并发症为血尿和附睾睾丸炎[78]。

一些新的技术正在应用于经尿道治疗EDO。双极电凝用于治疗42例因EDO导致的无精子症或严重少精子症。研究者仅使用电切而非电凝行切除术，通过按摩前列腺膀胱镜下观察精囊液流出确定梗阻已被解除。60%的无精子症患者术后精液可见精子。整个研究中，38%的患者精液中出现精子，随访18个月怀孕率为31%[79]。Lee等使用钬激光和单极电切相结合治疗一名中线前列腺囊肿患者。因为由于囊肿压迫前列腺部尿道异常狭窄，他们选择使用直径相对较小的激光。他们使用激光打开囊肿顶部，然后使用单极切除囊肿[80]。

其他新报道的解除EDO的技术还包括逆行球囊扩张直接[81]或者逆行插入6F/6.5F精囊镜再通射精管[82-83]。然而，由于这些研究样本量较小，治疗适应证差别较大，以及这些研究中绝大多数未行精液分析，所以这些新技术尚不能普遍应用于不育人群。虽然基础研究结果令人鼓舞，但仍需进一步研究。

4.2　输精管梗阻

OA最常见的原因为输精管结扎。最近的一项家庭增长的全国调查包括超过10 000名15~45岁的男性，接近7%的男性在生命中曾接受过输精管结扎术，但是接近20%的人表示他们未来希望再生育[84]。输精管结扎复通术的基本步骤包括切除输精管段，显微镜检睾丸端输精管液确认精子存在或其他特征以确保通畅，确认腹腔段输精管通畅。如果近段输精管和远段输精管都通畅，则将新切割的输精管断端重新靠近以完成输精管吻合术（VV）。如果怀疑为继发性附睾梗阻，需要行输精管附睾吻合术[85]。

目前，输精管吻合术基本上在显微镜下完成，虽然曾经在无手术显微镜的帮助下行再通术，并且最近有报道探索机器人辅助的再通术。成功吻合的基本原则包括黏膜的精确吻合、无张力和不泄露吻合，以及良好的血供。除了术式的选择之外，患者自身的一些情况也可能影响输精管结扎再通术的成功率。1991年一项纳入1 469例输精管结扎再通术的多中心回顾性研究发现，输精管结扎时间间隔较短和睾丸端输精管液可见精子术后再通率和妊娠率较高[86]。绝大多数显微外科吻合手术报道再通率为85%~98%（但目前各中心对再通的定义不统一），活产率为38%~84%[87]。

　　睾丸端输精管液的质量是近端通畅的标志：浑浊、黏稠液体伴无精子或者没有液体表明继发附睾梗阻。在这些病例中，推荐行输精管附睾端侧吻合术[85]。VE术后再通率和活产率要低于VV（分别为7%~90%和32%~56%），可能是由于VE技术难度较大，以及附睾管压力改变和感染导致的附睾功能异常所致。梗阻时间较长时行VE再通的可能性较大[87-89]。

　　开放单层铲状VV首先报道于1919年，后来应用各种材料的缝线和临时支架便于暴露输精管腔的研究相继被报道。术后成功率高达60%，但是没有明确界定手术的含义[90]。20世纪70年代，手术显微镜开始用于输精管吻合手术[91]。

　　20世纪80年代的早期动物研究尝试使用纤维蛋白胶进行无缝合或者少缝合的吻合技术，结果令人欣喜，包括兔子模型使用纤维蛋白胶和临时夹板的肉眼吻合研究[92]和大鼠模型仅使用纤维蛋白胶[93]的显微外科吻合或者纤维蛋白胶联合2~3针缝合的研究[94]。相比之下，另外一项大鼠模型研究显示生物医学材料包裹吻合可以明显缩短手术时间并且没有降低再通率。纤维蛋白胶组术后再通率为70%，而生物材料包裹组术后再通率为92%[95]。一项研究使用纤维蛋白胶联合3针支撑缝合治疗42例患者，21对尝试怀孕的夫妇中9对实现怀孕。作者认为这种手术方式相对于显微外科或者开放输精管结扎再通术，节省时间、技术要求低[96]。然而，这项研究有不少缺陷限制了此项技术的推广，包括失败率高和随访率低。

　　显微外科吻合可以进行单层吻合、两层吻合或者三层吻合[97]。当两输精管断端管腔直径差别较大时，三层吻合可以更好地无泄漏吻合，并且不会出现"狗耳朵"，但是三层吻合手术时间较长，技术难度相对更大。1998年，Goldstein描述了显微微点技术以降低手术难度。在输精管断端均匀地标记6个微点以标识出针点。这些预标记的微点便于精确吻合和均匀分布缝线[98]。

　　目前没有比较三层吻合和两层吻合或者一层吻合的相关研究。一项单中心的回顾性研究比较了改良单层吻合和双层吻合两种手术方法，两者术后再通率没有明显差异[99]，但是没有描述睾丸端输精管液的特性，也没有统计术后怀孕率。1991年，输精管吻合研究组比较了单层吻合和两层吻合，术后结果相同[86]。

　　目前没有比较开放手术和显微外科手术的RCT研究报道，绝大多数研究为单中心回顾性研究。鉴于缺少一对一的比较研究，批评者认为显微外科技术明显增加了手术时间，并且是否改善妊娠结局仍不明确。一项最近的小样本回顾性研究认为一个能熟练进行各种吻合的经验丰富的医生，使用单层肉眼吻合可以明显缩短手术时间，并且不影响手术成功率[100]。

　　2004年，第一次在动物模型上完成机器人辅助的VV[101]，而2010年，

Parekattil等首次报道将机器人技术应用人体[102]。他们比较了110例机器人辅助的输精管结扎再通术（因为术后要求在再生育或者慢性睾丸疼痛）和45例标准的双层显微外科输精管结扎再通术。根据临床适应证通过两种方法进行VV或者VE。他们发现机器人手术相较于显微外科手术明显提高术后再通率（96% *vs.* 80%，随访17个月），一次射精精液中精子数超过1×10^6个定义为再通，但是术后一年怀孕率没有明显差异（65% *vs.* 55%）。他们发现初期机器人手术时间明显长于显微外科手术，但是中期机器人手术时间明显缩短[103]。然而他们并没有将患者准备和机器人准备需要的额外30~60分钟时间考虑在手术时间内。

尽管输精管结扎再通术费用昂贵，但是不少研究通过各种模型分析表明输精管再通术相对于精子获取联合IVF-ICSI更具有经济效益[104-106]。且并发症比较少，其中阴囊血肿比较常见；术后再通率不一，VE的再通率较低[67]。也有后期梗阻复发可能，一项研究纳入823名VV术后成功复通患者，发现1%梗阻复发[97]。

VV也可用于治疗医源性输精管损伤导致的输精管梗阻。输精管可能由于术中被无意切断或者腹股沟手术时压迫造成损伤。成人疝修补术发生输精管损伤的概率为0.3%~7.2%，但是幼年时期腹股沟斜疝修补术输精管损伤的概率高达27%[107]。这可能由于损伤同侧血供，导致长时间梗阻。1998年，一项研究证实显微外科技术可成功用于治疗医源性输精管梗阻[108]。交叉VV或者VE，与对侧吻合以求再通，主要有以下三个适应证：①输精管大片段缺失导致同侧无法行无张力吻合；②一侧腹股沟输精管梗阻伴对侧梗阻或睾丸萎缩；③单侧附睾梗阻伴对侧睾丸萎缩。

4.3　取精术

取精术为那些不希望行精道重建手术、精道重建失败或者解剖上难以重建的OA患者提供了最后一种治疗方案。手术方法包括附睾精子抽吸（经皮或者开放入路，使用或者不使用显微镜辅助）或者睾丸精子抽吸术（经皮或者开放入路）。

经皮附睾精子抽吸术（PESA）是指使用小号针头穿刺进入附睾，然后抽吸附睾液。PESA具有技术难度低、无需手术室、无需全身麻醉和显微外科培训的特点[109]。迄今为止最大样本的PESA研究是一项纳入255例OA患者的回顾性研究，OA病因主要包括CBAVD、输精管结扎、VV吻合失败和输精管医源性损伤[110]。75%的患者可获得大量活动精子，9%的患者获得少量活动精子，11%的患者获得不活动精子，5%的患者未获得精子。19%的患者行睾丸取精术，都成功获得成熟精子。作者认为对于年龄较大和睾丸体积较小的患者需要行睾丸取精术。

显微外科附睾精子抽吸术（MESA）于1994年首次被使用于一名CBAVD患

者，暴露附睾，然后通过小切口游离和穿刺单根附睾管抽吸附睾液[111]。这方便直接确认附睾管，在会阴皮肤有广泛瘢痕或者输精管近端梗阻的时候优势更加明显。PESA失败后也可以使用MESA。然而，没有研究直接比较MESA和PESA，除了最初的研究之外很少研究关注MESA的精子获得率[109,112]。

当附睾精子抽吸失败或者医生偏爱TESE时，患者可以行经皮或者开放TESE获取精子进行ICSI[113-115]。经皮细针穿刺可以通过许多种类型的针完成，证据显示使用18G或19G这些相对较大的针的手术成功率比使用21G针头更高[116]。有些时间比较早的研究详细报道了使用活检枪进行经皮睾丸活检，虽然研究认为使用活检枪相对于细针穿刺活检可以在更好地保护睾丸结构的基础上获取更多的睾丸组织，但是他们也说明了超声检测在活检枪穿刺区域出现无血管区附睾精子抽吸失败是小动脉损伤所致[117]。

OA经皮穿刺可以获得足量的精子用于ICSI，绝大多数研究认为附睾或者睾丸精子的获得率可高达95%[118]。一项研究证实TESE精子获得率为100%，ICSI受精率为66%，活产率为62%[119]。一项纳入121例曾行附睾或睾丸取精术行ICSI的OA患者研究表明OA病因和精子来源不影响受精率和怀孕率[120]。

5　结论

在辅助生殖技术时代，显微外科技术、机器人手术等男性不育的手术治疗是复杂但鼓舞人心的，可使既往需要依靠领养或供精生育的患者生育亲生子代。

致谢

这篇文章的撰写没有接受资助。

"人和动物权利"以及"知情同意"：本文不包含任何作者参与的人或动物研究。

声明

本文作者宣称无任何利益冲突。

参考文献

[1]　Anawalt BD. Approach to male infertility and induction of spermatogenesis. J Clin Endocrinol Metab 2013；98：3532-3542.

[2]　Krausz C. Male infertility：pathogenesis and clinical diagnosis. Best Pract Res Clin Endocrinol Metab 2011；25：271-285.

[3]   Gudeloglu A, Parekattil SJ. Update in the evaluation of the azoospermic male. Clinics (Sao Paulo) 2013; 68 Suppl 1: 27-34.

[4]   Jarow JP, Espeland MA, Lipshultz LI. Evaluation of the azoospermic patient. J Urol 1989; 142: 62-65.

[5]   Jungwirth A, Giwercman A, Tournaye H, et al. European Association of Urology guidelines on Male Infertility: the 2012 update. Eur Urol 2012; 62: 324-332.

[6]   Clarke BG. Incidence of varicocele in normal men and among men of different ages. JAMA 1966; 198: 1121-1122.

[7]   Kursh ED. What is the incidence of varicocele in a fertile population? Fertil Steril 1987; 48: 510-511.

[8]   The influence of varicocele on parameters of fertility in a large group of men presenting to infertility clinics. World Health Organization. Fertil Steril 1992; 57: 1289-1293.

[9]   Gorelick JI, Goldstein M. Loss of fertility in men with varicocele. Fertil Steril 1993; 59: 613-616.

[10]   Trum JW, Gubler FM, Laan R, et al. The value of palpation, varicoscreen contact thermography and colour Doppler ultrasound in the diagnosis of varicocele. Hum Reprod 1996; 11: 1232-1235.

[11]   Lee J, Binsaleh S, Lo K, et al. Varicoceles: the diagnostic dilemma. J Androl 2008; 29: 143-146.

[12]   Male Infertility Best Practice Policy Committee of the American Urological Association, Practice Committee of the American Society for Reproductive Medicine. Report on varicocele and infertility. Fertil Steril 2004; 82: S142-S145.

[13]   Stahl P, Schlegel PN. Standardization and documentation of varicocele evaluation. Curr Opin Urol 2011; 21: 500-505.

[14]   Agarwal A, Deepinder F, Cocuzza M, et al. Efficacy of varicocelectomy in improving semen parameters: new meta-analytical approach. Urology 2007; 70: 532-538.

[15]   Shiraishi K, Matsuyama H, Takihara H. Pathophysiology of varicocele in male infertility in the era of assisted reproductive technology. Int J Urol 2012; 19: 538-550.

[16]   Ozturk MI, Koca O, Keles MO, et al. The impact of unilateral experimental rat varicocele model on testicular histopathology, leydig cell counts, and intratesticular testosterone levels of both testes. Urol J 2013; 10: 973-980.

[17]   Saleh RA, Agarwal A, Sharma RK, et al. Evaluation of nuclear DNA damage in spermatoz oa from infertile men with varicocele. Fertil Steril 2003; 80: 1431-1436.

[18]   Soares TS, Fernandes SA, Lima ML, et al. Experimental varicocoele in rats affects mechanisms that control expression and function of the androgen receptor. Andrology 2013; 1: 670-681.

[19]   Goldstein M, Eid JF. Elevation of intratesticular and scrotal skin surface temperature in men with varicocele. J Urol 1989; 142: 743-745.

[20]   Baazeem A, Belzile E, Ciampi A, et al. Varicocele and male factor infertility treatment: a new meta-analysis and review of the role of varicocele repair. Eur Urol 2011; 60: 796-808.

[21]   Evers JL, Collins JA. Surgery or embolisation for varicocele in subfertile men. Cochrane Database Syst Rev 2004; (3): CD000479.

[22]   Ficarra V, Cerruto MA, Liguori G, et al. Treatment of varicocele in subfertile men: The

Cochrane Review--a contrary opinion. Eur Urol 2006; 49: 258-263.

[23] Kroese AC, de Lange NM, Collins J, et al. Surgery or embolization for varicoceles in subfertile men. Cochrane Database Syst Rev 2012; 10: CD000479.

[24] Practice Committee of American Society for Reproductive Medicine. Report on varicocele and infertility. Fertil Steril 2008; 90: S247-S249.

[25] Jarow JP, Ogle SR, Eskew LA. Seminal improvement following repair of ultrasound detected subclinical varicoceles. J Urol 1996; 155: 1287-1290.

[26] Yamamoto M, Hibi H, Hirata Y, et al. Effect of varicocelectomy on sperm parameters and pregnancy rate in patients with subclinical varicocele: a randomized prospective controlled study. J Urol 1996; 155: 1636-1638.

[27] Unal D, Yeni E, Verit A, et al. Clomiphene citrate versus varicocelectomy in treatment of subclinical varicocele: a prospective randomized study. Int J Urol 2001; 8: 227-230.

[28] Grasso M, Lania C, Castelli M, et al. Low-grade left varicocele in patients over 30 years old: the effect of spermatic vein ligation on fertility. BJU Int 2000; 85: 305-307.

[29] Seo JT, Kim KT, Moon MH, et al. The significance of microsurgical varicocelectomy in the treatment of subclinical varicocele. Fertil Steril 2010; 93: 1907-1910.

[30] Link BA, Kruska J, Wong C, et al. Two trocar laparoscopic varicocelectomy: approach and outcomes. JSLS 2006; 10: 151-154.

[31] Kaouk JH, Palmer JS. Single-port laparoscopic surgery: initial experience in children for varicocelectomy. BJU Int 2008; 102: 97-99.

[32] Mirilas P, Mentessidou A. Microsurgical subinguinal varicocelectomy in children, adolescents, and adults: surgical anatomy and anatomically justified technique. J Androl 2012; 33: 338-349.

[33] Cayan S, Shavakhabov S, Kadıoğlu A. Treatment of palpable varicocele in infertile men: a meta-analysis to define the best technique. J Androl 2009; 30: 33-40.

[34] Ding H, Tian J, Du W, et al. Open non-microsurgical, laparoscopic or open microsurgical varicocelectomy for male infertility: a meta-analysis of randomized controlled trials. BJU Int 2012; 110: 1536-1542.

[35] Shiraishi K, Oka S, Ito H, et al. Comparison of the results and complications of retroperitoneal, microsurgical subinguinal, and high inguinal approaches in the treatment of varicoceles. J Androl 2012; 33: 1387-1393.

[36] Pan F, Pan L, Zhang A, et al. Comparison of two approaches in microsurgical varicocelectomy in Chinese infertile males. Urol Int 2013; 90: 443-448.

[37] Shu T, Taghechian S, Wang R, et al. Initial experience with robot-assisted varicocelectomy. Asian J Androl 2008; 10: 146-148.

[38] Parekattil SJ, Gudeloglu A. Robotic assisted andrological surgery. Asian J Androl 2013; 15: 67-74.

[39] Lima SS, Castro MP, Costa OF. A new method for the treatment of varicocele. Andrologia 1978; 10: 103-106.

[40] Shlansky-Goldberg RD, VanArsdalen KN, Rutter CM, et al. Percutaneous varicocele embolization versus surgical ligation for the treatment of infertility: changes in seminal variables and pregnancy outcomes. J Vasc Interv Radiol 1997; 8: 759-767.

[41]　Chan P. Management options of varicoceles. Indian J Urol 2011; 27: 65-73.

[42]　Iaccarino V, Venetucci P. Interventional radiology of male varicocele: current status. Cardiovasc Intervent Radiol 2012; 35: 1263-1280.

[43]　Tauber R, Pfeiffer D. Surgical atlas varicocele: antegrade scrotal sclerotherapy. BJU Int 2006; 98: 1333-1344.

[44]　Mancini M, Carmignani L, Agarwal A, et al. Antegrade subinguinal sclerotization with temporary clamping of the spermatic cord: a new surgical technique for varicocele. Urology 2011; 77: 223-226.

[45]　Storm DW, Hogan MJ, Jayanthi VR. Initial experience with percutaneous selective embolization: a truly minimally invasive treatment of the adolescent varicocele with no risk of hydrocele development. J Pediatr Urol 2010; 6: 567-571.

[46]　Li L, Zeng XQ, Li YH. Safety and effectiveness of transcatheter foam sclerotherapy for testicular varicocele with a fluoroscopic tracing technique. J Vasc Interv Radiol 2010; 21: 824-828.

[47]　Urbano J, Cabrera M, Alonso-Burgos A. Sclerosis and varicocele embolization with N-butyl cyanoacrylate: experience in 41 patients. Acta Radiol 2014; 55: 179-185.

[48]　Chalmers N, Hufton AP, Jackson RW, et al. Radiation risk estimation in varicocele embolization. Br J Radiol 2000; 73: 293-297.

[49]　May M, Johannsen M, Beutner S, et al. Laparoscopic surgery versus antegrade scrotal sclerotherapy: retrospective comparison of two different approaches for varicocele treatment. Eur Urol 2006; 49: 384-387.

[50]　Beutner S, May M, Hoschke B, et al. Treatment of varicocele with reference to age: a retrospective comparison of three minimally invasive procedures. Surg Endosc 2007; 21: 61-65.

[51]　Zucchi A, Mearini L, Mearini E, et al. Treatment of varicocele: randomized prospective study on open surgery versus Tauber antegrade sclerotherapy. J Androl 2005; 26: 328-332.

[52]　Fayez A, El Shantaly KM, Abbas M, et al. Comparison of inguinal approach, scrotal sclerotherapy and subinguinal antegrade sclerotherapy in varicocele treatment: a randomized prospective study. Urol Int 2010; 85: 200-203.

[53]　Robinson SP, Hampton LJ, Koo HP. Treatment strategy for the adolescent varicocele. Urol Clin North Am 2010; 37: 269-278.

[54]　Tüttelmann F, Werny F, Cooper TG, et al. Clinical experience with azoospermia: aetiology and chances for spermatozoa detection upon biopsy. Int J Androl 2011; 34: 291-298.

[55]　Fraietta R, Zylberstejn DS, Esteves SC. Hypogonadotropic hypogonadism revisited. Clinics (Sao Paulo) 2013; 68 Suppl 1: 81-88.

[56]　Devroey P, Liu J, Nagy Z, et al. Normal fertilization of human oocytes after testicular sperm extraction and intracytoplasmic sperm injection. Fertil Steril 1994; 62: 639-641.

[57]　Ishikawa T. Surgical recovery of sperm in non-obstructive azoospermia. Asian J Androl 2012; 14: 109-115.

[58]　Schlegel PN. Testicular sperm extraction: microdissection improves sperm yield with minimal tissue excision. Hum Reprod 1999; 14: 131-135.

[59]　Ghalayini IF, Al-Ghazo MA, Hani OB, et al. Clinical comparison of conventional testicular sperm extraction and microdissection techniques for non-obstructive azoospermia. J Clin Med Res 2011; 3: 124-131.

［60］ Schlegel PN. Nonobstructive azoospermia: a revolutionary surgical approach and results. Semin Reprod Med 2009; 27: 165-170.

［61］ Ramasamy R, Padilla WO, Osterberg EC, et al. A comparison of models for predicting sperm retrieval before microdissection testicular sperm extraction in men with nonobstructive azoospermia. J Urol 2013; 189: 638-642.

［62］ Ramasamy R, Reifsnyder JE, Husseini J, et al. Localization of sperm during microdissection testicular sperm extraction in men with nonobstructive azoospermia. J Urol 2013; 189: 643-646.

［63］ Marconi M, Keudel A, Diemer T, et al. Combined trifocal and microsurgical testicular sperm extraction is the best technique for testicular sperm retrieval in "low-chance" nonobstructive azoospermia. Eur Urol 2012; 62: 713-719.

［64］ Zampieri N, Bosaro L, Costantini C, et al. Relationship between testicular sperm extraction and varicocelectomy in patients with varicocele and nonobstructive azoospermia. Urology 2013; 82: 74-77.

［65］ Inci K, Hascicek M, Kara O, et al. Sperm retrieval and intracytoplasmic sperm injection in men with nonobstructive azoospermia, and treated and untreated varicocele. J Urol 2009; 182: 1500-1505.

［66］ Haydardedeoglu B, Turunc T, Kilicdag EB, et al. The effect of prior varicocelectomy in patients with nonobstructive azoospermia on intracytoplasmic sperm injection outcomes: a retrospective pilot study. Urology 2010; 75: 83-86.

［67］ Schlegel PN, Kaufmann J. Role of varicocelectomy in men with nonobstructive azoospermia. Fertil Steril 2004; 81: 1585-1588.

［68］ Ramasamy R, Ricci JA, Leung RA, et al. Successful repeat microdissection testicular sperm extraction in men with nonobstructive azoospermia. J Urol 2011; 185: 1027-1031.

［69］ Hussein A. Evaluation of diagnostic testis biopsy and the repetition of testicular sperm extraction surgeries in infertility patients. Fertil Steril 2013; 100: 88-93.

［70］ Ramasamy R, Yagan N, Schlegel PN. Structural and functional changes to the testis after conventional versus microdissection testicular sperm extraction. Urology 2005; 65: 1190-1194.

［71］ Tanrikut C, Goldstein M. Obstructive azoospermia: a microsurgical success story. Semin Reprod Med 2009; 27: 159-164.

［72］ Pryor JP, Hendry WF. Ejaculatory duct obstruction in subfertile males: analysis of 87 patients. Fertil Steril 1991; 56: 725-730.

［73］ Carter SS, Shinohara K, Lipshultz LI. Transrectal ultrasonography in disorders of the seminal vesicles and ejaculatory ducts. Urol Clin North Am 1989; 16: 773-790.

［74］ Nagler HM, Rotman M, Zoltan E, et al. The natural history of partial ejaculatory duct obstruction. J Urol 2002; 167: 253-4.

［75］ Engin G, Kadioğlu A, Orhan I, et al. Transrectal US and endorectal MR imaging in partial and complete obstruction of the seminal duct system. A comparative study. Acta Radiol 2000; 41: 288-295.

［76］ Purohit RS, Wu DS, Shinohara K, et al. A prospective comparison of 3 diagnostic methods to evaluate ejaculatory duct obstruction. J Urol 2004; 171: 232-235; discussion 235-236.

［77］ Guo Y, Liu G, Yang D, et al. Role of MRI in assessment of ejaculatory duct obstruction. J Xray Sci Technol 2013; 21: 141-146.

[78] McQuaid JW, Tanrikut C. Ejaculatory duct obstruction: current diagnosis and treatment. Curr Urol Rep 2013; 14: 291-297.

[79] Tu XA, Zhuang JT, Zhao L, et al. Transurethral bipolar plasma kinetic resection of ejaculatory duct for treatment of ejaculatory duct obstruction. J Xray Sci Technol 2013; 21: 293-302.

[80] Lee JY, Diaz RR, Choi YD, et al. Hybrid method of transurethral resection of ejaculatory ducts using holmium: yttriumaluminium garnet laser on complete ejaculatory duct obstruction. Yonsei Med J 2013; 54: 1062-1065.

[81] Lawler LP, Cosin O, Jarow JP, et al. Transrectal US-guided seminal vesiculography and ejaculatory duct recanalization and balloon dilation for treatment of chronic pelvic pain. J Vasc Interv Radiol 2006; 17: 169-173.

[82] Wang H, Ye H, Xu C, et al. Transurethral seminal vesiculoscopy using a 6F vesiculoscope for ejaculatory duct obstruction: initial experience. J Androl 2012; 33: 637-643.

[83] Liu ZY, Sun YH, Xu CL, et al. Transurethral seminal vesiculoscopy in the diagnosis and treatment of persistent or recurrent hemospermia: a single-institution experience. Asian J Androl 2009; 11: 566-570.

[84] Sharma V, Le BV, Sheth KR, et al. Vasectomy demographics and postvasectomy desire for future children: results from a contemporary national survey. Fertil Steril 2013; 99: 1880-1885.

[85] Herrel L, Hsiao W. Microsurgical vasovasostomy. Asian J Androl 2013; 15: 44-48.

[86] Belker AM, Thomas AJ Jr, Fuchs EF, et al. Results of 1,469 microsurgical vasectomy reversals by the Vasovasostomy Study Group. J Urol 1991; 145: 505-511.

[87] Lee R, Li PS, Schlegel PN, et al. Reassessing reconstruction in the management of obstructive azoospermia: reconstruction or sperm acquisition? Urol Clin North Am 2008; 35: 289-301.

[88] Shridharani A, Sandlow JI. Vasectomy reversal versus IVF with sperm retrieval: which is better? Curr Opin Urol 2010; 20: 503-509.

[89] Chan PT, Brandell RA, Goldstein M. Prospective analysis of outcomes after microsurgical intussusception vasoepididymostomy. BJU Int 2005; 96: 598-601.

[90] Fenster H, McLoughlin MG. Vasovasostomy--is the microscope necessary? Urology 1981; 18: 60-64.

[91] Silber SJ. Microscopic technique for reversal of vasectomy. Surg Gynecol Obstet 1976; 143: 631.

[92] Bach D, Distelmaier W, Weissbach L. Animal experiments on reanastomosis of the vas deferens using fibrin glue. Urol Res 1980; 8: 29.

[93] Silverstein JI, Mellinger BC. Fibrin glue vasal anastomosis compared to conventional sutured vasovasostomy in the rat. J Urol 1991; 145: 1288-1291.

[94] Vankemmel O, de la Taille A, Rigot JM, et al. Vasal reanastomosis using fibrin glue combined with sutures: which combination of sutures in a delayed protocol? Experimental study in rats. Eur Urol 1998; 33: 318-322.

[95] Schiff J, Li PS, Goldstein M. Toward a sutureless vasovasostomy: use of biomaterials and surgical sealants in a rodent vasovasostomy model. J Urol 2004; 172: 1192-1195.

[96] Ho KL, Witte MN, Bird ET, et al. Fibrin glue assisted 3-suture vasovasostomy. J Urol 2005; 174: 1360-1363.

[97] Schwarzer JU. Vasectomy reversal using a microsurgical three-layer technique: one surgeon's experience over 18 years with 1300 patients. Int J Androl 2012; 35: 706-713.

[98] Goldstein M, Li PS, Matthews GJ. Microsurgical vasovasostomy: the microdot technique of precision suture placement. J Urol 1998; 159: 188-190.

[99] Fischer MA, Grantmyre JE. Comparison of modified one- and two-layer microsurgical vasovasostomy. BJU Int 2000; 85: 1085-1088.

[100] Safarinejad MR, Lashkari MH, Asgari SA, et al. Comparison of macroscopic one-layer over number 1 nylon suture vasovasostomy with the standard two-layer microsurgical procedure. Hum Fertil (Camb) 2013; 16: 194-199.

[101] Schiff J, Li PS, Goldstein M. Robotic microsurgical vasovasostomy and vasoepididymostomy: a prospective randomized study in a rat model. J Urol 2004; 171: 1720-1725.

[102] Parekattil SJ, Atalah HN, Cohen MS. Video technique for human robot-assisted microsurgical vasovasostomy. J Endourol 2010; 24: 511-514.

[103] Parekattil SJ, Gudeloglu A, Brahmbhatt J, et al. Robotic assisted versus pure microsurgical vasectomy reversal: technique and prospective database control trial. J Reconstr Microsurg 2012; 28: 435-444.

[104] Garceau L, Henderson J, Davis LJ, et al. Economic implications of assisted reproductive techniques: a systematic review. Hum Reprod 2002; 17: 3090-3109.

[105] Pasqualotto FF, Lucon AM, Sobreiro BP, et al. The best infertility treatment for vasectomized men: assisted reproduction or vasectomy reversal? Rev Hosp Clin Fac Med Sao Paulo 2004; 59: 312-315.

[106] Lee R, Li PS, Goldstein M, et al. A decision analysis of treatments for obstructive azoospermia. Hum Reprod 2008; 23: 2043-2049.

[107] Tekatli H, Schouten N, van Dalen T, et al. Mechanism, assessment, and incidence of male infertility after inguinal hernia surgery: a review of the preclinical and clinical literature. Am J Surg 2012; 204: 503-509.

[108] Sheynkin YR, Hendin BN, Schlegel PN, et al. Microsurgical repair of iatrogenic injury to the vas deferens. J Urol 1998; 159: 139-141.

[109] Craft IL, Khalifa Y, Boulos A, et al. Factors influencing the outcome of in-vitro fertilization with percutaneous aspirated epididymal spermatozoa and intracytoplasmic sperm injection in azoospermic men. Hum Reprod 1995; 10: 1791-1794.

[110] Yafi FA, Zini A. Percutaneous epididymal sperm aspiration for men with obstructive azoospermia: predictors of successful sperm retrieval. Urology 2013; 82: 341-344.

[111] Tournaye H, Devroey P, Liu J, et al. Microsurgical epididymal sperm aspiration and intracytoplasmic sperm injection: a new effective approach to infertility as a result of congenital bilateral absence of the vas deferens. Fertil Steril 1994; 61: 1045-1051.

[112] Nudell DM, Conaghan J, Pedersen RA, et al. The mini-micro-epididymal sperm aspiration for sperm retrieval: a study of urological outcomes. Hum Reprod 1998; 13: 1260-1265.

[113] Craft I, Bennett V, Nicholson N. Fertilising ability of testicular spermatozoa. Lancet 1993; 342: 864.

[114] Schoysman R, Vanderzwalmen P, Nijs M, et al. Pregnancy after fertilisation with human testicular spermatozoa. Lancet 1993; 342: 1237.

[115] Devroey P, Liu J, Nagy Z, et al. Normal fertilization of human oocytes after testicular sperm extraction and intracytoplasmic sperm injection. Fertil Steril 1994; 62: 639-641.

[116] Carpi A, Menchini Fabris FG, Todeschini G, et al. Large-needle percutaneous aspiration biopsy of the testicle in men with non obstructive azoospermia. Fertil Steril 2006; 86: 464-465.

[117] Tuuri T, Moilanen J, Kaukoranta S, et al. Testicular biopty gun needle biopsy in collecting spermatozoa for intracytoplasmic injection, cryopreservation and histology. Hum Reprod 1999; 14: 1274-1278.

[118] Esteves SC, Lee W, Benjamin DJ, et al. Reproductive potential of men with obstructive azoospermia undergoing percutaneous sperm retrieval and intracytoplasmic sperm injection according to the cause of obstruction. J Urol 2013; 189: 232-237.

[119] Omurtag K, Cooper A, Bullock A, et al. Sperm recovery and IVF after testicular sperm extraction (TESE): effect of male diagnosis and use of off-site surgical centers on sperm recovery and IVF. PLoS One 2013; 8: e69838.

[120] Miyaoka R, Esteves SC. Predictive factors for sperm retrieval and sperm injection outcomes in obstructive azoospermia: do etiology, retrieval techniques and gamete source play a role? Clinics (Sao Paulo) 2013; 68 Suppl 1: 111-119.

译者：李朋，上海交通大学附属第一人民医院
审校：平萍，上海交通大学医学院附属仁济医院生殖医学科

Cite this article as: Velasquez M, Tanrikut C. Surgical management of male infertility: an update. Transl Androl Urol 2014;3(1):64-76. doi: 10.3978/j.issn.2223-4683.2014.01.05

第九章 多光子显微镜在泌尿外科和男科中的应用

Matthew J. Katz[1], **David M. Huland**[2], **Ranjith Ramasamy**[3]

[1]Department of Urology, Weill Cornell Medical College, New York, NY, USA; [2]School of Applied and Engineering Physics, Cornell University Ithaca, NY, USA; [3]Department of Urology, Baylor College of Medicine, Houston, TX, USA

Correspondence to: Ranjith Ramasamy, MD. Department of Urology, Baylor College of Medicine, One Baylor Plaza, N 730, Houston, TX 77030, USA. Email: Ramasamy@bcm.edu.

摘要：多光子显微镜（multiphoton microscopy，MPM）使各种细胞代谢过程在亚微米分辨率水平实时成像成为可能。MPM目前已经被运用在神经科学、肿瘤学、免疫学等学科。MPM在泌尿外科的运用也很有前景。MPM已经被应用在精子发生过程中的识别、膀胱肿瘤的评估和前列腺癌手术中组织的鉴定等。MPM已经可以识别大鼠睾丸的曲细精管并显示精子的发生区域。MPM可以明显提高睾丸显微取精的成功概率。在对膀胱癌的评估中，MPM已经被证明是有效识别可疑恶性肿瘤区域的成像工具。在未来，这种成像技术可以给泌尿外科医生提供即时的膀胱组织鉴别成像，或者作为膀胱镜检查的一部分实时评估膀胱组织。同样，对于前列腺癌组织的评估，MPM也已经被证明是一种有用的成像技术。在前列腺癌根治手术中，MPM可以用来区分前列腺和紧密附着于前列腺的海绵体神经。在MPM运用于临床之前，还需要进行MPM运用激光的安全性相关研究。

关键词：男科；膀胱癌；多光子；前列腺癌；精子识别；泌尿系统

View this article at: http://www.amepc.org/tau/article/view/3445/4365

1 多光子显微镜（MPM）

MPM是一种光学成像技术，它利用非线性发射作为激发荧光的方式[1-2]。20年前，MPM已被证明在生物成像中具有重要作用，并成为荧光显微镜体外和体内成像的标准[1]。MPM已经被应用在神经科学、肿瘤学和免疫学，它使体内的各种生物进程在细胞水平可见。此外，MPM是能够提供体内未染色组织的实时图像。许多研究人员也在寻找这种成像技术在临床上的应用。MPM设备的商业化和小型化使它可能成为临床医生的有用工具。MPM给泌尿外科医生提供了一种可以帮助诊断和评价病情的全新技术。

MPM采用双光子发射荧光，这是基于量子力学的理论基础，那就是两个能量较低的光子可同时被一个分子吸收并转变成一个能量较高的光子被发射。如果被发射的分子是荧光的，它会发出一个光子，就像一个吸引而来的更大能量的光子可以发射出另一个光子。MPM被称为非线性发射，因为双光子与一个单一分子的同时相互作用具有光强的平方关系，这与常规荧光的线性关系不同[1]。在MPM，激光被用来扫描样本，然后在有足够光子密度的激光焦点产生发射。由此产生的分辨率和传统的激光共聚焦显微镜相当，组织渗透性比传统的共聚焦显微镜更大[2-3]。

MPM采用双光子发射，这使未染色的活体组织通过组织内在辐射产生自发荧光。细胞内的自发辐射是由细胞内的烟酰胺腺嘌呤二核苷酸（NADH）和黄素腺嘌呤二核苷酸（FAD）的细胞自发荧光以及弹性蛋白和结缔组织产生的。MPM也可以利用高阶散射现象如二次谐波识别非中心对称结构，如胶原组织[1-3]。这两个现象在一起可以提供独特的、对细胞具有最小毒性的光信号，使动物和人组织能够成像[4-6]。这些图像可以提供距组织表面1 mm深度的亚微米分辨率的三维细胞形态和组织结构的详细信息[7]。这些图像还可以以每秒一幅图的频率被获得，并且每幅图都至少具有10^5像素[8-9]。

2 多光子显微镜识别精子的发生过程

显微睾丸切开取精是非梗阻性无精子症患者获取精子的一线治疗方式[10-11]。这一过程联合卵胞浆内单精子显微注射技术使得精子生成障碍的男性有可能拥有自己的后代。这类手术的成功率受到手术医生鉴别含精子的曲细精管能力的限制。目前主要由手术医生使用手术显微镜对曲细精管的大小和不透明度进行主观评估来寻找睾丸内精子的发生区域。现有的技术能够使40%~60%的非梗阻性无精症患者获得精子，这主要取决于生精障碍的原因[12-13]。MPM可以提供给手术医生活组织中生精小管的实时成像。在显微睾丸切开取精过程中运用MPM可以提高找到精子的概率。

目前已有两项关于运用MPM技术发现精子的研究。在第一项研究中，

MPM是用来识别鼠类模型的精子发生。在新鲜组织中，MPM能够成功识别精子发生特定阶段的生精小管。此外，研究还显示，在有无精子两种情况下，生精小管显示出显著的荧光差异。唯支持细胞小管在420~490 nm和550~650 nm波长范围内有大量的自体荧光。相比之下，含有精子的小管只在420~490 nm范围内有自体荧光[11]。曲细精管光谱特性的差异还不完全清楚，但这些特性可以用来提高睾丸切开显微取精的获精率。有学者认为自体荧光的差异可能是由于Sertoli细胞类固醇代谢产物所致[11]。研究还表明，MPM激光对任何DNA都几乎没有损伤[11]。这些结果都是令人鼓舞的，因此MPM在人体组织的使用将会被进一步评估。

　　在另一项研究中，MPM被用于分析生精正常和异常男性的睾丸活检组织（图9-1）。利用MPM作出的诊断结果与HE染色的诊断结果是相关的。图9-1显示了使用MPM与HE染色的图像样本。这项研究的结果表明，MPM的诊断和HE染色的诊断总体符合率为86%[14]。此外，研究人员还发现不管是MPM还是HE染色都显示非梗阻性无精子症患者的生精小管比正常对照组小[14]。本研究进一步证实了MPM在非梗阻性无精子症患者显微取精过程中的潜在作用，

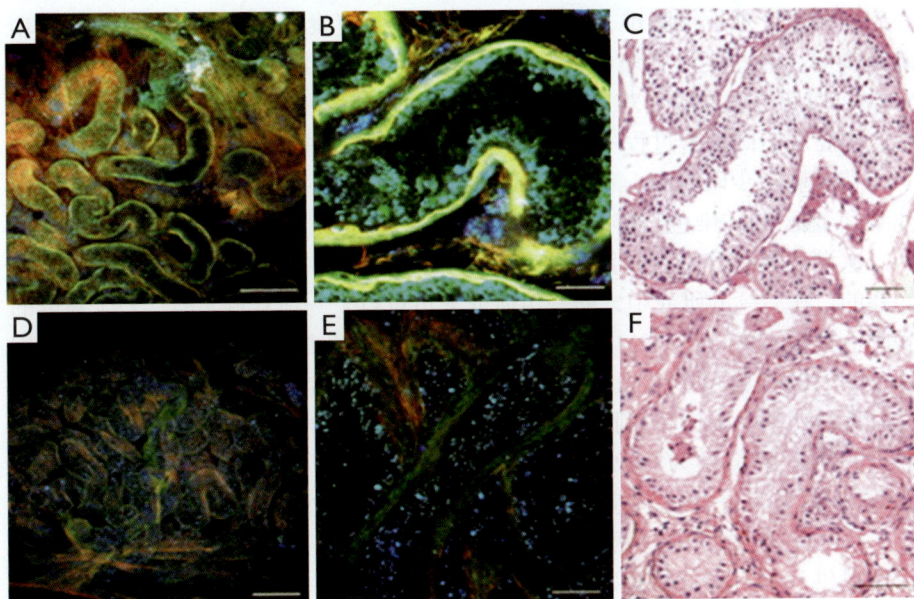

图9-1　MPM用于分析睾丸活检组织

多光子显微镜（MPM）在低倍放大（A和D）和高倍放大（B和E）下成像的曲细精管组织模式图形与高倍组织染色图形（C和F）比较。在A到C图中的绿色区域显示了正常的精子发生，在D到F图中的蓝色区域显示了只有支持细胞的生精小管。HE染色为图C和F。图A和D的比例尺代表500 uM，图B、C、E、F的比例尺代表80 uM。

但正式实施此技术仍有障碍。

在进行显微睾丸切开取精前，MPM激光的安全性必须被阐明。目前一些研究人员正在研究几种模型，可以实现激光成像技术[15]。这些模型需要足够小，以便可以在手术室内使用。MPM的安全问题包括对组织的热损伤，更重要的是对DNA的非线性损伤。虽然动物模型显示了最小的光毒性，但还必须进一步在人体模型上确认。一旦克服了这些障碍，MPM在评估和治疗非梗阻性无精子症患者上将起很大的作用。

3 多光子显微镜评估膀胱癌

膀胱癌在常见恶性肿瘤中排第四位，在致男性死亡的肿瘤中排第九位[16]。膀胱癌90%以上为尿路上皮癌[17]。在诊断时，大约70%的癌症表现为非肌层浸润浅表性疾病[18]。当这些非侵袭性肿瘤被发现和切除后，大多数患者可能预后良好。然而，我们往往难以发现并完全切除肿瘤。目前膀胱癌检查的标准包括尿细胞学检查和膀胱镜检查。尿细胞学检查的特异性高达94%，但灵敏度仅为35%[19]。虽然白光膀胱镜检查有助于发现大的乳头状肿瘤，但在发现扁平和微小乳头状肿瘤方面效果不佳[20]。除了检测困难以外，非侵袭性肿瘤的临床处理也很困难，因为此类肿瘤的5年复发率高达31%~78%[20]。一项研究表明，这些复发肿瘤中有一半以上实际上是早期诊断中遗漏的肿瘤[21]。MPM可以解决膀胱肿瘤难以全部被发现进而彻底治疗这一难题。MPM可以被纳入到膀胱镜的检查过程中，以显示微观膀胱组织并找到潜在的可疑病灶。

在一项初步研究中，利用MPM诊断不同类型膀胱活检组织，其分辨结果几乎和金标准HE染色分辨结果相一致。在这项研究中，研究者利用自体荧光和二次谐波的结合来获得诊断结果。用MPM方法对人体组织进行染色是没有必要的。在后续的研究中，同一组研究人员进行了一项双盲实验，77个新鲜的膀胱活检标本先进行MPM成像，然后作出病理学诊断[9]。图9-2显示了分别用MPM和HE染色的图像。比较每种方法的最终诊断结果以寻找相关性数据。研究发现，在基于结构和细胞学分级的病例中，MPM的诊断准确率为88%。敏感性为90.4%，特异性为76.9%。MPM诊断也有94%的阳性预测率和66%的阴性预测率[9]。这些良好的结果进一步验证了MPM在膀胱癌评估中的潜在应用价值。

MPM在膀胱癌中有两种可能的应用，第一种应用是，用MPM为病理科医生提供一个直接评估标本的条件类似于冷冻切片分析在病理科的使用。活检标本通常不作冷冻切片分析，因为很难从极小的样本中获取任何信息[9]。然而，在取得活检标本后，MPM则可以立即给外科医生提供此标本的大量信息。MPM在膀胱癌的第二种应用是，作为多光子内镜应用于手术。目前还有其他的一些技术被外科医生用来帮助发现感潜在的病变区域以获取活检组织，如光动力检测或荧光膀胱镜检查。MPM的局限是其有限的视野和图像采

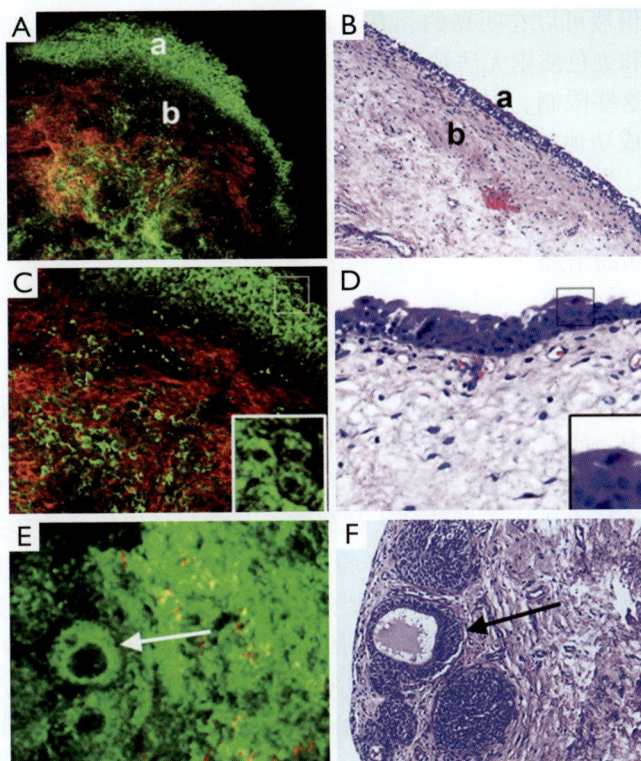

图9-2　MPM用于分析膀胱活检组织

多光子显微镜（MPM）图像（A）和相应的HE图像（B）在低放大倍数下显示正常尿路上皮（a）和固有层（b）之间的界限。固有层由胶原束（红色）和弹性蛋白纤维（绿色）组成。MPM图像（C）和相应的HE染色图像（D）在高倍镜下显示多层尿路上皮和表层伞细胞。每个图像中的伞细胞被方框圈出，并显示在更高倍数的插图中。MPM图像（E）和相应的HE染色图像（F）在低倍镜下显示von Brunn巢，一些带有囊性扩张（囊性膀胱炎；箭头所示）。（MPM的放大倍数，A，120×；C，240×；E，306×。H&E放大倍数：B，40×；D，200×；F，200×）[9]。

集速度过慢。运用目前已有的一些可以发现潜在病变区域的方法与MPM方法相结合以评估某一特定区域，这在理论上是可行的。

除了以上提到的局限性，还有一些其他的障碍阻碍了MPM短期内在膀胱癌检测中的应用。MPM目前仅可以提供距膀胱组织表面0.5 mm以内区域的有意义的图像。考虑到膀胱壁的厚度，这种局限性阻止了对固有层和固有肌层侵袭的评估。MPM的另一个限制是，在目前该技术运用的波长范围内，细胞核不发射荧光。因此，它们看起来像没有信号的黑暗区域。虽然没有荧光的核本身通常仍然可以在明亮的、有荧光的细胞质中被发现，但细胞核内的细胞器如核仁和染色质则无法被评估。这种限制阻碍了区分各种癌症的分期/分级。尽管有这些限制，但MPM对膀胱癌评估的作用仍有极大的潜力。如果这个工具可以成功地过渡到临床应用，它可以帮助外科医生更准确地确定肿瘤区域的切除，发现白光内镜不能看到的早期病变，并评估肿瘤的切缘以确定全部肿瘤都已被切除。这可能会降低癌症复发率，从而降低膀胱癌的治疗费用并改善疾病的结局。

4　光子显微镜在前列腺手术中的运用

研究人员在鼠类模型中首次测试了用MPM显示前列腺及其周围组织[22]。在这项研究中，研究人员发现，他们可以成功利用MPM显示前列腺组织，并且MPM和HE染色的显示结果表现出良好的相关性[6]。随后对95个机器人根治性前列腺切除标本进行了后续的人体研究，其中包括组织活检、手术切缘和切除的前列腺部分[8]。本研究进一步验证了MPM在显示前列腺及其周围组织的实用性。该成像技术使重要的解剖结构在前列腺筋膜内被识别，如血管、神经纤维和内在的腺泡。MPM也能识别出正常的前列腺组织，如图9-3所示[8]。这有助于外科医生在前列腺切除术中减少阳性切缘的风险。此外，MPM可以用于区分良性的前列腺炎症和恶性的前列腺肿瘤，从而进一步帮助术者决定是否切除前列腺组织。

尽管MPM在前列腺成像上前景广阔，但在MPM被外科医生运用前也必须克服一些潜在的挑战。上述研究使用的是一个商业台式多光子显微镜，这在临床实际应用中并不实用。我们必须作进一步的验证以证实MPM能够做出正确诊断的能力。尽管面临这些挑战，MPM仍有可能使更多接受根治性前列腺切除术的患者受益。我们必须进行更多的研究，使这种技术能够从实验室进入手术室。

5　使多光子显微镜应用于临床

近年来，一些机构在开发可应用于临床的微型多光子内镜的研究上取得了很大的进展[15,23-29]，包括在鼠类动物体内未染色组织的成像[30-31]。这些研究涉及多种不同的方法，包括灵活的小直径内窥镜成像中空器官，以及可引导活检的硬性针形内镜。MPM在临床上的作用还可表现在以下方面，显微内镜和MPM系统Dermainspect联合运用可用来显示人类受试者小腿慢性溃疡创面的延迟愈合[32-33]。一个未染色的大鼠肾脏的体内图像如图9-4所示。这是使用直径1.2 mm，长度8 cm的钢性尖端长针型MPM内镜成像的[31]。

虽然挑战依然存在，但这些设备都显示出了MPM向临床转化的巨大潜

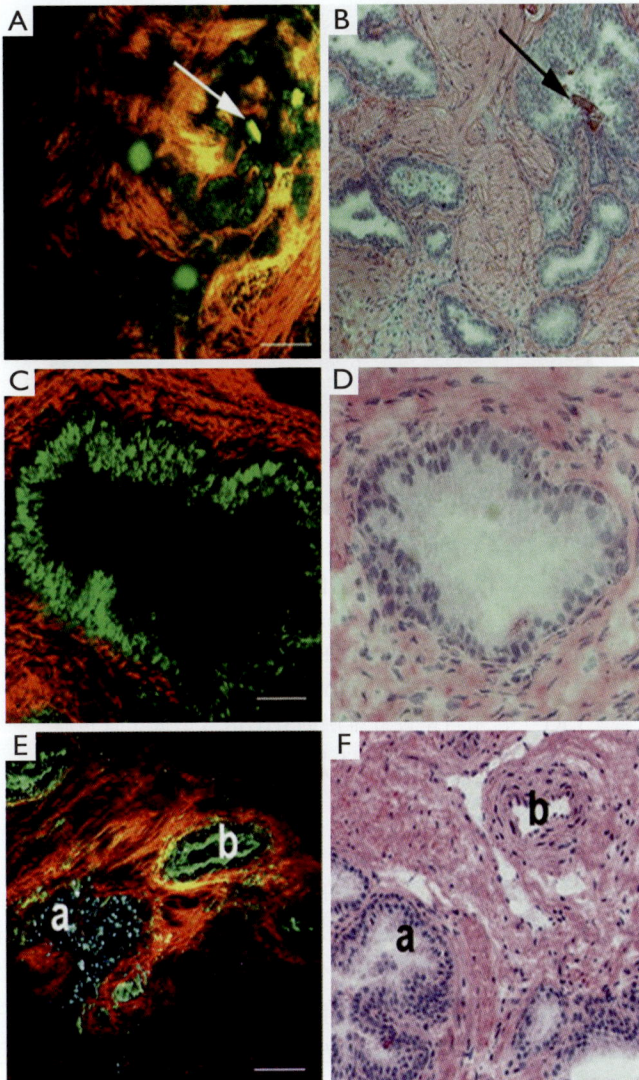

图9-3　多光子显微镜（MPM）和相应的前列腺组织学图像

（A，B）低倍镜下人前列腺结核影像表现。MPM图像（A）显示可能含有结核（绿色，箭头所示）和胶原基质（红色）的腺泡。图B显示相应位置的HE染色样本。（C，D）前列腺的高倍镜视野。MPM图像（C）显示腺泡细胞（绿色）和胶原基质（红色）。图D显示相应部位的HE染色切片图像；（E，F）前列腺腺泡和附近动脉显示不同的自体荧光信号。图F显示同一标本相同部位的HE染色。MPM图像颜色编码：红色，SHG（355~420 nm）；绿色，短波长的自体荧光（420~530 nm）；蓝色，长波长的自体荧光（530~650 nm）。比例尺：A、E为200 μM米；C为50 μM[8]。

113

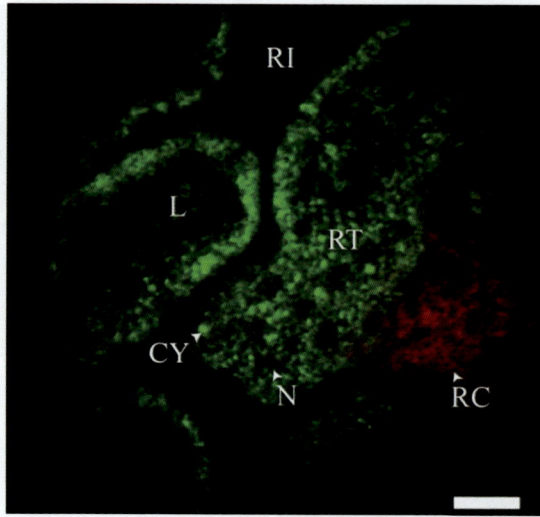

图9-4　用 GRIN 镜片显示未染色的活体大鼠肾脏图像
伪彩色图像显示红色SHG信号（<405 nm）和绿色固有荧光发射（405~700 nm）。该图显示的是表面肾皮质，显示有暗肾间质（RI）、暗细胞核（N）和明亮的内在荧光细胞质（CY）形成的肾小管上皮细胞（RT），来自坚硬纤维层的SHG信号形成了肾包膜（RC），和暗血液在 RT 内部填充官腔[1]。比例尺是 20 μM[31]。

力。小范围的视野限制了大多数设备的诊断能力，运动伪影在人体成像方面比鼠类成像更具有挑战性。虽然已经提出了改善这些设备光学性能的策略，但必须确保这些设备能够安全使用而不损伤组织。一些研究表明，理想的图像可以通过运用损伤阈值以下的激光能量去获得，但这还需要进一步的研究来验证，同时也需要去验证高能量激光脉冲和组织之间的相互作用[11,34]。

综上所述，MPM已经显示出巨大的潜力来帮助体内未染色组织细胞的实时评估。在指导诊断性活检以及给外科医生提供在手术中有价值的组织信息等方面，这些非线性光学技术被证实是非常有用的。

声明

本文作者宣称无任何利益冲突。

参考文献

[1]　　Zipfel WR，Williams RM，Webb WW. Nonlinear magic：multiphoton microscopy in the

biosciences. Nat Biotechnol 2003；21：1369-1377.

[2]　Denk W，Strickler JH，Webb WW. Two-photon laser scanning fluorescence microscopy. Science 1990；248：73-76.

[3]　Zipfel WR，Williams RM，Christie R，et al. Live tissue intrinsic emission microscopy using multiphoton-excited native fluorescence and second harmonic generation. Proc Natl Acad Sci U S A 2003；100：7075-7080.

[4]　Mukherjee S，Wysock JS，Ng CK，et al. Human bladder cancer diagnosis using Multiphoton microscopy. Proc Soc Photo Opt Instrum Eng 2009；7161. pii：nihpa96839.

[5]　Rogart JN，Nagata J，Loeser CS，et al. Multiphoton imaging can be used for microscopic examination of intact human gastrointestinal mucosa ex vivo. Clin Gastroenterol Hepatol 2008；6：95-101.

[6]　Yadav R，Mukherjee S，Hermen M，et al. Multiphoton microscopy of prostate and periprostatic neural tissue：a promising imaging technique for improving nerve-sparing prostatectomy. J Endourol 2009；23：861-867.

[7]　Horton NG，Wang K，Kobat D，et al. In vivo three-photon microscopy of subcortical structures within an intact mouse brain. Nat Photonics 2013；7(3).

[8]　Tewari AK，Shevchuk MM，Sterling J，et al. Multiphoton microscopy for structure identification in human prostate and periprostatic tissue：implications in prostate cancer surgery. BJU Int 2011；108：1421-1429.

[9]　Jain M，Robinson BD，Scherr DS，et al. Multiphoton microscopy in the evaluation of human bladder biopsies. Arch Pathol Lab Med 2012；136：517-526.

[10]　Schlegel PN. Testicular sperm extraction：microdissection improves sperm yield with minimal tissue excision. Hum Reprod 1999；14：131-135.

[11]　Ramasamy R，Sterling J，Fisher ES，et al. Identification of spermatogenesis with multiphoton microscopy：an evaluation in a rodent model. J Urol 2011；186：2487-2492.

[12]　Ramasamy R，Yagan N，Schlegel PN. Structural and functional changes to the testis after conventional versus microdissection testicular sperm extraction. Urology 2005；65：1190-1194.

[13]　Okada H，Dobashi M，Yamazaki T，et al. Conventional versus microdissection testicular sperm extraction for nonobstructive azoospermia. J Urol 2002；168：1063-1067.

[14]　Najari BB，Ramasamy R，Sterling J，et al. Pilot study of the correlation of multiphoton tomography of ex vivo human testis with histology. J Urol 2012；188：538-543.

[15]　Rivera DR，Brown CM，Ouzounov DG，et al. Compact and flexible raster scanning multiphoton endoscope capable of imaging unstained tissue. Proc Natl Acad Sci U S A 2011；108：17598-17603.

[16]　Jemal A，Siegel R，Xu J，et al. Cancer statistics，2010. CA Cancer J Clin 2010；60：277-300.

[17]　Epstein JI，Amin MB，Reuter VE. eds. Biopsy Interpretation of the Bladder. Lippincott Williams & Wilkins，2010.

[18]　Nieder AM，Soloway MS. Eliminate the term "superficial" bladder cancer. J Urol 2006；175：417-418.

[19]　van Rhijn BW，van der Poel HG，van der Kwast TH. Urine markers for bladder cancer surveillance：a systematic review. Eur Urol 2005；47：736-748.

[20]　Lee CS，Yoon CY，Witjes JA. The past，present and future of cystoscopy：the fusion of

cystoscopy and novel imaging technology. BJU Int 2008；102：1228-1233.

[21] Brausi M，Collette L，Kurth K，et al. Variability in the recurrence rate at first follow-up cystoscopy after TUR in stage Ta T1 transitional cell carcinoma of the bladder：a combined analysis of seven EORTC studies. Eur Urol 2002；41：523-531.

[22] Jemal A，Siegel R，Ward E，et al. Cancer statistics，2007. CA Cancer J Clin 2007；57：43-66.

[23] Rivera DR，Brown CM，Ouzounov DG，et al. Use of a lensed fiber for a large-field-of-view，high-resolution，fiber-scanning microendoscope. Opt Lett 2012；37：881-883.

[24] Huland DM，Charan K，Ouzounov DG，et al. Three-photon excited fluorescence imaging of unstained tissue using a GRIN lens endoscope. Biomed Opt Express 2013；4：652-658.

[25] Fu L，Jain A，Cranfield C，et al. Three-dimensional nonlinear optical endoscopy. J Biomed Opt 2007；12：040501.

[26] Wu Y，Leng Y，Xi J，et al. Scanning all-fiber-optic endomicroscopy system for 3D nonlinear optical imaging of biological tissues. Opt Express 2009；17：7907-7915.

[27] Tang S，Jung W，McCormick D，et al. Design and implementation of fiber-based multiphoton endoscopy with microelectromechanical systems scanning. J Biomed Opt 2009；14：034005.

[28] Jung JC，Schnitzer MJ. Multiphoton endoscopy. Opt Lett 2003；28：902-904.

[29] Engelbrecht CJ，Johnston RS，Seibel EJ，et al. Ultra-compact fiber-optic two-photon microscope for functional fluorescence imaging in vivo. Opt Express 2008；16：5556-5564.

[30] Brown CM，Rivera DR，Pavlova I，et al. In vivo imaging of unstained tissues using a compact and flexible multiphoton microendoscope. J Biomed Opt 2012；17：040505.

[31] Huland DM，Brown CM，Howard SS，et al. In vivo imaging of unstained tissues using long gradient index lens multiphoton endoscopic systems. Biomed Opt Express 2012；3：1077-1085.

[32] König K，Ehlers A，Riemann I，et al. Clinical two-photon microendoscopy. Microsc Res Tech 2007；70：398-402.

[33] König K，Bückle R，Weinigel M，et al. Clinical multiphoton tomography and clinical two-photon microendoscopy. San Jose，CA，2009.

[34] Dela Cruz JM，McMullen JD，Williams RM，et al. Feasibility of using multiphoton excited tissue autofluorescence for in vivo human histopathology. Biomed Opt Express 2010;1:1320-1330.

译者：谢冲，上海交通大学医学院附属国际和平妇幼保健院
审校：吕金星，苏州大学附属第一医院

Cite this article as: Katz MJ, Huland DM, Ramasamy R. Multiphoton microscopy: applications in urology and andrology. Transl Androl Urol 2014;3(1):77-83. doi: 10.3978/j.issn.2223-4683.2014.01.01

第十章 拉曼光谱在泌尿外科与男科中的临床及应用研究

E. Charles Osterberg, Melissa A. Laudano, Philip S. Li

Department of Urology, New York Presbyterian Hospital, Weill Cornell Medical College, New York, NY 10065, USA
Correspondence to: Philip S. Li, M.D. Department of Urology, Center Male Reproductive Medicine and Microsurgery, New York Presbyterian Hospital-Weill Cornell Medical College, 625 E. 68th St. F 902 New York, NY 10065, USA. Email: psli@med.cornell.edu.

摘要：拉曼光谱（RS）是一种光学技术，可以根据化学特异性对生物组织进行实时检测。通过二极管激光器，入射光子散射在目的组织上，反射出代表组织分子指纹的光谱波长。自然地，这项技术已经进入临床用以评估良性和恶性组织。在泌尿外科领域，RS作为用于实时评估膀胱、前列腺、肾脏和睾丸疾病的光学活检工具，已经取得了巨大的发展。随着对这种新兴光谱学的日益关注，我们总结了RS在泌尿外科学和男科学中的临床研究，以说明其潜在的应用价值。

关键词：拉曼光谱；泌尿外科；诊断

View this article at: http://www.amepc.org/tau/article/view/3519/4366

1 引言

Raman和Krishnan在1928年首次研究了拉曼效应[1]。拉曼光谱（RS）的原理是基于在光与组织界面相互作用时对光的检测。简言之，二极管激光源

117

中的入射光子通过与样品化学键的相互作用而发生非弹性散射。照射光子的非弹性散射是一种罕见事件，它改变了分子键的振动状态，从而导致了波长的变化，也称拉曼位移[2]。与激发波长相关且具有独特模式的能量变化的程度，与细胞或组织固有分子指纹的能量振动相对应。每个拉曼谱峰的位置，形状和强度在分子水平上反映了所检测组织的化学成分信息[3]（图10-1）。拉曼光谱可以绘制成光子能级中拉曼的强度与变化（图10-2）。

光学诊断技术在临床决策中的应用发展迅速，它可能改变和提高患者的治疗效果。在光学诊断中，有一种叫做拉曼光谱（RS）的新兴技术，已经进入临床实践半个多世纪。

RS可以在体内或体外使用，它可对细胞生物化学提供快速、实时的评估，并具有广阔的临床应用前景。RS的潜在优势包括无需借助光学标记或荧光探针就可以非破坏性地对单个细胞或组织的化学成分进行分析。此外，光学RS探头可以与内镜或腹腔镜手术相结合，手术期间实现近乎实时评估。最近，时代周刊一篇评论文章强调了RS的临床适用性，Craig Niederberger博士认为RS在精子选择方面"有很好的前景"[4]。

在过去的10年中，RS已被用于泌尿科的临床与基础研究。在这篇综述中，我们总结了在泌尿科学和男科学领域运用这种光学技术的相关文献。

2 RS和膀胱肿瘤

RS已被广泛用于恶性膀胱肿瘤的病理学研究。RS已被证明可以提供有意

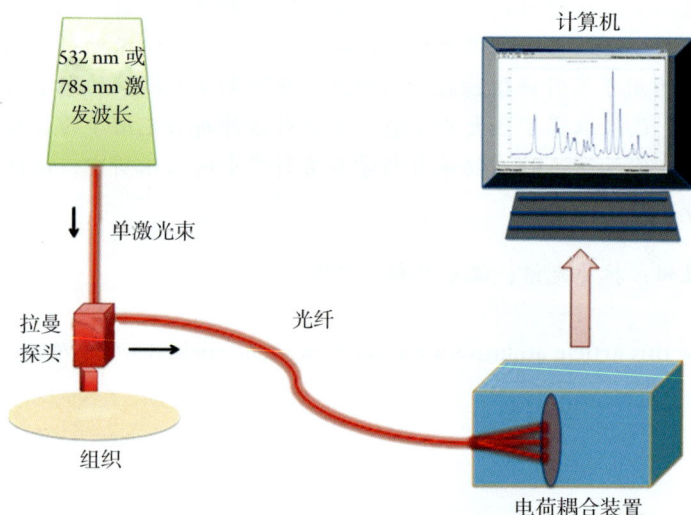

图10-1　拉曼光谱检测标准示意图

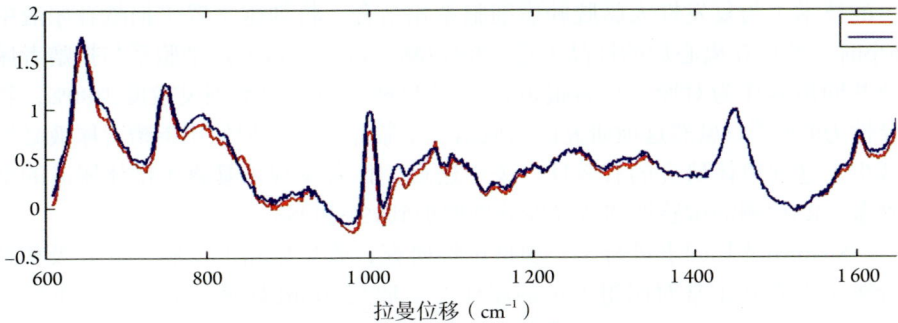

图10-2 拉曼光谱检测后两条输出光谱图像

义的临床诊断数据，并作为膀胱镜检查、尿细胞学检查或膀胱活检的辅助手段，但以上每一种检查都有其固有的局限性。例如，白光膀胱镜检查和尿细胞学检查都具有较高的内部观察者变异性[5]。RS可对膀胱黏膜检测并提供泌尿道上皮病理学的分子指纹图片，以辅助定向活检或提供细胞组成的实时信息[5]。

de Jong等首先在2002年报道了使用RS检测膀胱黏膜的不同层次[6]。他们使用豚鼠模型，并在体外收集膀胱组织样品，于液氮冷冻后在40~50 μm的切片上收集光谱发现，RS能区分尿路上皮、固有层和肌层[6]。

de Jong及其同事又报道了RS对肿瘤和非肿瘤膀胱组织的区分能力[7]。将体外组织切片与组织病理学检查进行比较。RS区分肿瘤与非肿瘤的敏感性为94%，特异性92%，接受者操作特征曲线面积为0.99。

2010年，Draga等报告了他们使用高容量RS进行体内尿路上皮癌诊断的最初经验[8]。作者在行经尿道膀胱肿瘤切除术（TURBT）之前在体内检测了38位患者的光谱。对照组取外观正常的膀胱黏膜，然后进行组织病理学评估。在过滤背景噪声之后，标准化光谱根据病理分类被分组。采用主成分多因素Logistic回归分析，作者报告其检出尿路上皮癌的敏感性为85%，特异性为79%[8]。

最近在2012年，Barman等使用共聚焦拉曼探头证明RS可以提高在体外膀胱标本中检测出恶性膀胱癌的特异性[9]。TURBT术后，收集14个正常标本和14个疾病标本的RS图像，随后用HE染色进行常规病理评估。经Logistic回归和交叉验证后，作者发现RS可以检测体外尿路上皮癌，敏感性为85.7%，特异性为100%，受试者工作特征曲线面积为0.91[9]。拉曼探针可以通过收集来自更深层的较少混杂的组织来减少采样误差，这种探针非常适用于区分高级别和低级别尿路上皮癌和原位癌。

为证明RS可提高尿细胞学准确性的能力，Canetta等检测了暴露于尿液的离体膀胱肿瘤细胞系[10]。作者使用改良后的RS（一种可过滤荧光背景噪声的技术）与复发性人膀胱肿瘤细胞系相结合。将细胞系置于捐献者尿液中6小时，然后在离心后的样品上进行RS检测。将人尿道上皮细胞系与捐赠者尿液共同培养作为对照。作者报道，RS对两种细胞系的鉴别灵敏度为80%，特异性为87%[10]。虽然这项研究试图概括一个临床现象，但使用捐赠者尿液必然减少了这项离体研究的有效性。关于这点，作者发现未暴露于供体尿液的细胞系，RS检测的敏感性和特异性分别增加到98%和95%。

Shapiro及其同事进行了一项推论性研究，收集尿路上皮癌（低分级和高分级）患者和正常对照组人员的尿样[11]。收集50 mL尿液，离心沉淀重新悬浮，然后用RS分析。总体敏感度和特异度分别为96%和90%。结合数学建模，RS正确鉴别了88%的低级别肿瘤和98.6%的高级别肿瘤[11]。

总之，RS可作为诊断膀胱癌和其他尿路上皮良性病变的有效辅助技术。此外，RS可减少不必要的膀胱活检，但是未来必须进行体内试验研究。

3　RS和前列腺癌

RS在前列腺癌诊断方面的研究报道远比膀胱癌少。Crow等最早用RS来区分几种常见的前列腺癌细胞系。作者记录了来自两个分化良好的雄激素敏感型细胞系（LNCaP和PCa 2b）和两个低分化的雄激素不敏感型细胞系（DU145和PC3）的拉曼光谱。RS能够以98%的总体灵敏度和99%的特异性区分这些细胞系[12]。

作者对经尿道前列腺切除术（TURP）后的前列腺组织进行了随访研究。将光谱与组织病理学相关联，RS诊断前列腺癌与良性前列腺增生的准确性为86%[13]。Prieto等使用56个前列腺标本进行了一项相似研究，但准确性更高[14]。RS能够区分良性前列腺增生、前列腺炎、前列腺癌的敏感性分别为92%、100%、85%，特异性分别为94%、94%、98%[14]。RS可在根治性前列腺切除术和/或淋巴结转移阳性患者手术中对切缘进行诊断，这可能改变患者的手术和临床治疗过程。

4　RS和肾/尿路结石

RS已被用于肾相关的良恶性疾病的研究。关于离体肾肿瘤的评估，Bensalah等在手术中研究了RS检测肾肿瘤的能力[15]。光谱从肾部分切除术和肾癌根治性切除术后的肾脏标本中取得，并与组织病理学进行比较。作者报道，RS可以区分低Fuhrman分级和高Furhman分级，敏感性为84%，特异性为80%。同样，RS可以区分组织学亚型（透明细胞、乳头状或嫌色细胞），敏感性为96%，特异性为87%。这项研究突出了术中使用RS作为"光学活检"工具指导肾肿瘤手术的潜力。

RS一直被用于生物材料的分析，因此并不意外RS也被用于分析尿路结石。1983年，Daudon等报道了使用RS根据化学成分对肾结石进行分类[16]。该研究小组发现，根据光谱波长可区分常见的尿路结石（如磷酸钙、草酸钙、鸟粪石和碳酸钙）[16]。最近，Durickovic和他的同事使用RS来分析粉碎后的一水草酸钙和无水结石[17]。同样，Chiu等在输尿管镜和激光碎石术后对尿样进行RS检测。使用尿液中的微结石碎片，作者根据振动波数用RS来分析结石成分[18]。RS在治疗肾结石方面的潜在临床适用性是巨大的。RS可以提供实时的体外结石分析，使临床泌尿科医生能够调节代谢和/或指导饮食[19]。

5　RS和男性不育

也许近期RS在泌尿外科中的应用还包括对男性睾丸精子发生的评估。上海交通大学仁济医院的Liu和同事首先报道了共聚焦RS可区分与透明带（ZP）结合和未结合的精子[20]。众所周知，大多数与ZP结合的精子具有正常的形态和染色质结构[21]，这可以提高临床妊娠率。因此，作者收集了100个ZP结合的精子，分别用RS进行扫描，发现在几个光谱位置及平均光谱强度上，与100个未结合ZP的精子相比存在显著差异[20]。

上海的同一研究小组曾从100例接受睾丸显微取精术（Micro-TESE）的非梗阻性无精子症患者和梗阻性无精子症患者的睾丸组织中分离出支持细胞，并用RS进行检测。简言之，Ma等发现实验和对照组支持细胞的光谱存在四个强度差异[22]。

RS也被用于研究睾丸微石症，这种疾病与性腺发育不全、睾丸扭转、男性不育症和生殖细胞肿瘤相关。目前还不知道睾丸微石症对以上几种疾病的影响程度。为此，De Jong等利用RS对睾丸微石进行了检测，并根据其光谱波长确定其成分主要是羟基磷灰石[23]。通过RS对睾丸微石组成的了解，可揭示其发病的病理过程。

目前，RS正被用于睾丸活检后检测有活性的精子生成，这一研究有望于将来在Micro-TESE术中运用。

6　未来方向

毫无疑问，未来进一步的体内研究对证实RS的安全性和可行性是必要的，以证明RS是否可以作为辅助工具用于各种泌尿系统疾病的实时诊断。将光纤探针纳入腹腔镜、膀胱镜、Foley导管等还须谨慎地进行更进一步的研究，以便于将拉曼技术运用于泌尿外科手术。此外，RS可以用作计算机断层扫描，超声和/或磁共振成像的辅助手段，以提供更准确的鉴别诊断。RS甚至可以用于血清研究（如前列腺癌的新型生物标志物）或尿液研究，提供快速分析和诊断。RS还可用于手术期间评估肿瘤切缘状态或在切除之前使用，以取消对随机活检的需要。

7　总结

　　RS是用于各种泌尿系统疾病的有价值和独特的诊断工具。它允许实时检测生物组织而不使用任何化学染料或标记物。由RS获得的光谱是容易解释的，并且可以提供具有临床意义的信息。目前，RS已被用于多种泌尿生殖器官（肾、前列腺和膀胱）良性和恶性组织的鉴别。RS作为一种"光学活检"工具具有很大的应用前景，可能会影响临床决策，并给泌尿科学和男科学领域带来革命性的进展。

声明

　　本文作者宣称无任何利益冲突。

参考文献

[1]　Raman CV, Krishnan KS. A new type of secondary radiation. Nature 1928; 121: 501-502.

[2]　Crow P, Stone N, Kendall CA, et al. Optical diagnostics in urology: current applications and future prospects. BJU Int 2003; 92: 400-407.

[3]　Crow P, Uff JS, Farmer JA, et al. The use of Raman spectroscopy to identify and characterize transitional cell carcinoma in vitro. BJU Int 2004; 93: 1232-1236.

[4]　Kluger J, Park A. Frontiers of Fertility. TIME magazine 2013.

[5]　Cauberg EC, de Bruin DM, Faber DJ, et al. A new generation of optical diagnostics for bladder cancer: technology, diagnostic accuracy, and future applications. Eur Urol 2009; 56: 287-296.

[6]　de Jong BW, Bakker Schut TC, Wolffenbuttel KP, et al. Identification of bladder wall layers by Raman spectroscopy. J Urol 2002; 168: 1771-1778.

[7]　de Jong BW, Schut TC, Maquelin K, et al. Discrimination between nontumor bladder tissue and tumor by Raman spectroscopy. Anal Chem 2006; 78: 7761-7769.

[8]　Draga RO, Grimbergen MC, Vijverberg PL, et al. In vivo bladder cancer diagnosis by high-volume Raman spectroscopy. Anal Chem 2010; 82: 5993-5999.

[9]　Barman I, Dingari NC, Singh GP, et al. Selective sampling using confocal Raman spectroscopy provides enhanced specificity for urinary bladder cancer diagnosis. Anal Bioanal Chem 2012; 404: 3091-3099.

[10]　Canetta E, Mazilu M, De Luca AC, et al. Modulated Raman spectroscopy for enhanced identification of bladder tumor cells in urine samples. J Biomed Opt 2011; 16: 037002.

[11]　Shapiro A, Gofrit ON, Pizov G, et al. Raman molecular imaging: a novel spectroscopic technique for diagnosis of bladder cancer in urine specimens. Eur Urol 2011; 59: 106-112.

[12] Crow P, Barrass B, Kendall C, et al. The use of Raman spectroscopy to differentiate between different prostatic adenocarcinoma cell lines. Br J Cancer 2005; 92: 2166-2170.

[13] Crow P, Molckovsky A, Stone N, et al. Assessment of fiberoptic near-infrared raman spectroscopy for diagnosis of bladder and prostate cancer. Urology 2005; 65: 1126-1130.

[14] Prieto MC, Crow P, Kendall C, et al. Urological applications of Raman spectroscopy for improved malignant diagnostics. Proc SPIE 2004; 5321.

[15] Bensalah K, Fleureau J, Rolland D, et al. Raman spectroscopy: a novel experimental approach to evaluating renal tumours. Eur Urol 2010; 58: 602-608.

[16] Daudon M, Protat MF, Reveillaud RJ, et al. Infrared spectrometry and Raman microprobe in the analysis of urinary calculi. Kidney Int 1983; 23: 842-850.

[17] Durickovic I, Thiébaud L, Bourson P, et al. Spectroscopic characterization of urea aqueous solutions: experimental phase diagram of the urea-water binary system. Appl Spectrosc 2013; 67: 1205-1209.

[18] Chiu YC, Yang HY, Lu SH, et al. Micro-Raman spectroscopy identification of urinary stone composition from ureteroscopic lithotripsy urine powder. J Raman Spectrosc 2010; 41: 136-141.

[19] Miernik A, Eilers Y, Bolwien C, et al. Automated analysis of urinary stone composition using Raman spectroscopy: pilot study for the development of a compact portable system for immediate postoperative ex vivo application. J Urol 2013; 190: 1895-1900.

[20] Liu F, Zhu Y, Liu Y, et al. Real-time Raman microspectroscopy scanning of the single live sperm bound to human zona pellucida. Fertil Steril 2013; 99: 684-689.e4.

[21] Liu DY, Baker HW. Human sperm bound to the zona pellucida have normal nuclear chromatin as assessed by acridine orange fluorescence. Hum Reprod 2007; 22: 1597-1602.

[22] Ma M, Yang S, Zhang Z, et al. Sertoli cells from non-obstructive azoospermia and obstructive azoospermia patients show distinct morphology, Raman spectrum and biochemical phenotype. Hum Reprod 2013; 28: 1863-1873.

[23] De Jong BW, De Gouveia Brazao CA, Stoop H, et al. Raman spectroscopic analysis identifies testicular microlithiasis as intratubular hydroxyapatite. J Urol 2004; 171: 92-96.

译者：刘宇飞，复旦大学附属华山医院
审校：谢冲，上海交通大学医学院附属国际和平妇幼保健院

Cite this article as: Osterberg EC, Laudano MA, Li PS. Clinical and investigative applications of Raman spectroscopy in urology and andrology. Transl Androl Urol 2014;3(1):84-88. doi: 10.3978/j.issn.2223-4683.2014.01.02

第十一章　大鼠显微精索去神经术与慢性睾丸痛诊断和治疗的联系：从实验室到临床经验总结

Asha E. Jamzadeh, Melissa A. Laudano, E. Charles Osterberg, Marc Goldstein, Philip S. Li

Department of Urology, Weill Cornell Medical College, New York Presbyterian Hospital, New York, NY 10065, USA

Correspondence to: Dr. Philip S. Li, MD. Weill Cornell Medical College, Department of Urology, 525 East 68th Street, New York, NY 10065, USA. Email: psli@med.cornell.edu.

摘要： 慢性睾丸痛是一种常见的泌尿外科疾病，然而，其病因常常较难确定，病理生理学机制也不清楚。因此，对于保守治疗无效的患者，选择何种外科治疗尚不明确。这篇综述描述了关于大鼠显微精索去神经术的研究，并总结了治疗输精管结扎术后睾丸痛的多种手术技术，包括睾丸切除术、附睾切除术、输精管复通手术等。最近更多的研究建议选择显微镜下精索去神经术（microsurgical denervation of the spermatic cord, MDSC），它可以通过标准的手术显微镜或腹腔镜/机器人技术提供的光学放大完成手术。本文概述了所有外科治疗的疗效和并发症的数据，还描述了一些实验室研究，如使用多光子显微镜（multiphoton microscopy, MPM）来鉴别及切除输精管周围神经。最后，鉴于慢性睾丸痛常见于年轻男性，我们总结了来自动物模型关于显微去神经术对于睾丸和输精管结构及功能影响的安全性数据。

关键词：去神经术；安全性；显微外科

View this article at: http://www.amepc.org/tau/article/view/3520/4367

1 引言

慢性睾丸痛是一种常见的泌尿外科疾病，然而慢性睾丸痛的诊断及后续治疗，对于泌尿外科医生来说是具有挑战性的。慢性睾丸痛被定义为持续至少超过3个月以上睾丸疼痛，同时疼痛已影响到了患者的日常活动，并促使他们寻求医学帮助[1-2]。这个定义包括来源于睾丸及附睾的疼痛[3]。从广义的角度来讲，睾丸疼痛属于慢性骨盆疼痛综合征（chronic pelvic pain syndrome，CPPS）的一个类型。慢性睾丸痛可以发生在任何年龄段，但多数患者在30岁这个年龄段的中后段[4]。

2 病因

对于慢性睾丸痛患者的治疗，明确病因是很重要的。患者可以由一些睾丸的疾病继发睾丸痛，包括睾丸肿瘤、睾丸扭转、精索静脉曲张、睾丸鞘膜积液、精液囊肿、感染或创伤。详细询问病史及体格检查对于发现上述情况是非常关键的。患者也可能出现来自与阴囊有相同神经支配的其他脏器的牵涉痛。如输尿管、前列腺、腰椎或者腹股沟疝修补术后所致的髂腹股沟及生殖股神经卡压[5]。有一些小样本的关于输精管结扎术后慢性睾丸痛的报道，输精管结扎术可能导致睾丸和附睾内小管的压力增高[6-7]。Masarani的研究报道有多达5%的输精管结扎术后患者，睾丸的疼痛可持续超过3个月以上[8]。

3 诊断

评估一个慢性睾丸痛患者，详细询问病史及体格检查是很关键的。医生应该询问患者既往手术史，例如，疝修补或输精管结扎术史，任何外伤史，任何伴随症状如排尿困难、尿不尽，以及任何以前偶发的睾丸疼痛史。体格检查对于判断疼痛是来源于睾丸、附睾还是前列腺是有帮助的。此外，尿液检查和培养可以用来排除是否存在感染。对于可能存在性传播疾病的患者，应该留取尿道拭子检查。关于影像学检查，阴囊超声可以排除肿瘤和睾丸扭转[9]。

4 药物治疗

慢性睾丸痛的一线治疗是药物治疗。如果临床、实验室或影像学证据证实存在感染，联合使用氟喹诺酮和多西环素进行抗炎治疗，可以覆盖主要常见的致病菌[10]。对于特发性睾丸痛，推荐阶梯式镇痛治疗。对于中度疼痛，非甾体类抗炎药物（non-steroidal anti-inflammatory drugs，NSAIDs）是主要的止痛药，可根据情况逐渐增加剂量至最大推荐剂量[5]。然而，NSAIDs只能作为短期治疗，长期治疗可能增加消化性溃疡、血小板功能异常、肾功能不全的风险。

抗抑郁药可以作为NSAIDs治疗的辅助用药，三环类抗抑郁药是最常用的，例如，阿米替林，而其他可选药物还有：5-羟色胺再摄取抑制药和伽玛氨基丁酸（GABA）类似物。理论上说，这些药物治疗说明神经性疼痛与任何潜在的主要抑郁症状是同时存在的[5,10-11]。对于持续或加重的疼痛，可增加弱阿片类药物使用频率，如可待因、曲马多。在极少情况下，可尝试给予强效阿片类药物，例如吗啡、丁丙诺啡，但是药物的依赖性及耐受性也是让人担心的[10,12]。对于保守治疗效果不明显，且不愿接受手术治疗的患者，可以尝试给予α受体阻断药治疗。药理学研究显示输精管有较多的α1A肾上腺素能受体表达。理论上，通过选择性的阻断α1A受体，可以解除因输精管平滑肌痉挛引起的输精管功能性梗阻[5]。总之，疼痛专科医生和精神科医生应综合考虑药物的配伍使用。

5 外科治疗：精索去神经术

5.1 显微外科的去神经手术

Devine和Schellhammer于1978年首次描述了显微镜下精索去神经术来治疗慢性睾丸痛。手术过程是切除精索内所有的神经纤维[10]。Heidenreich等报道了96%（34/35）的患者在接受显微去神经术治疗后疼痛缓解，并且没有出现如睾丸萎缩或睾丸鞘膜积液等并发症[13]。值得注意的是，他们只对精索阻滞后睾丸疼痛可以完全缓解的患者实施去神经手术治疗，这被认为是预测手术成功的因素。Strom等报道了实施去神经手术后71%（67/95）的患者疼痛症状轻微改善，17%（17/95）的患者疼痛症状减轻。然而他们筛选患者时，只要求精索阻滞后疼痛减轻，即可实施手术治疗。他们有2例患者出现睾丸萎缩，2例患者出现睾丸鞘膜积液[14]。总之，这些研究支持实施显微去神经术，有较高的疼痛缓解率和较低的睾丸鞘膜积液和睾丸萎缩的并发症发生率。

最近，显微镜下精索去神经术（microsurgical denervation of the spermatic cord，MDSC）的可行性，在啮齿类动物模型中得到了证实。Laudano等比较了对大鼠只实施MDSC和实施MDSC后立即行MPM激光消融术治疗的有效性[15-16]。这个研究包含有9只大鼠，分别实施假手术，仅行MDSC及行MDSC同时立即行MPM激光消融剩余的神经，去神经的部分如图11-1所示。MPM

激光消融术在最近的研究中有更多的描述。与假手术组相比，仅行MDSC组（3.5根神经）和MDSC联合MPM组（1.5根神经）的输精管旁残留神经的平均数量显著降低。仅行MDSC神经切除的有效性为77%，MDSC联合MPM的有效性为90%[16]。然而，MDSC联合MPM与仅行MDSC后所残留神经的数量，二者间没有统计学差异（$P=0.29$）[16]。因此，MDSC是一个有效的精索神经去除技术，然而，MPM激光消融技术的临床价值还不清楚。

5.2　机器人辅助显微去神经手术

机器人辅助显微去神经术是一种比较新的技术，可采用腹股沟、外环下或经腹入路。Parekattil等研究了机器人辅助显微去神经术的意义。他们研究发现75%（18/24）的患者疼痛完全缓解，17%（4/24）的患者疼痛减轻程度超过50%以上。他们的平均手术时间为41分钟[17]。因此，机器人辅助显微去神经手术与使用手术显微镜的去神经术相比有着类似较高的疼痛缓解率。

5.3　腹腔镜去神经术

另一种代替机器人辅助显微去神经术的是腹腔镜下睾丸去神经术，该术

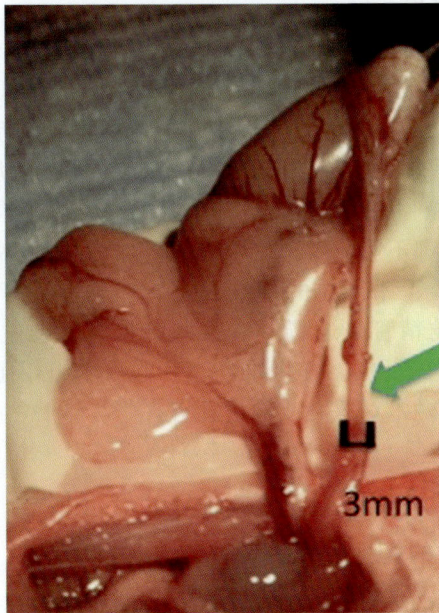

图11-1　腹腔镜下精索去神经术
图上绿色箭头所示的位置是大鼠输精管的
5 mm长的去神经段。标尺标记的长度是3 mm

式不太常用。Cadeddu等报道了77%（7/9）的患者实施该手术治疗后，睾丸疼痛程度平均减轻了69.3%。此外，他们没有出现类似睾丸萎缩等并发症。他们认为经腹入路比传统腹股沟入路的显微去神经术有一定优势，它能避开性腺血管，并能确保切除那些单独走行的神经。这可能是由于性腺血管还没有和输精管及其伴行动脉汇合，因而性腺血管仍可以持续提供动脉血供[18]。腹腔镜手术与显微镜手术和机器人手术有着相似的效果，但是相关的研究较少。

6　该领域的新进展

威尔康奈尔医学院在动物模型中证实，MPM是一种在精确分辨精索及输精管周围神经方面很有前景的新技术。MPM是一种成像技术，其在低激光功率下，可实现解剖结构的无创可视化。在较高功率下，激光可以作为烧蚀的工具[19]。Ramasamy等报道，使用MPM技术，在每只大鼠的精索中平均可找到20~50 μm粗的神经纤维束10根。在高功率下，他们能在<2分钟的时间里，产生>40 μm的空泡并切除一根独立的神经。该技术的大体标本分析显示这种烧灼有类似电刀的效果，而且组织学分析提示输精管及伴行血管没有受到损伤[19]。因此，在未来MPM可能会成为一种切除输精管周围神经的技术。

7　去神经术的安全性

Laudano等研究的第二个目的就是评估实施MDSC和MDSC联合MPM激光消融术后睾丸和输精管结构和功能的变化。值得注意的是，3组间的Johnsen评分是有差异的，Johnsen评分是评价睾丸生精功能受损程度的一个指标。然而，最低的Johnsen评分出现在假手术组，提示睾丸生精功能受损[16]。但由于样本量相对较小，这种情况可能仅是一个假象。总体来看，这些研究提示不管是MDSC还是MPM都不影响睾丸生精功能。除1例假手术组和1例仅行MDSC组以外，所有去神经手术部位的远端输精管内均发现有活动精子。在这些病例中，造影证实输精管是通畅的。这些结果与睾丸生精功能受损有关，但并不是输精管梗阻的证据。作者推断，和假手术组相比没有明显证据表明MDSC和MPM激光消融术对睾丸或输精管有害[16]。

8　手术方式的选择

8.1　输精管结扎术后的复通手术治疗

正如前面所提到的，输精管结扎术后的疼痛综合征（PVPS）是输精管结扎术后的罕见并发症，但它一旦出现，治疗是很有难度的。Horovitz等报道了14例因慢性睾丸痛而实施输精管吻合术的患者结果。在这个研究中，93%

（13/14）的患者疼痛减轻，有50%（7/14）的患者疼痛完全缓解。然而，15%（2/14）的患者睾丸疼痛回到术前水平[20]。Nangia等报道了类似的13例患者输精管结扎术后实施输精管复通手术的情况，69%（9/13）患者疼痛完全缓解[5,21]，输精管复通手术的缺点是手术难度较高，并且对于一小部分患者来说是唯一的选择。然而，结果显示对于药物治疗无效的输精管结扎术后的疼痛，输精管复通手术可以成为一种有效的治疗方式。Brahmbhatt等报道了一些PVPS后实施机器人辅助的输精管复通手术的病例。在24名男性患者的研究中，随访6个月后，机器人辅助输精管复通手术可以将视觉疼痛评分从6.9降至1.8分。标准疼痛影响问卷评分在85%（17/20）的患者中也有所改善[22]。

8.2　睾丸切除术

睾丸切除术被认为是手术治疗中的最后选择。只有在药物治疗及其他保留睾丸的微创手术治疗尝试失败后才能进行。然而，它的有效率并不可靠，Costabile等报道超过80%的患者可能无法缓解疼痛[10,23]，另外要考虑的是，睾丸切除术是采用腹股沟入路还是阴囊入路。Davis等发现腹股沟入路的睾丸切除术效果更好，73%（11/15）的患者疼痛缓解，而阴囊入路的睾丸切除术只有55%（5/9）的患者疼痛缓解。总之，患者应被告知睾丸切除后疼痛仍可能存在。

9　结论

慢性睾丸痛是一种复杂的疾病。由于临床表现多样，诊断具有挑战性，需要详细的病史采集及体格检查。药物治疗是一线治疗，然而，药物治疗无效的后续治疗方法是不确定的。外科治疗有从输精管复通到睾丸切除的多种手术，目前数据支持采用显微去神经术，其可以通过手术显微镜、机器人或腹腔镜来实施。新技术，如用MPM激光消融输精管周围神经，目前正在研究中。最后，鉴于年轻男性的情况，需要考虑治疗效果对未来生育的影响。我们的动物实验研究认为在大鼠的动物模型中，显微去神经术和MPM激光消融术对于输精管或睾丸的影响最小。未来仍需要更大规模的研究，来评估这些技术的安全性和有效性。

声明

本文作者宣称无任何利益冲突。

参考文献

[1]   Gray CL, Powell CR, Amling CL. Outcomes for surgical management of orchalgia in patients with identifiable intrascrotal lesions. Eur Urol 2001; 39: 455-459.

[2]   Davis BE, Noble MJ, Weigel JW, et al. Analysis and management of chronic testicular pain. J Urol 1990; 143: 936-939.

[3]   Nickel JC, Siemens DR, Nickel KR, et al. The patient with chronic epididymitis: characterization of an enigmatic syndrome. J Urol 2002; 167: 1701-1704.

[4]   Wesselmann U, Burnett AL, Heinberg LJ. The urogenital and rectal pain syndromes. Pain 1997; 73: 269-294.

[5]   Granitsiotis P, Kirk D. Chronic testicular pain: an overview. Eur Urol 2004; 45: 430-436.

[6]   Johnson AL, Howards SS. Intratubular hydrostatic pressure in testis and epididymis before and after vasectomy. Am J Physiol 1975; 228: 556-564.

[7]   Shafik A. Electrovasogram in normal and vasectomized men and patients with obstructive azoospermia and absent vas deferens. Arch Androl 1996; 36: 67-79.

[8]   Masarani M, Cox R. The aetiology, pathophysiology and management of chronic orchialgia. BJU Int 2003; 91: 435-437.

[9]   Campbell MF, Wein AJ, Kavoussi LR. Campbell-Walsh urology. In: Wein AJ, Kavoussi LR. eds. 9th ed. Philadelphia: W.B. Saunders, 2007.

[10] Kumar P, Mehta V, Nargund VH. Clinical management of chronic testicular pain. Urol Int 2010; 84: 125-131.

[11] Schover LR. Psychological factors in men with genital pain. Cleve Clin J Med 1990; 57: 697-700.

[12] Reid C, Davies A. The World Health Organization three-step analgesic ladder comes of age. Palliat Med 2004; 18: 175-176.

[13] Heidenreich A, Olbert P, Engelmann UH. Management of chronic testalgia by microsurgical testicular denervation. Eur Urol 2002; 41: 392-397.

[14] Strom KH, Levine LA. Microsurgical denervation of the spermatic cord for chronic orchialgia: long-term results from a single center. J Urol 2008; 180: 949-953.

[15] Laudano MA Osterberg EC, Sheth S, et al. Video: Microsurgical Denervation of Rat Spermatic Cord: Safety and Efficacy Data 2013. AUA 2013 San Diego.

[16] Laudano MA, Osterberg EC, Sheth S, et al. Microsurgical Denervation of Rat Spermatic Cord: Safety and Efficacy Data. BBJU Int 2014; 113: 795-800.

[17] Parekattil SJ, Brahmbhatt JV. Robotic approaches for male infertility and chronic orchialgia microsurgery. Curr Opin Urol 2011; 21: 493-499.

[18] Cadeddu JA, Bishoff JT, Chan DY, et al. Laparoscopic testicular denervation for chronic orchalgia. J Urol 1999; 162: 733-735; discussion 735-736.

[19] Ramasamy R, Sterling J, Li PS, et al. Multiphoton imaging and laser ablation of rodent spermatic cord nerves: potential treatment for patients with chronic orchialgia. J Urol 2012; 187: 733-738.

[20] Horovitz D, Tjong V, Domes T, et al. Vasectomy reversal provides long-term pain relief for men with the post-vasectomy pain syndrome. J Urol 2012; 187: 613-617.

[21] Nangia AK, Myles JL, Thomas AJ JR. Vasectomy reversal for the post-vasectomy pain

syndrome: a clinical and histological evaluation. J Urol 2000; 164: 1939-1942.

[22] Brahmbhatt J, Gudeloglu A, Parekattil S. The efficacy of robotic-assisted vasectomy reversal for post-vasectomy pain. Fertil Steril 2013; 100: S216.

[23] Costabile RA, Hahn M, McLeod DG. Chronic orchialgia in the pain prone patient: the clinical perspec-tive. J Urol 1991; 146: 1571-1574.

译者：周梁，西北妇女儿童医院（陕西省妇幼保健院）
审校：陈向锋，上海交通大学医学院附属仁济医院，上海市人类精子库

Cite this article as: Jamzadeh AE, Laudano MA, Osterberg EC, Goldstein M, Li PS. Microsurgical denervation of the rat spermatic cord and its connection to the diagnosis and treatment of chronic orchialgia: a bench to bedside experience. Transl Androl Urol 2014;3(1):89-93. doi: 10.3978/j.issn.2223-4683.2014.01.03

第十二章　精子获取技术的更新

Andrew Leung[1], Jose Mira[2], Wayland Hsiao[3]

[1]Emory University School of Medicine, Atlanta, GA, USA; [2]Morehouse School of Medicine, Atlanta, GA, USA; [3]Kaiser Permanente, Oakland Medical Center, Department of Urology, Oakland, CA 94611, USA

Correspondence to: Wayland Hsiao, MD, Associate Physician. Kaiser Permanente, Oakland Medical Center, Department of Urology, 3600 Broadway, Specialty Medical Office Building, Suite 40, Oakland, CA 94611, USA. Email: wayland.hsiao@kp.org.

摘要：无精子症是男性不育症最严重的类型。体外受精（in vitro fertilization，IVF）和单精子卵细胞质内注射（intracytoplasmic sperm injection，ICSI）技术的出现，使得我们对处理无精子症（无论是梗阻性无精子症还是非梗阻性无精子症）的能力都有了很大的进步。在梗阻性无精子症患者中，上述技术使得男性无需通过显微外科生殖道重建手术就有机会成为父亲，而且也为那些无法完成生殖道重建手术的患者带来了希望。在非梗阻性无精子症患者中，睾丸显微取精术（microdissection testicular sperm extraction，mTESE）使得我们能够从那些仅有极少量精子的患者中获取精子。显微手术在精子获取过程中的应用，提高了获得精子的数量和质量，也最大程度降低了手术的次数。

关键词：精子获取；无精子症；睾丸；精子

View this article at: http://www.amepc.org/tau/article/view/3521/4368

1　引言

在世界范围内，不育症影响着相当一部分夫妇。大量研究显示，不育症的发病率大约是15%[1-2]。在这些不育症夫妇中，大约50%为男性因素，20%为单纯男性因素[3]。在男性不育症中，最严重的类型是无精子症。这一疾病的定义是，两份相隔至少一个月的精液标本在经过离心后未能找到精子。无精子症的发病率在整体人群大约是1.9%[4]，在不育男性中大约是15%[5]。

随着单精子卵细胞质内注射（intracytoplasmic sperm injection，ICSI）技术的出现，对于那些过去被认为无法成为父亲的非梗阻性无精子症的患者而言，现在有了成为父亲的希望。对于梗阻性无精子症患者而言，也为他们提供了另一种有别于显微外科生殖道重建手术的方法。因此，手术取精的技术使得大多数梗阻性和非梗阻性无精子症男性的生育问题有了一种既可行又降低创伤的方法。所有取精技术的目标，就是能够获得可供辅助生殖技术所使用的精子。对于每名患者而言，有很多因素影响具体选择何种取精方式，包括无精子症的类型、显微外科医生的手术能力、所需花费、手术室条件、体外受精（in vitro fertilization，IVF）的时间安排、想生育多少孩子、所需要精子的数量以及患者的要求等。尽管选择何种取精方式和辅助生殖方式比较复杂，不过比较明确的是，显微手术取精与非显微手术取精相比，前者有着极大的优势。本文介绍了目前常用的取精方法，以及它们适用于哪些情况。

2　梗阻性无精子症

梗阻性无精子症的定义为睾丸具有正常生精功能，但是由于生殖道梗阻，射出的精液中无法找到精子。生殖道的梗阻可能是由于先天性或者获得性原因所致。梗阻性无精子症的原因包括输精管结扎术、先天性双侧输精管缺如、射精管梗阻、特发性梗阻、手术引起的医源性梗阻（如腹股沟疝修补术、盆腔的根治性手术、鞘膜囊肿切除术、睾丸固定术、输精管吻合术失败）等。在美国，输精管结扎术是最常见的原因，估计每年完成的输精管结扎术有175 000~354 000例。对于绝大多数梗阻性无精子症患者而言，显微外科手术和IVF-ICSI治疗都是可选择的方案。输精管吻合术是另一篇综述的主题，本文主要介绍这类患者接受IVF-ICSI治疗时选用的手术取精方法。

总体而言，梗阻性无精子症患者可以获得的精子数量较多。从附睾液中获得的精子数量可以达到每毫升一百万之多。尽管每家生殖中心的睾丸穿刺取精和附睾穿刺取精的IVF-ICSI成功率有所不同，但附睾穿刺获得的精子数量更多是毋庸置疑的。然而，在梗阻性无精子症患者中，"反向运动"概念的提出认为，高质量的精子更容易出现在生殖道近端而不是远端，这是因为远端的巨噬细胞活性较高，导致精子质量下降[6]。因此，在梗阻性无精症患者中，附睾近端穿刺是获得较多高质量精子的理想选择。我们也讨论了梗阻性无精子症患者各种取精方式的比较。表12-1是这些方法优缺点的总结。

2.1 经皮精子获取技术

有多种用于取精的经皮穿刺技术，包括睾丸细针抽吸术（testicular fine-needle aspiration，TFNA）经皮附睾穿刺取精术（percutaneous epdidymal sperm aspiration，PESA），以及经皮睾丸穿刺活检术（percBiopsy）。开放性睾丸精子抽吸术也是选项之一（单点活检或多点活检）。这些技术均不需要显微外科手术技巧，可以在局部麻醉或静脉诱导麻醉下完成。

2.1.1 睾丸细针抽吸术（testicular fine-needle aspiration，TFNA）

在经皮睾丸精子获取技术中，睾丸细针抽吸术的技术难度最低，但其获得精子的数量也最少。麻醉方法是在阴囊皮肤表面麻醉以及精索阻滞麻醉。术者用拇指和食指固定睾丸，再沿着睾丸长轴的方向插入细针。通过该方法，破坏生精小管并获得其内部的精子。因此，需要将细针反复小心插入和拔出，直至取得足量的睾丸组织。术者使用一种Franzen持针器可以提供抽吸所需要的负压。但是，因其较低的获精数量和潜在的睾丸损伤可能，我们并不推荐这一方法。Shufaro等通过一种大鼠模型证明，该方法会导致睾丸组织的进展性和不可逆性损伤、凝固型坏死、生精小管退化、支持细胞被破坏以及产生慢性炎症。损伤的程度和穿刺术的次数呈正相关[7]。不过，目前尚没有其对人类影响的数据。

表12-1　梗阻性无精子症患者不同取精方式的优缺点总结

方法	优点	缺点
MESA（显微附睾取精术）	• 一次性获得大量精子 • 混入血液的量较少	• 需要显微外科手术技巧 • 需要局部或全身麻醉支持 • 患者花费较高
PESA（经皮附睾穿刺取精术）	• 需要显微手术技巧 • 速度快 • 创伤较小	• 有时获精量较少 • 取精可靠性较低 • 可能造成睾丸动脉损伤 • 导致附睾损伤 • 二次穿刺的成功率降低
TESE（睾丸精子抽取术）	• 不需要显微手术技巧 • 取精可靠性较高	• 侵入性损伤较经皮穿刺方法高 • 需要切除部分睾丸组织 • 导致睾丸血肿
TFNA（睾丸细针抽吸术）	• 不需要显微手术技巧 • 速度快 • 创伤较小	• 动物模型提示睾丸弥漫性纤维化 • 获精量较少 • 获精量不足以满足冷冻需要

2.1.2 经皮附睾穿刺取精术（percutaneous epdidymal sperm aspiration，PESA）

PESA不需要显微外科手术技术，在局部麻醉下即可获得可供辅助生殖技术使用的附睾精子。将预装有精子处理液的蝶形针头连接到注射器上，用拇指和食指固定附睾头部，将蝶形针头沿附睾长轴插入，插入深度不超过针头长度的三分之一。将细针缓慢抽吸，并给予一定的负压，即可看到乳白色液体吸入管道内，用止血钳将管道夹闭，再把全部液体注入收集管内。可以连接多条管道以获得足量的精子。

PESA的优点在于其获得精子的成功率较高，获得前向运动精子的成功率约为84%[8]。而且，PESA操作相对简单，不需要显微手术训练，局麻下即可完成。然而，其缺点也有很多，包括引起附睾广泛纤维化、未来再次行PESA难度增加、降低未来进行显微复通手术的可能性等。Pasqualotto等在一项研究中报道，曾经进行过PESA以进行辅助生殖技术的患者，再次进行PESA时的获精率仅有26%，这可能是由于附睾瘢痕形成所致。也就是说，PESA操作虽然侵入程度较低，但其可能对附睾造成的损伤比想象中更大[9]。其他缺点还包括，穿刺为相对"盲穿"，获精量差异较大，固定附睾和穿刺针有一定难度等。而且，穿刺时样本容易混入血液，这会降低精子的质量。另外，由于供应睾丸的血管穿过该区域，穿刺针在盲穿的过程中可能会损伤这些血管，从而影响睾丸血流供应。总而言之，尽管操作较为简单，但是PESA的上述缺点使得其并不是一种完全没有风险的操作。

2.1.3 经皮睾丸细针穿刺活检术（percutaneous testicular needle biopsy，Percbiopsy）

另外一种经皮的取精方法，是用一种14G的活检枪进行睾丸的穿刺活检。该操作在精索局部阻滞麻醉下完成。通过该方法，可以从一个穿刺点施行多点活检。该法获得的精子数量比睾丸细针抽吸术法获得的精子数量多。但是与显微附睾取精术（microsurgical epididymal sperm aspiration，MESA）相比，取精的精子数量较少，且质量较低。与其他经皮穿刺方法相似，该法也是盲穿进入睾丸，因此术后的睾丸血肿仍不可忽视，特别是活检枪的穿刺点较大时。最后需要指出，在取出的睾丸组织样本较小，术者固定睾丸、进行多点穿刺活检时，通常需要助手协助准备活检枪并将样本放置好。

2.1.4 睾丸精子提取术（testicular sperm extraction，TESE）

传统的睾丸精子提取术也可用于梗阻性无精子症的取精，并具有一定的优势。在理想的条件下，对于确诊为梗阻性无精子症的患者而言，该法的获精率可以接近100%。睾丸精子提取术同样不需要显微外科技巧，在局麻下即可完成。通常，我们在诊室局麻下（精索阻滞麻醉和阴囊皮肤麻醉）即可完成。首先，术者在阴囊皮肤表面打开一个小口，直到睾丸鞘膜表面；到达该层次后，固定两针在鞘膜表面，再插入锥形针头，穿过睾丸鞘膜和白膜；用手术刀将睾丸鞘膜和白膜切开一小口，取出一小块睾丸组织；用双极电刀逐层对睾丸白膜、阴囊肉膜止血，再将阴囊表面皮肤用合适的方法缝合。我们发现，患者对该方法的耐受力相当好，而且在缝合前可以在直视下进行有效的止血。

2.2　显微附睾取精术（microsurgical epididymal sperm aspiration，MESA）

显微附睾取精术是一种显微外科操作，该方法将一条条附睾管分离出来，并用玻璃小管或眼科显微切割刀进行显微穿刺以获取其中的精子。它是梗阻性无精子症患者首选的取精方法。在所有的手术取精方法中，与其他经皮穿刺取精法相比，其获得精子的数量是最多的[10]。显微附睾取精术的获精量可达1 500万~9900万，这足以提供大量的活动精子，并可以进行有效的分装冷冻保存[10-11]。此外，由于可以在显微镜直视下观察附睾及其穿刺点，因此血液对样本的污染较小（防止血液对精子的毒性作用），也降低了对附睾的其他损伤和影响睾丸血供的可能性。

术者可以通过显微附睾取精术在多条附睾管进行穿刺以选择最好的精子。理想的目标是选择梗阻段近端，膨胀的、琥珀色的附睾管。每次穿刺所取出的样本都应该进行精子活力的分析，在理想条件下，还应将部分样本进行冷冻。如果该区域未能获得高质量的精子，或冷冻精子的质量较差，应该进一步向接近附睾头部的管腔进行显微穿刺，直到获得高质量的精子。在某些极端条件下，如果多次连续穿刺的样本中，都只有较次质量的精子，可以将附睾表面的膜打开，以暴露更多的管腔，获取更多的精子样本[12]，必要时可改为睾丸精子提取术取精。

在实际的取精过程中，技术的使用是根据具体情况而采用的，并没有特定的处理方案。一些手术医生会使用玻璃微量吸管对附睾管进行显微穿刺，直接吸取附睾液。另一种方法是穿刺附睾管，将附睾液汇集起来，再用血细胞比容吸管收集附睾液（利用毛细管现象）。如果没有血细胞比容吸管，也可用一支装有精子缓冲液并连接有24G留置针的1 mL注射器进行吸取。同样，要注意避免混入血液。显微附睾取精术的优势之一，就是可以获得高浓度的精子，而且没有血液混杂。尽管获得的样本体积仅有10~20 μL，但其获得的精子总数可达1 500万~9 900万之多[10-11]。显微附睾取精术不需要全身麻醉，局部麻醉加上静脉镇静药物即可。

3　非梗阻性无精子症

在IVF-ICSI技术出现之前，患有非梗阻性无精子症的男性只能选择供精或收养，无法生育生物学上属于自己的后代。然而，随着ICSI技术的出现，约15%仅有极少量睾丸精子的不育症男性，能够有机会生育后代[5]。随着认识逐渐深入，人们发现睾丸组织的生精能力并不完全一致，因此有可能可以获取少量有精子产生的睾丸组织以用于辅助生殖技术。目前用于这类患者的取精方法包括睾丸细针抽吸术、睾丸精子提取术和睾丸显微取精术（microdissection testicular sperm extraction，mTESE）。随着睾丸显微取精术的诞生，通过光学显微镜可以对生精小管进行有选择性的切取，与传统的睾丸精子提取术或多点活检相比，减少了睾丸组织的切取量（9.4 *vs.* 720 mg），提高了精子获取的效率[13]。

3.1　睾丸细针抽吸术（fine needle aspiration）

睾丸细针抽吸术和上文用于梗阻性无精子症患者取精的方法是一致的。睾丸细针抽吸术可以在睾丸活检后进行，也可在取精前用于"定位"睾丸的不同区域生精情况[14]。不过，多个对照研究显示，与开放性睾丸活检相比，睾丸细针抽吸术在非梗阻性无精子症患者中的获精效率较低[15]。因此，我们并不推荐睾丸细针抽吸术作为非梗阻性无精子症患者首选的或者独立的取精方法。

3.2　睾丸精子提取术（testicular sperm extraction，TESE）

传统的睾丸精子提取术切取部分睾丸组织进行精子抽取，该过程可以在直视下完成，或者在光学放大镜下完成。根据医生的习惯不同，可以进行单点或多点取样，取出来的样本数量和组织体积也有所差异。当然，尽管在睾丸精子提取术操作之前，可能已经进行过若干次尝试以确定睾丸组织生精的区域，但传统的睾丸精子提取术仍是通过盲穿法以选择获取精子的位置[16-18]。在睾丸精子提取术时进行多点穿刺或取出数块组织，从而提高了切取睾丸组织的体积，但其获精率仍不能确定。另外一个值得考虑的劣势在于，该法有影响睾丸血液供应的风险。在进入睾丸组织内部之前，血管分布于睾丸白膜表面，如果没有手术显微镜的观察，很难不损伤到这些血管。由于有着出血样本受到血液污染的风险、取出的组织需求量较大等情况，我们倾向于其他的拥有较少次数的尝试且具有较高获精机会的方法。

3.3　睾丸显微取精术（microdissection testicular sperm extraction, mTESE）

由于普通的睾丸精子提取术会引起睾丸损伤的风险，以及获精量较少等情况，催生了睾丸显微取精术的出现[13]。该方法通过使用显微镜帮助鉴定更有可能有生精功能的生精小管。通常，术者起初会选择较大体积的睾丸，或者既往活检提示生精状态相对较好的睾丸（如果曾经进行过睾丸活检）；通过显微镜的放大作用，睾丸白膜下和内部的血管可以被清晰看见并被保护；沿着睾丸白膜的无血管区域将睾丸切开一个较大的切口，通过这个切口以暴露睾丸组织。术者进一步沿着睾丸小叶分离睾丸组织，直接观察以发现可能有生精功能的生精小管（图12-1）。寻找这些可能有生精细胞的生精小管的基本原则是，这些管腔大多直径较粗，颜色较不透明。那些硬化的或仅有支持细胞（sertoli cell）的管腔，一般直径较细，看起来较为细长。术者通过显微手术技巧，将那些更有可能产生精子的管腔取出，并交给胚胎学家进行进一步评估。找到了足够量的精子之后，再关闭睾丸，结束手术。

研究显示，与传统的睾丸精子提取术相比，睾丸显微取精术的取精率较高，取精数量较高，切取的睾丸组织较少[13,19-20]。超声和激素检查显示，与传统的多点睾丸活检相比，睾丸显微取精术后的睾丸急慢性改变都较少[21]。不过即便是睾丸显微取精术，术者也要注意平衡切取样本的数量和损伤睾丸血管网的风险。

睾丸显微取精术的优点和注意事项，在下文会进一步说明。

3.3.1　组织处理

将睾丸显微取精术中获得的睾丸组织，分散置入300~500 μL的精子处理液中。用无菌剪刀将组织剪碎，以达到机械破坏的作用。进一步将睾丸组织悬液通过一根24G的留置针进行分离，以提高取精数量[22]。一个大样本的睾丸显微取精术研究显示，如果在手术室初步处理后未能见到精子，进一步进行组织消化处理和扩大寻找范围，根据继往经验，可以在7%的病例中获得精子[23]。

3.3.2　睾丸活检的作用

由于诊断性睾丸活检的结果既不能否定也不能肯定取精的结局，因此在我们的实践过程中，并不推荐在取精前进行诊断性睾丸活检。即便组织学报告显示为唯支持细胞综合征，成功取精的概率仍有25%~40%[24-27]。如果这一数据对于一对夫妇而言，并不能让他们放弃继续尝试IVF的希望，我们认为诊断性穿刺依然是不必要的，这只是多增加了取精前的一个步骤而已。

3.3.3　睾丸显微取精术取精结局的预测指标

很显然，目前对于非梗阻性无精子症患者而言，最大的问题之一就是要找到生精功能的预测因子，以帮助患者做出是否继续进行取精尝试的决定。理想的方案应该是无创性的，容易实施的，预测结果较为准确的，且费用合理，容易被广泛接受。尽管目前还没有完美的方法，但是为了提高预测的准

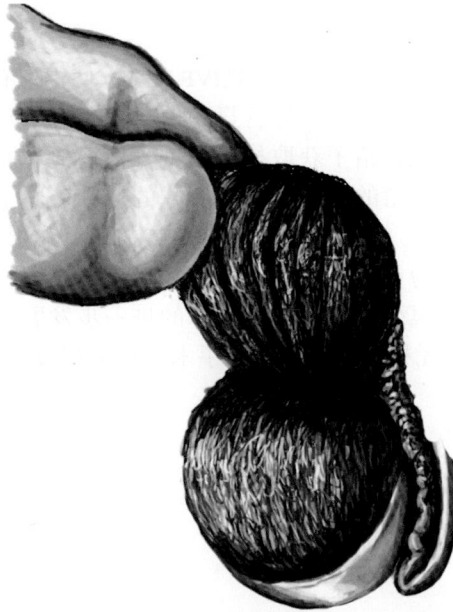

图12-1　在睾丸显微取精术时，沿着睾丸赤道轴的无血管区域将其分为两部分
一旦睾丸表面的组织暴露出来、未发现相对较粗的生精小管时，沿着睾丸小叶的乏血管区域进一步打开（如图中垂直的暗区所示），以使得术者可以通过显微镜观察每一处生精小管。当发现了较粗的生精小管时，将其取出以寻找精子。

确性，已经有了很多尝试。

对于睾丸显微取精术而言，如果既往活检提示有见到较高层次的生精细胞（不一定是最主要的病理类型），或者曾有过成功取精的睾丸精子提取术史，这两项是仅有的目前对于成功取精的预测指标[25,27-30]。另一方面，非梗阻性无精子症的病因，包括睾丸体积、血清FSH水平、手术时长、体重指数、基础睾酮水平及针对性腺功能减退而进行的药物治疗的反应，这些指标对取精成功的影响则较小，甚至没有影响[24,28,31-35]。事实上，一些通过多变量模型去预测取精结局的尝试，其预测效率也十分有限[36]。因此，新技术的进步（包括高级的细胞成像[18]、睾丸活检组织的基因表达模式[37]和其他新的生精相关的生物标记物）能够使我们更好地预测哪些人可以从取精尝试中获益。

4 结论

随着辅助生殖技术的进步，特别是IVF-ICSI，使得患有无精症的男性也有了成为生物学上的父亲的能力。尽管显微外科生殖道重建手术曾经是这些患者唯一的选择，但是现在精子获取技术的进步使得他们能够用最小的代价，获得最多的用于辅助生殖的精子。取精方式的选择取决于无精子症的病因，但是无论是梗阻性还是非梗阻性无精子症，显微外科技术都有着极大的优势，有条件时可以作为首选的方案。目前用于预测非梗阻性无精子症取精结局的临床预测因子还很少，我们期待技术的进一步发展，使得我们能更准确地预测哪些非梗阻性无精子症患者能从手术取精中获益。

致谢

我们感谢Vanessa Dudley为本文插图所作出的贡献。

声明

本文作者宣称无任何利益冲突。

参考文献

[1] Gunnell DJ, Ewings P. Infertility prevalence, needs assessment and purchasing. J Public Health Med 1994; 16: 29-35.

[2] Philippov OS, Radionchenko AA, Bolotova VP, et al. Estimation of the prevalence and causes of infertility in western Siberia. Bull World Health Organ 1998; 76: 183-187.

[3] Thonneau P, Marchand S, Tallec A, et al. Incidence and main causes of infertility in a resident population (1,850,000) of three French regions (1988-1989). Hum Reprod 1991; 6: 811-816.

[4] Willott GM. Frequency of azoospermia. Forensic Sci Int 1982; 20: 9-10.

[5] Jarow JP, Espeland MA, Lipshultz LI. Evaluation of the azoospermic patient. J Urol 1989; 142: 62-65.

[6] Mooney JK Jr, Horan AH, Lattimer JK. Motility of spermatozoa in the human epididymis. J Urol 1972; 108: 443-445.

[7] Shufaro Y, Prus D, Laufer N, et al. Impact of repeated testicular fine needle aspirations (TEFNA) and testicular sperm extraction (TESE) on the microscopic morphology of the testis: an animal model. Hum Reprod 2002; 17: 1795-1799.

[8] Yafi FA, Zini A. Percutaneous epididymal sperm aspiration for men with obstructive azoospermia: predictors of successful sperm retrieval. Urology 2013; 82: 341-344.

[9] Pasqualotto FF, Rossi-Ferragut LM, Rocha CC, et al. The efficacy of repeat percutaneous epididymal sperm aspiration procedures. J Urol 2003; 169: 1779-1781.

[10] Sheynkin YR, Ye Z, Menendez S, et al. Controlled comparison of percutaneous and microsurgical sperm retrieval in men with obstructive azoospermia. Hum Reprod 1998; 13:

3086-3089.

[11] Janzen N, Goldstein M, Schlegel PN, et al. Use of electively cryopreserved microsurgically aspirated epididymal sperm with IVF and intracytoplasmic sperm injection for obstructive azoospermia. Fertil Steril 2000; 74: 696-701.

[12] Zenke U, Jalalian L, Shen S, et al. The difficult MESA: findings from tubuli recti sperm aspiration. J Assist Reprod Genet 2004; 21: 31-35.

[13] Schlegel PN. Testicular sperm extraction: microdissection improves sperm yield with minimal tissue excision. Hum Reprod 1999; 14: 131-135.

[14] Turek PJ, Cha I, Ljung BM. Systematic fine-needle aspiration of the testis: correlation to biopsy and results of organ "mapping" for mature sperm in azoospermic men. Urology 1997; 49: 743-748.

[15] Friedler S, Raziel A, Strassburger D, et al. Testicular sperm retrieval by percutaneous fine needle sperm aspiration compared with testicular sperm extraction by open biopsy in men with non-obstructive azoospermia. Hum Reprod 1997; 12: 1488-1493.

[16] Turek PJ, Givens CR, Schriock ED, et al. Testis sperm extraction and intracytoplasmic sperm injection guided by prior fine-needle aspiration mapping in patients with nonobstructive azoospermia. Fertil Steril 1999; 71: 552-557.

[17] Tunç L, Alkibay T, Küpeli B, et al. Power Doppler ultrasound mapping in nonobstructive azoospermic patients prior to testicular sperm extraction. Arch Androl 2005; 51: 277-283.

[18] Ramasamy R, Sterling J, Fisher ES, et al. Identification of spermatogenesis with multiphoton microscopy: an evaluation in a rodent model. J Urol 2011; 186: 2487-2492.

[19] Amer M, Ateyah A, Hany R, et al. Prospective comparative study between microsurgical and conventional testicular sperm extraction in non-obstructive azoospermia: follow-up by serial ultrasound examinations. Hum Reprod 2000; 15: 653-656.

[20] Tsujimura A, Matsumiya K, Miyagawa Y, et al. Conventional multiple or microdissection testicular sperm extraction: a comparative study. Hum Reprod 2002; 17: 2924-2929.

[21] Ramasamy R, Yagan N, Schlegel PN. Structural and functional changes to the testis after conventional versus microdissection testicular sperm extraction. Urology 2005; 65: 1190-1194.

[22] Ostad M, Liotta D, Ye Z, et al. Testicular sperm extraction for nonobstructive azoospermia: results of a multibiopsy approach with optimized tissue dispersion. Urology 1998; 52: 692-696.

[23] Ramasamy R, Reifsnyder JE, Bryson C, et al. Role of tissue digestion and extensive sperm search after microdissection testicular sperm extraction. Fertil Steril 2011; 96: 299-302.

[24] Ramasamy R, Schlegel PN. Microdissection testicular sperm extraction: effect of prior biopsy on success of sperm retrieval. J Urol 2007; 177: 1447-1449.

[25] Abdel Raheem A, Garaffa G, Rushwan N, et al. Testicular histopathology as a predictor of a positive sperm retrieval in men with non-obstructive azoospermia. BJU Int 2013; 111: 492-499.

[26] Okada H, Dobashi M, Yamazaki T, et al. Conventional versus microdissection testicular sperm extraction for nonobstructive azoospermia. J Urol 2002; 168: 1063-1067.

[27] Haimov-Kochman R, Lossos F, Nefesh I, et al. The value of repeat testicular sperm retrieval in azoospermic men. Fertil Steril 2009; 91: 1401-1403.

[28] Su LM, Palermo GD, Goldstein M, et al. Testicular sperm extraction with intracytoplasmic sperm injection for nonobstructive azoospermia: testicular histology can predict success of

sperm retrieval. J Urol 1999; 161: 112-116.

[29] Ramasamy R, Ricci JA, Leung RA, et al. Successful repeat microdissection testicular sperm extraction in men with nonobstructive azoospermia. J Urol 2011; 185: 1027-1031.

[30] Seo JT, Ko WJ. Predictive factors of successful testicular sperm recovery in non-obstructive azoospermia patients. Int J Androl 2001; 24: 306-310.

[31] Ramasamy R, Lin K, Gosden LV, et al. High serum FSH levels in men with nonobstructive azoospermia does not affect success of microdissection testicular sperm extraction. Fertil Steril 2009; 92: 590-593.

[32] Ramasamy R, Fisher ES, Ricci JA, et al. Duration of microdissection testicular sperm extraction procedures: relationship to sperm retrieval success. J Urol 2011; 185: 1394-1397.

[33] Reifsnyder JE, Ramasamy R, Husseini J, et al. Role of optimizing testosterone before microdissection testicular sperm extraction in men with nonobstructive azoospermia. J Urol 2012; 188: 532-536.

[34] Bryson CF, Ramasamy R, Sheehan M, et al. Severe testicular atrophy does not affect the success of microdissection testicular sperm extraction. J Urol 2014; 191: 175-178.

[35] Ramasamy R, Bryson C, Reifsnyder JE, et al. Overweight men with nonobstructive azoospermia have worse pregnancy outcomes after microdissection testicular sperm extraction. Fertil Steril 2013; 99: 372-376.

[36] Ramasamy R, Reifsnyder JE, Husseini J, et al. Localization of sperm during microdissection testicular sperm extraction in men with nonobstructive azoospermia. J Urol 2013; 189: 643-646.

[37] Ando M, Yamaguchi K, Chiba K, et al. Expression of VASA mRNA in testis as a significant predictor of sperm recovery by microdissection testicular sperm extraction in patient with nonobstructive azoo-spermia. J Androl 2012;33:711-716.

译者：安庚，广州医科大学附属第三医院
审校：潘峰，华中科技大学同济医学院附属协和医院

Cite this article as: Leung A, Mira J, Hsiao W. Updates on sperm retrieval techniques. Transl Androl Urol 2014;3(1):94-101. doi: 10.3978/j.issn.2223-4683.2014.02.03

第十三章 机器人显微外科在男性不育和泌尿外科中的应用——提升机器人技术到新的水平

Ahmet Gudeloglu, Jamin V. Brahmbhatt, Sijo J. Parekattil

The PUR Clinic & South Lake Hospital, Clermont, FL, USA
Correspondence to: Sijo J. Parekattil, M.D. The PUR Clinic & South Lake Hospital, 1900 Don Wickham Drive, Clermont, FL 34711, USA. Email: sijo_p@hotmail.com.

摘要： 关于机器人辅助显微外科手术的报道最早出现在20世纪90年代，最初是关于动物和早期的临床研究。一些临床机构最近已经发表了较大规模的系列性研究论文。机器人辅助显微外科领域仍在发展中，辅助工具和器械也在不断改进。很显然这是一项独一无二的技术——是显微外科，还是机器人外科？抑或是两者兼备。从历史沿革可以很明显地看出，只要结果对患者更有利，外科手术会随着时间的推移不断发生变革形成新的技术。我们当前的机器人平台对于显微外科手术可能不是很理想，但是辅助工具与精细器械的使用将使其进一步发挥潜能。本篇综述介绍了各种机器人辅助显微外科手术在男性不育和泌尿外科中应用的现状，也会介绍一些在非传统路径（如腹腔内输精管吻合术）的创新应用和辅助工具。

关键词： 机器人显微外科；机器人输精管再通术；机器人输精管吻合术；机器人输精管附睾吻合术；机器人精索静脉结扎术；机器人定向精索去神经术；机器人睾丸取精术

View this article at: http://www.amepc.org/tau/article/view/3486/4369

1 引言

在不孕不育夫妇中，男性不育因素约占50%[1]。尽管大约1/3的男性不育病因是特发性，但仍有相当数量的男性患者（先天性或医源性）可以通过手术进行治疗，例如，精索静脉曲张和输精管梗阻[2]。显微外科手术重建是这些男性生殖系统异常的标准治疗方法[3]。在非梗阻性无精子症（NOA）患者的诊断和治疗方式上显微外科也扮演着重要的角色[4]。

人类进化和开发利用新工具的能力是一个持续数十亿年的进程。这种天生的能力或者渴望进步的意识被描述为一种新构架，称其为进化心理学[5]。进化心理学支持一种假说，即知识的获取和对行为的适应性调节是一个动态和渐进的过程。因此，我们在手术过程中开发和使用新技术可能会以类似的方式进行。

与许多泌尿外科疾病采用机器人辅助腹腔镜手术的情况相似，机器人辅助显微外科手术的应用还处于起步阶段，如果逐步发展为成本更低、更具性价比的显微外科机器人，机器人显微外科平台将会更易获得。

本文介绍了机器人辅助显微外科在男性不育及泌尿外科领域的最近进展：显微镜下输精管再通术、腹腔内输精管吻合术（既往有腹股沟疝相关输精管梗阻的患者）、外环下显微精索静脉结扎术、显微外科睾丸取精术（Micro-TESE）和针对慢性睾丸疼痛的定向显微去神经术[6]等这些手术中使用的一些新的辅助工具也将提及。

2 显微泌尿外科的发展

20世纪70年代以来，显微泌尿外科发生了重大意义的进展。Silber引进了适用于泌尿外科操作的手术显微镜[7]。Belker报道了通过显微镜放大手术视野可以改善输精管吻合术患者的预后[8]。显微镜的使用需要稳定的操作平台，便于外科医生在显微镜下操作时可以站立或坐在患者旁边。这就带动了专用座椅、支撑扶手和其他设备的开发，以帮助手术台旁的外科医生支持和稳定手臂。相对丁简单的光学放大镜下操作，这是一项新的技术。

在2000年，Abbou等率先报道了机器人辅助腹腔镜下根治性前列腺切除术，帮助缓解外科医生在腹腔镜手术中身体的疲劳和突破技术上的限制[9]。随着机器人腹腔镜手术的普及，在动物研究中也探索了进行机器人辅助显微手术的可行性[10-11]，并随后进行了早期的临床研究[12-14]。目前正在进一步探索在更大规模的研究中使用该技术[6]。

达芬奇（IntuitiveSurgicalInc.，Sunnyvale，CA，USA）是目前唯一可从商业途径获得，经FDA批准的可用于泌尿外科的手术系统。截至2013年10月，世界范围内超过2 500台达芬奇系统在2 000多家医院安装使用。该系统的最新版本具有高分辨率三维视图（放大倍数可达10~15倍）和3个机械手臂。这些机械手臂具有6个自由度，可进行180°关节运动和540°旋转，用来模仿外科医生的手腕和手指动作。它使外科医生能够突破人手限制，更大幅度地转动器械，为显微外科手术提供一些新的操作能力。机械手臂可消除手的生理震颤并支持移动缩放。外科医生控制台提供了一个舒适、符合人体工程学的界面，可减少外科医生的疲劳。第三个附加手臂还允许外科医生控制另外一种器械，可减少对手术助手的依赖。该手臂还支持添加辅助成像或感应工具，如多普勒超声探头，可提供额外的实时信息来辅助外科医生实施手术[15]。

外科医生控制台不仅支持专业成像软件TilePro（Intuitive Surgical Inc.，Sunnyvale，CA，USA），还支持外科医生在控制台上同时拥有3个视觉信号输入。这些附加的同步图像可以是实时多普勒超声影像识别血管结构和（或）从光学相差显微镜视野实时评估精液或睾丸组织中的精子[6]。这种多视角功能为外科医生提供了多视角同步成像/数据感测，如同飞机驾驶舱一样的体验。经验丰富的显微外科医生GoldsteinM（显微外科和空军医学专家）先前评论过，进行显微外科手术与驾驶高性能飞行器以500节的时速在50~500英尺之间飞行所需的手眼协调性相似[16]。显然，机器人辅助显微外科手术将会进一步弥合这些相似之处。

3 机器人显微外科在梗阻性无精子症（OA）治疗中的应用

OA被定义为由于男性生殖道存在任意部位的梗阻，在精液或射精后尿液中缺失精子（或精子前体）[2,17]。OA在无精子症患者中占40%[18]。梗阻可由输精管结扎术（最常见原因）、先天性（先天性输精管缺如）、感染（附睾炎）或医源性（阴囊、腹股沟或经尿道手术，如腹股沟疝修补术）导致[19]。OA引起的男性不育患者在考虑接受治疗时有两种选择：①手术矫正或梗阻部位重建；②获取睾丸或附睾精子应用辅助生殖技术（ART）实现授孕[17]。本文将进一步描述这些患者手术重建的选择和一些已经逐步形成的新的机器人手术辅助方案。

如果梗阻部位在输精管或附睾，可选择显微镜下输精管复通术[19]。据报道，在双侧输精管结扎术后，显微外科输精管复通术的成功率高达98%[20]。近期，陈等报道显微输精管附睾吻合术再通率为92%[21]。这些手术在技术上存在挑战性，取得良好的结果需要具有丰富的显微外科临床经验和严格的显微外科训练[16,22]。显微外科操作需要精准的手术技巧，包括精确的手眼协调性、灵活性和减少手部震颤[23]。

2003—2004年，在对显微外科医生的技术要求和对显微手术辅助工具的进一步探索中产生了最初的机器人辅助显微手术的概念。使用机器人辅助显微外科手术最早在输精管复通术的动物模型中进行尝试。初期体外和动物实验证实了机器人辅助的优势，例如，消除震颤、减少手术时间和减少吻合口部位精子肉芽肿，同时具有相当的输精管再通率[10-11,24]。2004年Fleming等在首例患者系列研究中，认为机器人可以更轻松、更精确地进行缝合，并且可缩短学习曲线[12]。2007年De Naeyer等的另一篇病例报告则进一步支持了机器人辅助输精管复通术的可行性[25]。

Santomauro等近期展示了不同的机器人辅助输精管复通技术（单层和双层吻合技术）的可行性和有效性[26]。他们还比较了经验丰富的外科医生与泌尿外科住院医生的平均手术时间。尽管经验丰富的外科医生平均时间为38分钟，住院医生平均时间为54分钟，但并无统计学意义。该组报告再通率为93%（在13例患者中有12例精液中可见精子）。这是一个非常有趣的研究，住院医生对于这项技术的操作具有一个非常快的学习曲线，术后良好的结局能够和一些非常有经验的显微外科医生相媲美。

我们还比较了机器人辅助显微输精管复通术和标准显微输精管复通术[27]。与单纯显微输精管吻合术（80%）相比，机器人辅助显微输精管吻合术的再通率较高（96%），P值为0.002。这其中包括了同一名显微外科医生在专科培训学习期间完成的所有复通术。我们团队也证明了机器人辅助与单纯显外科微手术相比，输精管吻合（97分钟 vs. 120分钟，$P=0.0003$）和输精管附睾吻合（120分钟 vs. 150分钟，$P=0.0008$）的手术时间明显缩短。

技术方法

在机器人辅助显微外科手术中，输精管复通术中吻合部位的准备和吻合技术与单纯显微外科手术相同。与单纯显微外科手术不同的是，使用机器人辅助显微EndoWrist器械（Intuitive Surgical Inc.，Sunnyvale，CA，USA）完成显微外科吻合。我们在左右臂使用黑钻显微镊，在第四臂使用Potts剪刀（图13-1）。

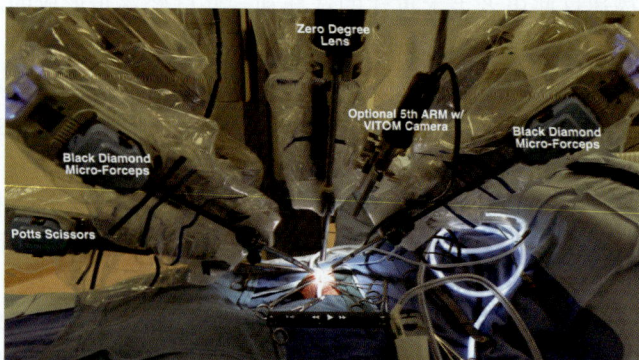

图13-1　机器人辅助输精管复通术中机器人及其器械设置

这些机械臂均通过外科医生控制台上的手指操纵器进行控制。当患者处于仰卧位时，机器人可停靠在患者右侧。我们采用双层缝合技术，内层黏膜腔使用10-0双针尼龙线缝合5~7针，外层输精管肌层使用9-0尼龙线缝合7~9针，输精管外膜使用3-0 Prolene线缝合减轻吻合口张力。机器人输精管附睾吻合术（Robotic vasoepididymostomy，RAVE）与纵向套叠技术相似[6,21]。我们采用两根10-0双针尼龙缝合线由附睾管管腔至输精管黏膜腔缝合，然后用9-0尼龙线将附睾被膜与输精管外膜环形缝合5~6针，减轻吻合口张力。

截至2013年10月，我们已完成180例机器人辅助输精管复通术。患者术中和术后数据统计及结果详见表13-1。术后在任意时间单次射出精液中超过100万个精子即可被认定为复通成功。

外科医生控制台中有三维高清放大视图，拥有机器人显微器械6个自由度的旋转和关节运动能力，为显微外科医生提供了非常好的手眼协调性和灵活性。并且，震颤消除和稳定的人体工程学操作平台，可以使显微外科医生在很舒适的状态下执行复杂的操作。附加的第四臂也减少了对熟练的显微外科手术助手的依赖。此外，外科医生控制台中的TilePro软件支持同时查看多达三个输入影像（图13-2）。

图13-2显示了在RAVE术中典型的外科医生视角。有附加的两个同步图像：一个是手术室技术人员正在从光学相差显微镜下观察附睾液中的精子，另一个则是来自视频监视器的（VITOM）光学放大系统（KarlStorzInc.，Tuttlingen，Germany）。使术者具有在手术操作时同步评估附睾液的能力，可以提高了显微外科医生的手术效率[15]。VITOM相机系统附加的光学放大器支持外科医生对手术视野进行额外的光学放大（可提供高达15~20陪的放大倍率）。这种五臂机器人系统配备VITOM相机，外科医生在操作过程中无需缩放手术视野，每个相机可设置成不同的焦距范围——3D数码相机提供10~15倍的全局视野，VITOM相机可提供15~20倍的高倍放大光学视图[15]。

机器人辅助输精管复通术的开展还可创造一些新的可能，将显微手术带

表13-1　180例机器人辅助输精管复通术的数据统计和结果

	RAVV（n=106）	RAVE（n=74）
平均年龄（岁）	41 [23-59]	43 [27-64]
平均梗阻时间（年）	7 [1-23]	10 [1-49]
平均手术时间（分钟）	120 [40-180]	150 [60-210]
平均随访时间（月）	26 [1-73]	25 [1-51]
再通率（%）	97	55

RAVV：机器人辅助输精管吻合术；RAVE：机器人辅助输精管附睾吻合术；OR：手术室。

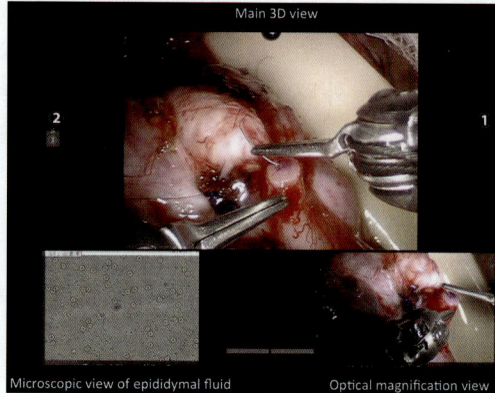

图13-2　在机器人输精管附睾吻合术期间外科医生控制台中所见
①中间上方为3D高清机器人相机的主影像；
②左下方影像是从光学相差显微镜中评估附睾液中精子；③右下方影像为手术操作视频监视器（VITOM）光学放大图像（Karl Storz Inc., Tuttlingen, Germany）。

入曾经被认为难以实施的部位，如腹腔盆底的位置。Najari等最近描述了机器人辅助腹腔镜下腹腔段输精管的游离，使疝修补术后导致输精管梗阻的患者可以在腹股沟外环处行标准的显微输精管无张力吻合[28]。Trost等已采用这种方法，并且描述了在先前接受双侧腹股沟疝修补导致双侧输精管梗阻的患者中实施首例机器人体内显微双侧输精管吻合术[29]。对于这些患者来说这种方法是很有益的，因为现在可以采用很小的腹股沟切口游离外部输精管，然后通过隧道将近端部分输精管送入盆腔进行显微外科重建。通常在腹腔内很难游离较长的输精管到达阴囊，这种技术更容易使阴囊段输精管通过腹股沟区域进入盆腔，实现无张力吻合。

机器人辅助输精管复通术也为住院医生和专科医生提供了一种便利的训练手段[30]。较新型的机器人系统可为外科医生提供双控制台，允许一位有经验的外科医生与实习医生同时进行操作。

4　机器人显微外科在非梗阻性无精子症（NOA）治疗中的应用

被诊断为睾丸生精障碍或NOA是男性生殖道中不存在相关梗阻的无精子症。精子生成障碍可能是由于睾丸先天缺陷（原发性）或继发于内分泌失调所致[31]。尽管NOA可从临床表现如激素和体检状况与OA进行区分，但只有在对睾丸组织进行病理检测时才能明确诊断。目前的诊断标准是睾丸活组织检查结果，不仅可明确诊断，还可用于睾丸取精术中获取精子进行辅助生殖[2]。

目前临床上有一些取精技术，包括附睾或睾丸针吸活检术、经皮或开放性睾丸活检及显微睾丸取精术（Micro-TESE）。其中，Micro-TESE的取精成功率最高[4]。

机器人辅助显微睾丸取精术（robotic assisted micro-TESE，ROTESE）的安全性和有效性正在评估中，初步结果似乎可以与单纯显微手术方法相媲美[6,15]。未来的机器人辅助显微睾丸取精平台会起更大作用，在显微睾丸取精术期间使用辅助同步成像技术能够更好地检测出精子。

技术方法

ROTESE的手术技术与标准的显微外科手术相似，不同之处在于机器人可用于曲细精管的评估。白膜切开后，机器人平台停靠在患者的右侧（仰卧位）。右臂为黑钻显微镊，左臂为显微双极镊，第四臂为Potts剪刀（图13-3）。图13-3显示ROTESE术中外科医生的控制台：3D主视图（中间上方）提供10~15倍的数字化放大；左下视图为男科医生/胚胎学家通过相差显微镜实时成像评估睾丸组织；右下视图为放大15~20倍的生精小管。

近期，利用基于探针的激光共聚焦显微镜定位可用精子技术已经开始应用[32]。激光共聚焦显微镜能够鉴定生精小管中荧光标记的精子、精母细胞和精原细胞；另一组数据也显示了多光子显微镜在检测睾丸组织中精子的作用[33]。

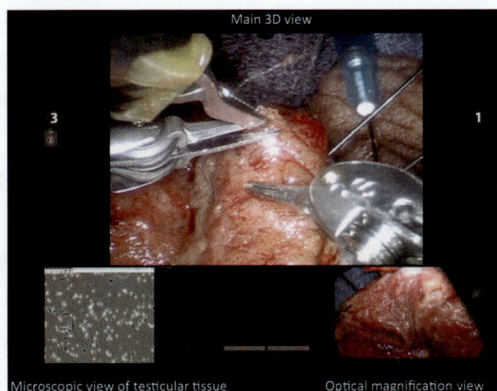

图13-3　在机器人辅助显微睾丸取精术中外科医生控制台所见
主影像为3D高清机器人相机，左手边为光学显微镜下视图，右手边为术中操作监视器图像（VITOM）。外科医生可以在手术同时与胚胎学家对提取的组织进行评估。TESE，睾丸取精术。

一旦这些辅助成像工具更广泛地用于临床，将非常适用于机器人辅助平台，这些信息可以很容易进行整合并使用第四臂来进行操作。

5 机器人显微外科在精索静脉曲张治疗中的应用

精索静脉曲张可导致寻求不育治疗的男性精液分析参考值出现异常的可能性增加两倍[34]。精索静脉结扎术可以显著改善精液参数，近期一项Meta分析显示该技术无论是在数量还是在活力方面都使精子得到显著改善[35]。与其他技术相比，外环下显微精索静脉结扎术的自然受孕率更高，术后复发和手术并发症的发生率更低[36]。

2008年Shu等初步报道了机器人辅助外环下显微精索静脉结扎术的安全性及可行性的对照研究结果，描述了消除震颤、具有稳定性及符合人体工程学的平台是机器人手术的优势[13]。我们团队进一步在犬精索模型（前瞻性随机对照试验）中考察这项技术，与标准显微手术方法相比，机器人辅助显微精索静脉结扎术（robotic assisted microsurgical varicocelectomy，RAVx）的手术时间明显缩短[15]。最近，Mechlin和McCullough报告了使用RAVx的初步经验结果[37]，发现RAVx与标准的显微外科手术时间无明显差异。但他们注意到这是一个RAVx的学习曲线，随着病例增多，机器人手术时间逐渐缩短。

技术方法

采用腹股沟下路径显露外环下方精索，将精索提出皮肤表面并在下方使用压舌板平台固定，然后分离提睾肌，找到扩张的静脉，使用机器人显微器械用3-0丝线结扎[6]。右臂常用黑钻显微镊，左臂用显微双极镊，第四臂用弯曲的单极剪。既往研究表明，75%的患者在腹股沟管下方水平的精索中有多根睾丸动脉[38]。其中95%的动脉都被附着静脉包绕[38]。因此，为了避免在精索静脉手术中对睾丸动脉造成意外损伤，我们常规使用微型多普勒超声探头来评估动脉和静脉的位置。当使用两个机械手臂结扎静脉时，机器人平台允许附加手臂使用超声探头来实时监测动脉血流。目前有两种微型多普勒超声探头可用：VTI（Vascular Technology Inc.，Nashua，NH，USA）提供易于使用的一次性可监听的微型多普勒探头（图13-4）；Aloka（Hitachi-Aloka，Tokyo，Japan）有一种微型超声多普勒探头（图13-4），可以提供精确的全精索超声成像及多普勒血流监测。超声探头的输出信号可以直接发送到外科医生控制台，在术中实时成像。

我们团队从2008年6月—2013年10月共完成238例RAVx手术。RAVx手术的平均手术时间是20分钟。76%的少精子症患者的精子数量和/或活力明显提高，28%的无精子症患者转为少精子症，92%的睾丸疼痛患者疼痛评分显著降

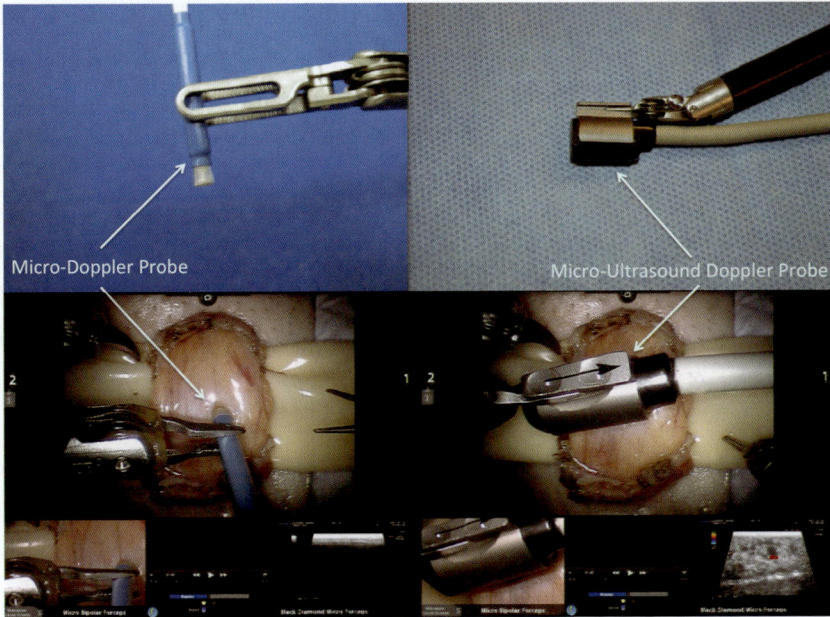

图13-4　两种微型多普勒超声探头

左侧为可监听的微型多普勒探头（Vascular Technology Inc., Nashua, NH, USA），右侧为微型超声多普勒探头（Hitachi-Aloka, Tokyo, Japan），上方图像显示为超声探头，下方图像显示机器人辅助外环下精索静脉结扎术中使用超声探头进行监测。

低，84%的睾丸疼痛患者在精索静脉结扎术的同时，也进行了机器人辅助的定向显微去神经术。

6　机器人显微外科在慢性腹股沟或阴囊内容物疼痛治疗中的应用

慢性腹股沟或阴囊内容物疼痛（chronic groin or scrotal content pain，CGSCP）定义为在腹股沟、阴囊、睾丸或附睾中持续超过3个月的不适或疼痛[39-40]。尽管有些患者既往有输精管结扎术、腹股沟疝修补术、感染和外伤史，但其确切机制尚不清楚。大约40%的患者没有明显的病因（特发性疼痛）[39-43]。

CGSCP首先是使用镇痛药、抗炎药和抗生素等药物进行治疗。神经递质抑制药（如加巴喷丁）可以在治疗患有神经性疼痛的特殊病例中获益[40]。只有当所有非侵入性治疗方法无效时，才采用手术治疗方案，如精索显微去神经术（microsurgical denervation of the spermatic cord，MDSC）、附睾切除术和睾丸切除术。在现有的手术方案中，MDSC的成功率较高且创伤性最小[43-44]。我们小组最近研究了在CGSCP男性中MDSC手术的解剖学基础。该研究证实了位于精索中神经束沃勒变性的3个特定分布区域：提睾肌区域、输精管组织周围、动脉周围/脂肪组织后方[45]。已知在其他区域如四肢的周围神经中沃勒变性可引起慢性疼痛。这有助于我们制订针对MDSC的可行方法，以改善在手术过程中的结扎量，目标是只结扎含有神经沃勒变性的组织，同时保留大部分的精索。

Laudano等最近进行了一项动物研究（大鼠模型）来证明MDSC手术的安全性和有效性[46]。研究结果显示，与实验对照组（MDSC组3.5根神经 vs. 假手术组15.5根神经，P=0.003）相比，在MDSC术后输精管周围剩余的神经纤维平均数目显著下降。术后两个月后再次进行评估，与假手术组相比，实验组未观察到对精子发生或输精管通畅性的影响。

技术方法

机器人辅助定向显微去神经术（robotic assisted targeted microsurgical denervation，RTMDSC）由我们团队在2010年首次报道[14]。我们的技术不同于Levine[47]描述的标准MDSC，他们采用了较为保守的定向精索内组织结扎，也涉及了机器人平台的使用。标准的MDSC技术涉及除睾丸动脉、输精管（先前已做过输精管结扎术的病例除外）和淋巴管以外的大部分精索组织的结扎。RTMDSC侧重于我们之前在研究中论证的精索中包含沃勒变性神经分布的3个特定区域的结扎[6,45,47]，大部分精索内筋膜和内部精索被保留。我们采用外环下路径，将精索提至皮肤表面。结扎外环区域髂腹股沟神经和生殖股神经的分支，并对精索周围的内侧、后方和外侧进行烧灼。精索固定于压舌板平台上。机器人停靠在患者右侧（仰卧位）。右臂使用黑钻显微镊，左臂使用显微双极镊，第四臂使用单极弯剪。使用单极弯剪小心游离结扎提睾肌层，在保留输精管动脉和输精管的同时小心结扎血管周围鞘膜，最后结扎后方脂肪/动脉周围组织。精索内筋膜和内部精索完全被保留。

Laudano等提示，在标准的MDSC之后，仍然有一些神经纤维存留在输精管周围组织中[46]。由于在先前研究中显示输精管周围组织是一个具有沃勒变性密度最高的神经区域，所以我们采用输精管水分离技术进一步结扎该组织中可能存在的任何细小神经纤维，并同时保留输精管血供（输精管血管丛）。此前动物研究已经证明了这种技术应用的有效性[48]。

为了降低精索周围神经瘤和瘢痕形成的风险，我们还在RTMDSC结束时用生物惰性胶（AxoGuard，Axoge，Gainesville，FL，USA）包裹精索[49]。

最近我们对技术的改进是在RTMDSC期间使用CO_2激光柔性光纤（OmniGuide，Cambridge，MA，USA）（图13-5）来执行上述3个关键区域组织的结扎/消融。我们最近进行了一项对照研究，通过新鲜人类尸体来评估单极电灼与CO_2激光消融对组织损伤或周围热损伤的程度[50]。研究表明，与标准

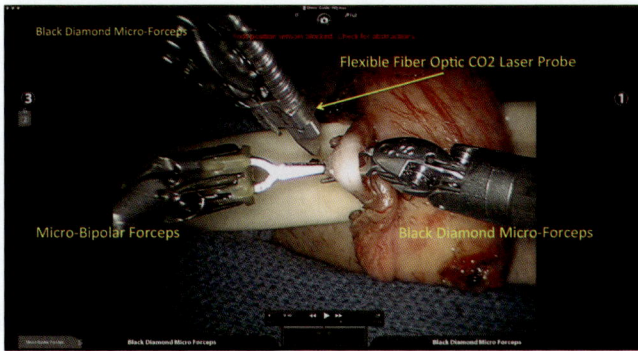

图13-5 CO₂激光柔性光纤

在RTMDSC术中使用CO₂激光柔性光纤（OmniGuide，Cambridge，MA，USA）进行输精管周围组织消融

单极电灼相比，CO_2能量导致的周围热损伤程度显著降低[50]。因此，目前我们在RTMDSC组织消融过程中使用这种激光，进行更精确和可控制的组织切割。

从2008年10月—2013年10月，我们已经完成了546例RTMDSC手术。机器人手术平均时间为15分钟（范围：10~150分钟）。术前和术后疼痛通过体外验证疼痛评估工具进行评估：PIQ-6（QualityMetric Inc.，Lincoln，RI，USA）。在RTMDSC术后6个月，84.8%的患者术后疼痛（463/546例）明显减少（>50%）。在这个组中，70.5%的患者（385例）疼痛完全缓解，14.3%的患者（78例）疼痛评分降低了50%以上。15.2%的患者术后疼痛没有减轻[83]。并发症包括1例睾丸缺血、2例睾丸动脉损伤（术中修补，无远期后遗症）、1例输精管损伤（术中修补，无远期后遗症）、10例阴囊血肿、3例鞘膜积液和5例切口感染。

RTMDSC为显微外科医生提供了一些有利条件，附加机械臂减少了对熟练的显微外科操作助手的依赖，支持外科医生通过控制台轻松整合各种影像和传感模块以提高手术效率，更重要的是提供了一个消除手震颤和减少外科医生疲劳的人体工程学平台。在我们机构中，机器人显微外科技术使我们得以提高外科手术量（减少手术时间，在同等时间内完成更多手术的能力），这样就可将患者的自付费用降低到与标准显微手术相当的水平。当然，要形成这种局面需要大量的病例数。随着未来机器人平台价格下降以及更多技术平台的开发，使用机器人的成本将会变得更低。

在输精管结扎术后疼痛的患者中，输精管复通术也是一种可行的手术治疗方案[51]。我们已经研究过机器人辅助输精管复通术对于术后疼痛的有效性[52]。24例输精管结扎术后患者进行机器人输精管复通术（22例行机器人辅助输精管吻合术（robotic assisted vasovasostomy，RAVV），2例行RAVE）。85%的患者术

后疼痛明显减轻（>50%疼痛评分降低）。不过需要更大规模的研究和长期随
访来评估其临床效用。

7 机器人显微外科培训

在标准的显微外科技术中，显微外科实验室的培训可提高外科医生的信
心，减轻压力和缩短手术时间[23]。同样，机器人平台的训练可为机器人显微
外科手术带来相似的益处。

在表13-2中列举了一些经典的机器人显微外科训练模型和每种模型实
例[53]。初期推荐使用模拟器和非活组织仿生材料练习来熟悉机器人系统[53]。

我们近期进行了一项研究，以评估如何使用非传统方法掌握机器人显微
外科手术技能[54]。在这项对照研究中，一组从未接受过训练的参与者通过使
用机器人所有3个手臂构建乐高®积木来进行机器人显微外科训练，另一组是
通过在人工合成输精管（Syndaver®）模型上进行机器人显微手术吻合进行反
复训练。在训练前后进行检验时（通过在人工合成输精管上进行吻合），两
组都显示出相似的机器人技能显著提升。这样的练习和反复训练，可有助于
提升显微外科医生的机器人技能。

随后我们推荐采用非活体生物模型，如取材于根治性膀胱切除术后标本
的输精管部分[53]。Ruggiero也描述了使用蚯蚓进行机器人显微外科训练的可行
性[55]。最后建议在大鼠和兔的动物模型上完成机器人显微输精管吻合术[53]。

另一个需要思考的问题是在培训中能否将先前的显微外科技术借鉴到机
器人显微外科手术。Karamanoukian等进行了一项研究，他们比较了接受完整
培训的血管外科医生和中等水平的外科住院医生使用机器人系统进行血管吻
合的情况，发现两组之间没有明显的差异，先前的显微手术经验似乎并没有
影响到机器人操作的学习曲线[56]。Ramdhian等在没有任何机器人显微外科及
标准显微外科手术经验的外科医生中比较了机器人吻合术和标准显微外科吻
合术的学习曲线，虽然标准显微外科吻合术的学习曲线比机器人吻合术的时
间短，但差异无统计学意义[57]。

机器人辅助操作的另一个重要方面是手术室工作人员的培训和经验。由

表13-2 机器人辅助显微外科训练模型种类

训练模型	实例
模拟器	Mimic®、Rose®、dv-Trainer®
非活组织仿生材料	塑料环、Lego®、硅胶管、Syndaver®、显微缝合练习板
非活体生物材料	膀胱根治术后输精管标本、蚯蚓、鸡翼动脉、胎盘
活体动物模型	大鼠、小鼠、兔

于机器人手术需要团队的协作，包括麻醉医生、巡回护士、器械护士和手术助手在内的所有团队成员的培训对于团队的执行效率至关重要[58]。

8　未来的机器人显微外科

达芬奇机器人系统的高成本和缺乏触觉反馈是目前存在的主要问题。然而，随着技术的进步，这些局限性将会被更新的、更具竞争力的平台所克服。

最近，发布了一段称为SPORT-经脐单孔机器人技术的新型机器人系统的工作原理视频（Titan Medical Inc.，Toronto，Ontario，Canada）[59]。视频展示了一款3D高清相机和两个柔性机械臂通过一个单孔平台进行操作。该小组还致力于开发一种叫做Amadeus的多孔手术系统，系统的特点是具有触觉反馈。Raven是华盛顿大学的一款外科机器人，由国防部资助，致力于军事应用的远程医疗[60-61]。Sofie（外科医生操作力反馈接口Eindhoven）是来自荷兰Eindhoven大学的另一款机器人，正在进一步开发触觉反馈[61]。

所有这些技术进步可为外科医生提供更多的工具和选择，在未来让外科医生能够从标准的显微外科手术转向机器人辅助的显微外科手术。

9　结论

在男性不育和泌尿外科中，机器人辅助显微外科手术可能作为标准显微外科手术的辅助方式出现，具有消除震颤、多视图放大、附加机械臂和增强的灵活性等优点。当前文献证实了机器人辅助显微外科手术方式的安全性和可行性，但仍需大规模的前瞻性研究来证明其临床获益优于标准显微外科手术。

声明

本文作者宣称无任何利益冲突。

参考文献

[1]　Thonneau P, Marchand S, Tallec A, et al. Incidence and main causes of infertility in a resident population (1,850,000) of three French regions (1988-1989). Hum Reprod 1991; 6: 811-816.

[2]　Jungwirth A, Giwercman A, Tournaye H, et al. European Association of Urology guidelines on Male Infertility: the 2012 update. Eur Urol 2012; 62: 324-332.

[3]　Goldstein M, Tanrikut C. Microsurgical management of male infertility. Nat Clin Pract Urol 2006; 3: 381-391.

[4]　Schlegel PN. Nonobstructive azoospermia: a revolutionary surgical approach and results. Semin Reprod Med 2009; 27: 165-170.

[5]　Cosmides L, Tooby J. Evolutionary psychology: new perspectives on cognition and

motivation. Annu Rev Psychol 2013；64：201-229.

[6] Parekattil SJ，Gudeloglu A. Robotic assisted andrological surgery. Asian J Androl 2013；15：67-74.

[7] Silber SJ. Microsurgery in clinical urology. Urology 1975；6：150-153.

[8] Belker AM. Urologic microsurgery--current perspectives：I. Vasovasostomy. Urology 1979；14：325-329.

[9] Abbou CC，Hoznek A，Salomon L，et al. Remote laparoscopic radical prostatectomy carried out with a robot. Report of a case. Prog Urol 2000；10：520-523.

[10] Kuang W，Shin PR，Matin S，et al. Initial evaluation of robotic technology for microsurgical vasovasostomy. J Urol 2004；171：300-303.

[11] Schiff J，Li PS，Goldstein M. Robotic microsurgical vasovasostomy and vasoepididymostomy：a prospective randomized study in a rat model. J Urol 2004；171：1720-1725.

[12] Fleming C. Robot-assisted vasovasostomy. Urol Clin North Am 2004；31：769-772.

[13] Shu T，Taghechian S，Wang R. Initial experience with robot-assisted varicocelectomy. Asian J Androl 2008；10：146-148.

[14] Parekattil SJ，Cohen MS. Robotic surgery in male infertility and chronic orchialgia. Curr Opin Urol 2010；20：75-79.

[15] Parekattil SJ，Brahmbhatt JV. Robotic approaches for male infertility and chronic orchialgia microsurgery. Curr Opin Urol 2011；21：493-499.

[16] Goldstein M. The making of a microsurgeon. J Androl 2006；27：161-163.

[17] Tanrikut C，Goldstein M. Obstructive azoospermia：a microsurgical success story. Semin Reprod Med 2009；27：159-164.

[18] Jarow JP，Espeland MA，Lipshultz LI. Evaluation of the azoospermic patient. J Urol 1989；142：62-65.

[19] Practice Committee of American Society for Reproductive Medicine in collaboration with Society for Male Reproduction and Urology. The management of infertility due to obstructive azoospermia. Fertil Steril 2008；90：S121-S124.

[20] Patel SR，Sigman M. Comparison of outcomes of vasovasostomy performed in the convoluted and straight vas deferens. J Urol 2008；179：256-259.

[21] Chan PT. The evolution and refinement of vasoepididymostomy techniques. Asian J Androl 2013；15：49-55.

[22] Li PS，Schlegel PN，Goldstein M. Use of silicone medical grade tubing for microsurgical vasovasostomy training. Urology 1992；39：556-557.

[23] Mehta A，Li PS. Male infertility microsurgical training. Asian J Androl 2013；15：61-66.

[24] Kuang W，Shin PR，Oder M，et al. Robotic-assisted vasovasostomy：a two-layer technique in an animal model. Urology 2005；65：811-814.

[25] de Naeyer G，van Migem P，Schatteman P，et al. Robotic assistance in urological microsurgery：initial report of a successful in-vivo robot-assisted vasovasostomy. J Robot Surg 2007；1：161-162.

[26] Santomauro MG，Choe CH，James O，et al. Robotic vasovasostomy：description of technique and review of initial results. J Robot Surg 2012；6：217-221.

[27] Parekattil SJ，Gudeloglu A，Brahmbhatt J，et al. Robotic assisted versus pure microsurgical

vasectomy reversal: technique and prospective database control trial. J Reconstr Microsurg 2012; 28: 435-444.

[28] Najari BB, Li PS, Mehta A, et al. V1593 robotic-assisted laparoscopic mobilization of the vas deferens for correction of obstructive azoospermia induced by mesh herniorrhaphy. J Urol 2013; 189: e654.

[29] Trost L, Parekattil S, Wang J, et al. Intracorporeal Robot-Assisted Microsurgical Vasovasostomy for the Treatment of Bilateral Vasal Obstruction Occurring Following Bilateral Inguinal Hernia Repairs with Mesh Placement. J Urol 2014; 191: 1120-1125.

[30] Mechlin C, Mccullough A. V1591 robotic microsurgical vasectomy reversal: initial experience and surgical outcomes from a single academic center. J Urol 2013; 189: e653-4.

[31] Schlegel PN. Causes of azoospermia and their management. Reprod Fertil Dev 2004; 16: 561-572.

[32] Trottmann M, Liedl B, Becker A, et al. 847 probe-based confocal laser endomicroscopy (pcle)— a new imaging technique for in situ localization of vital spermatozoa. Eur Urol 2013; 12: e844.

[33] Najari BB, Ramasamy R, Sterling J, et al. Pilot study of the correlation of multiphoton tomography of ex vivo human testis with histology. J Urol 2012; 188: 538-543.

[34] The influence of varicocele on parameters of fertility in a large group of men presenting to infertility clinics. World Health Organization. Fertil Steril 1992; 57: 1289-1293.

[35] Schauer I, Madersbacher S, Jost R, et al. The impact of varicocelectomy on sperm parameters: a meta-analysis. J Urol 2012; 187: 1540-1547.

[36] Cayan S, Shavakhabov S, Kadioğlu A. Treatment of palpable varicocele in infertile men: a meta-analysis to define the best technique. J Androl 2009; 30: 33-40.

[37] Mechlin C, Mccullough A. V1590 robotic microsurgical varicocele repair: initial experience and surgical outcomes from a single academic center. J Urol 2013; 189: e652-e653.

[38] Hopps CV, Lemer ML, Schlegel PN, et al. Intraoperative varicocele anatomy: a microscopic study of the inguinal versus subinguinal approach. J Urol 2003; 170: 2366-2370.

[39] Davis BE, Noble MJ, Weigel JW, et al. Analysis and management of chronic testicular pain. J Urol 1990; 143: 936-939.

[40] Levine L. Chronic orchialgia: evaluation and discussion of treatment options. Ther Adv Urol 2010; 2: 209-214.

[41] Christiansen CG, Sandlow JI. Testicular pain following vasectomy: a review of postvasectomy pain syndrome. J Androl 2003; 24: 293-298.

[42] McMahon AJ, Buckley J, Taylor A, et al. Chronic testicular pain following vasectomy. Br J Urol 1992; 69: 188-191.

[43] Strom KH, Levine LA. Microsurgical denervation of the spermatic cord for chronic orchialgia: long-term results from a single center. J Urol 2008; 180: 949-953.

[44] Oliveira RG, Camara C, Alves Jde M, et al. Microsurgical testicular denervation for the treatment of chronic testicular pain initial results. Clinics (Sao Paulo) 2009; 64: 393-396.

[45] Parekattil SJ, Gudeloglu A, Brahmbhatt JV, et al. Trifecta nerve complex: potential anatomical basis for microsurgical denervation of the spermatic cord for chronic orchialgia. J Urol 2013; 190: 265-270.

[46] Laudano MA, Osterberg EC, Sheth S, et al. Microsurgical Denervation of Rat Spermatic

Cord: Safety and Efficacy Data. BJU Int 2014; 113: 795-800.

[47] Levine LA. Microsurgical denervation of the spermatic cord. J Sex Med 2008; 5: 526-529.

[48] Gudeloglu A, Iqbal Z, Parekattil SJ, et al. Hydrodissection for improved microsurgical denervation of the spermatic cord: prospective blinded randomized control trial in a rat model. Fertil Steril 2011; 96: S87-S88.

[49] Parekattil SJ, Gudeloglu A, Brahmbhatt J, et al. Prospective randomized control trial of a neuroprotective wrap for the spermatic cord after denervation for chronic orchialgia. Fertil Steril 2011; 96: S231.

[50] Gudeloglu A, Brahmbhatt J, Parekattil S. Prospective comparison of flexible fiberoptic CO_2 laser and standard monopolar cautery for robotic microsurgical denervation of the spermatic cord procedure. Fertil Steril 2013; 100: S123-S124.

[51] Horovitz D, Tjong V, Domes T, et al. Vasectomy reversal provides long-term pain relief for men with the post-vasectomy pain syndrome. J Urol 2012; 187: 613-617.

[52] Brahmbhatt J, Gudeloglu A, Parekattil S. The efficacy of robotic-assisted vasectomy reversal for post-vasectomy pain. Fertil Steril 2013; 100: S216.

[53] Liverneaux PA, Hendriks S, Selber JC, et al. Robotically assisted microsurgery: development of basic skills course. Arch Plast Surg 2013; 40: 320-326.

[54] Gudeloglu A, Brahmbhatt J, Priola K, et al. Robotic assisted lego® construction as a model for robotic microsurgery skills training. Fertil Steril 2012; 98: S147.

[55] Ruggiero GM. Earthworms. Telemicrosurgery: Springer, 2013: 53-57.

[56] Karamanoukian RL, Bui T, McConnell MP, et al. Transfer of training in robotic-assisted microvascular surgery. Ann Plast Surg 2006; 57: 662-665.

[57] Ramdhian RM, Bednar M, Mantovani GR, et al. Microsurgery and telemicrosurgery training: a comparative study. J Reconstr Microsurg 2011; 27: 537-542.

[58] Ben-Or S, Nifong LW, Chitwood WR Jr. Robotic surgical training. Cancer J 2013; 19: 120-123.

[59] Titan Medical Inc. Produces Video Illustrating the Dexterity of its SPORT(TM) Single Port Orifice Robotic Technology. Press release Oct. 9, 2013, 9: 04 a.m. EDT.

[60] Rosen J, Lum M, Sinanan M, et al. Raven: developing a surgical robot from a concept to a transatlantic teleoperation experiment. Surgical robotics: Springer, 2011: 159-197.

[61] Lendvay TS, Hannaford B, Satava RM. Future of robotic surgery. Cancer J 2013; 19: 109-119.

译者：潘峰，华中科技大学同济医学院附属协和医院
审校：安庚，广州医科大学附属第三医院

Cite this article as: Gudeloglu A, Brahmbhatt JV, Parekattil SJ. Robotic microsurgery in male infertility and urology—taking robotics to the next level. Transl Androl Urol 2014;3(1):102-112. doi: 10.3978/j.issn.2223-4683.2014.01.08

第十四章　非洲应用商环进行男性包皮环切术的临床试验：综述

Mark A. Barone[1], Philip S. Li[2], Quentin D. Awori[3], Richard Lee[2], Marc Goldstein[2]

[1]EngenderHealth, New York, NY, USA; [2]Center for Male Reproductive Medicine and Microsurgery, Department of Urology, Weill Cornell Medical College, New York, NY, USA; [3]EngenderHealth, Nairobi, Kenya

Correspondence to: Dr. Mark A. Barone, DVM, MS. EngenderHealth, 440 Ninth Avenue, 13th Floor, New York, NY 10001, USA. Email: mbarone@engenderhealth.org.

摘要：男性包皮环切术可降低HIV及其他性传播疾病的风险，包括人乳头瘤病毒（HPV）和单纯疱疹病毒2型（HSV-2），被认为是全面阻断HIV传播的重要一环。计算机模型显示在非洲撒哈拉以南地区快速大面积实施包皮环切术可以显著降低HIV的发病率。但缺少接受过培训的术者以及外科包皮环切术的相对技术难度阻碍了该手术的大规模实施。更为简化的技术，如装置，可以便于更为迅速地开展包皮环切术。其中一种装置就是商环，这种新型技术可去除包皮环切装置，免除了缝合的需要。商环装置于2005年已在中国上市，中国的研究结果显示商环安全且易于使用。自2008年以来，依据世界卫生组织对成年男性包皮环切新装置临床评估制定的指南，在肯尼亚、乌干达和赞比亚进行了成年男性商环包皮环切术的一系列研究。包括概念验证研究、延迟取环研究、商环包皮环切术和传统外科手术对照研究，以及商环包皮环切术装置安全性的大规模研究。这些研究结果显示商环的安全性优良，相对易于教授和学习。非洲撒哈拉以南地区缺少医生，可由护士和医务官员来实施，因此该技术颇具吸引力。实施商环包皮环切术的护士和医务官员技术参差不齐，与传统外科技术相比，他们更青睐商环包皮环切术。不良事件发生率与传统外科手术相似，大多数仅需稍作干预，不需要长期随访。商环最大的益处之一是相对短的操作时间（3~6分钟）。重要的是，与传统外科手术相比，人们更青睐商环包皮环切术，并且对术后外形满意度很高。与中国的情况相同，在非洲进行的绝大部分研究报道的问题极少，带环期间对日常生活没有影响。在非洲，HIV的发病率较高，包皮环切术还未广泛开展，商环这项新技术将有望高效大规模普及包皮环切术。

关键词：HIV预防；男性包皮环切术（MC）；商环

View this article at: http://www.amepc.org/tau/article/view/3522/4370

1 引言

根据最新估计，全世界约有3 530万的HIV感染者，在2012年有2 300万新增病例[1]，HIV感染已成为危及人类健康的全球公共卫生问题。HIV感染在非洲撒哈拉以南地区的流行最为严重——占2012年新发病例的70%[1]。其他性传播疾病虽然对生命威胁较小，但也会产生严重的公共卫生问题，在发病率和流行程度上甚至超过HIV。例如，在2008年，15~49岁人群中有4 990万可治疗的性传播疾病新增病例（沙眼衣原体、淋球菌、梅毒和毛滴虫）[2]。

2 男性包皮环切术可降低HIV感染

男性包皮环切术是临床研究证实可以持续降低HIV传播的唯一预防方法[3-4]。在肯尼亚、乌干达和南非由独立研究机构进行的3个大规模随机对照研究，共有10 000名男性，显示男性包皮环切术可显著降低约60%的通过阴茎-阴道性交而发生的男性HIV感染[5-9]。乌干达的长期随访资料显示男性包皮环切术降低HIV感染的保护性作用可维持至少5年[10]。肯尼亚的数据相似，保护性作用可持续4.5年[11]。南非Orange Farm地区接受包皮环切术的男性中HIV感染发病率急剧下降[12]。

3 男性包皮环切术降低其他性传播疾病，包括人乳头瘤病毒和单纯疱疹病毒2型

包皮环切术还可预防其他性传播疾病，降低对生殖器溃疡性疾病、滴虫病和淋病的易感性[8,13-16]。数据还显示包皮环切术对于预防HPV和HSV-2感染

有明显的保护作用，使这两种病毒感染的风险可降低1/3[13,17-19]，另外可降低女性性伴侣的宫颈癌风险[20-22]。

4　目前WHO和UNAIDS策略和政策

世界卫生组织（World Health Organization，WHO）和联合国艾滋病规划署（UNAIDS）强烈推荐在包皮环切率低，HIV发病率高，以异性性行为传播HIV为主的国家，应大规模推广包皮环切术，将包皮环切术作为全面预防HIV举措的一项重要环节[23]。根据上述建议，13个非洲东部和南部的国家率先建立了全国包皮环切计划，包括完成情况分析，评选出开展最好的国家以促进和支持包皮环切术及HIV预防。在国家政府内任命一位专职人员负责包皮环切术活动的协调工作，发展适宜的国家策略、政策和指南，开发优质的包皮环切设备[24]。计算机模型已显示在HIV普遍流行的国家，快速大规模开展包皮环切术可显著降低HIV感染的发病率和流行率[25-28]。通过模型估计如果2011—2015年有2 000万成年男性接受包皮环切术就可覆盖非洲撒哈拉以南13个国家中80%的适应人群。此外，2016—2025年，如果继续保持80%的覆盖率则将有超过800万的成年男性接受包皮环切术[29]。

5　目前非洲包皮环切计划的挑战

许多问题延误了非洲撒哈拉以南地区率先开展的国家大规模推广包皮环切术，包括缺少受过训练的人员和包皮环切术技术上的困难，如包皮需要缝合，具有出血风险以及需要时间完成WHO和UNAIDS推荐的技术。在许多率先开展的国家，由于人力资源的限制，让中等水平的实施者（例如，医疗行政人员和护士）承担任务可以促进包皮环切术的普及[24]。推荐使用的需缝合的外科方法通常需要20~40分钟[30-32]。简化的包皮环切术，如使用装置，可使迅速大规模开展包皮环切术成为可能[33]。

6　商环包皮环切装置

商环（芜湖SNNDA医疗设备器械有限公司，芜湖市，中国）是由中国的商建忠先生发明的一种新型的包皮环切装置，自2005年开始进入中国市场。在中国市场有32种型号，直径为9~42 mm，适用于从新生儿到成人。商环由内环和外环两部分组成（图14-1）；内环的外表面有一个窄的凹槽，外衬无生物反应的硅胶带，将包皮夹在内外环之间；外环由两个半圈组成，在一端相连；外环呈棘轮状安全关闭；两环夹紧后可将出血量减至最少，并免除了缝合。自2005年以来商环在中国已经为60万男性安全实施了包皮环切术。2007—2013年，超过3 000名男性在中国和非洲参加了临床试验。装置有CE认

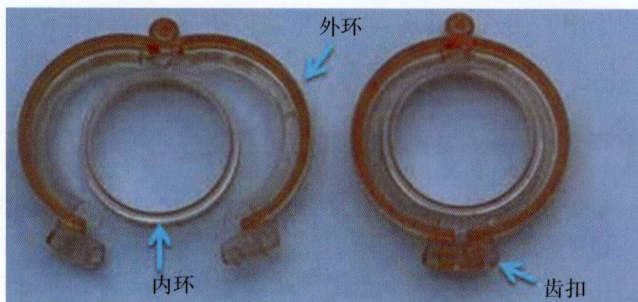

图14-1　商环的内环和外环

商环是经消毒、一次性使用、可去除男性包皮环切装置，由两个圆形塑料环组成，内环衬有硅胶垫，外环由两个铰链相连的半环组成，一端可夹闭。两环闭锁产生的压力可止血。

证标志，使商环可以在欧盟出售和使用，已经通过了美国食品和药品监督局的许可从而可在美国销售和使用，目前正在接受WHO的资格预审[34]。成人使用商环的具体细节已有报道，总结参见本章参考文献[35]、[36]。在手术前使用特殊测量带来决定商环的尺寸（图14-2A）。在标准外科消毒和局麻后（图14-2B），将内环放在阴茎冠状沟水平（图14-2C~D）；将包皮翻转覆盖内环（图14-2E）；外环在内环之外，将包皮夹在其间（图14-2F）；用剪刀剪去多余的包皮组织（图14-2G）；用手术刀做8~10个切口（图14-2H~I），这些切口是皮肤愈合时扩张所需要的；环切后7天取环。取环时使用商环取环器剪短外环的棘轮状闭合处并取下外环（图14-3B~C），仔细从伤口边缘脱下内环（图14-3D），在3点位和9点位用钝剪刀切断内环（图14-3E）。伤口应用绷带包扎，医生应指导患者24小时后去除绷带，之后保持伤口清洁干燥。

7　中国的商环临床研究

中国的研究结果显示商环使用安全、简单。Peng等做了首例商环文献报道，在1 200例商坏包皮环切术的并发症发生率很低[37]。中国Cheng等报道的328例研究中商环包皮环切术并发症发生率也很低[38]。中国的Li等报道，商环包皮环切术与传统的包皮环切技术相比，商环的术中术后并发症明显降低，疼痛减轻，患者满意度更高[30]。中国的研究报道平均手术时间（除去局麻时间）为3~5分钟，患者满意度超过98%[30,37-38]。

8　非洲的商环临床研究

自2008年，参照WHO制定的成人包皮环切术临床评估指南，成人使用

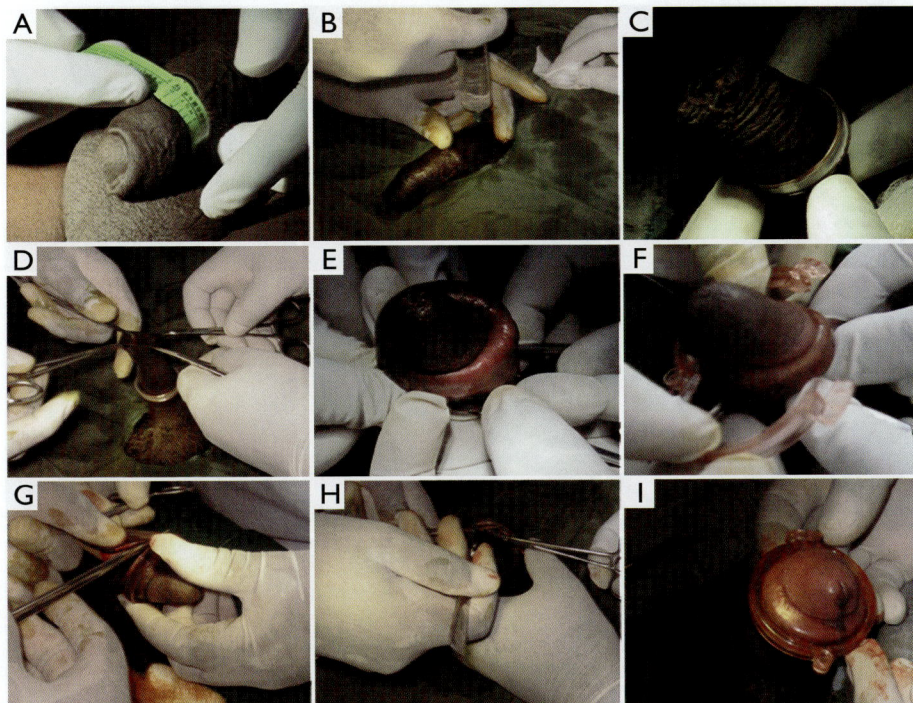

图14-2　商环环切步骤

（A）测量阴茎决定选择环的大小；（B）消毒完毕后进行局麻；（C）将内环放置在阴茎冠状沟水平；（D）用血管钳夹住包皮边缘；（E）将包皮外翻盖住内环；（F）将外环至于内环上，包皮夹在其间；（G）用剪刀剪除环以下的包皮；（H）用刀片在环以下的包皮做8~10个小切口，这些切口是包皮在愈合过程中勃起时皮肤扩张所需的；（I）完成以后，装置保留7天。

商环的一系列研究在非洲开展（表14-1）[44]。这项指南制定了一系列研究框架，包括：①案例报道提供每次使用和操作装置最基本的信息；②使用装置与WHO推荐的传统包皮环切方法的随机研究；③在更多地使用装置条件下，单个地区的非对照研究。

8.1　概念研究的证据

首次在中国以外使用商环是2009年在肯尼亚进行的，评估了商环的安全性、初步有效性和可接受的概念研究[39]。肯尼亚Homa Bay地区医院招募18~54岁HIV阴性的欲接受包皮环切术的男性进行了该项研究。环切术由一位医生或护士实施，另一位医生或护士当助手，所有操作人员均在中国接受过商环技术及术后处理的培训。参加研究者被要求于环切术后第2天、第7天、

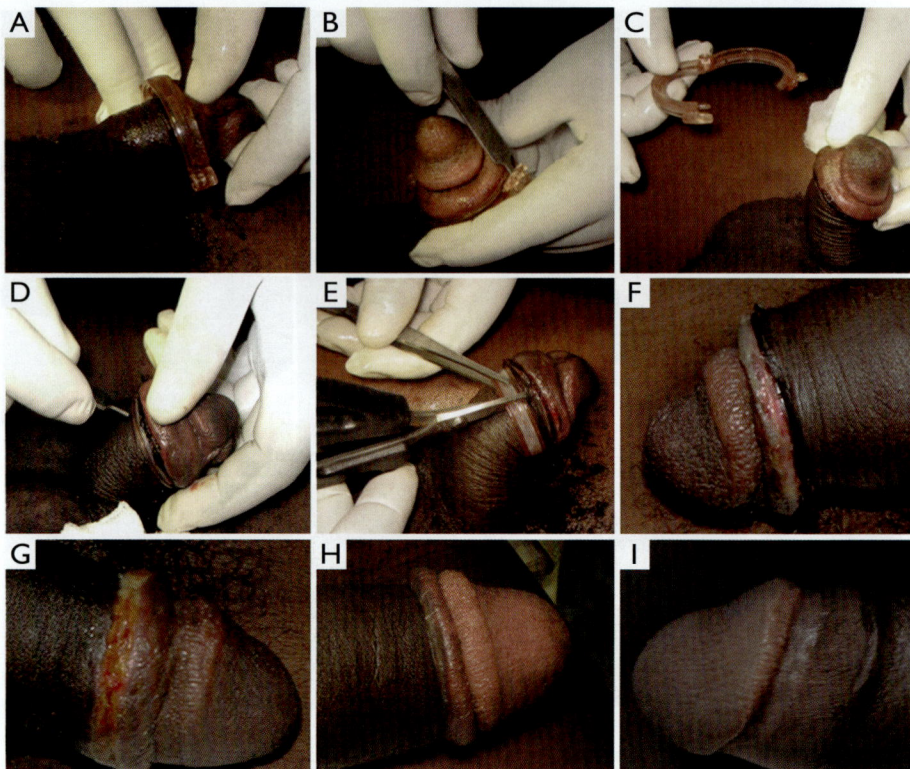

图14-3 去除商环和阴茎的愈合

（A）环切术后第7天；（B）打开外环；（C）去除外环；（D）仔细将内环从伤口处脱出；（E）用特殊剪刀在两处剪短内环；（F）术后第7天去除内环后；（G）术后第14天显示正常愈合；（H）术后第28天显示正常愈合；（I）术后第42天完全愈合。

第9天、第14天、第21天、第28天、第35天和第42天随访。疼痛评估使用不同时间点的视觉近似评价标尺（visual analog scale，VAS）（0，没有疼痛；10，最疼痛）。40名成功接受商环包皮环切术的男性被招募。其中4人（10%）因为包茎在包皮背侧做了8 mm长纵切口以便于包皮外翻。平均手术时间（排除局部麻醉时间）是4.8分钟（SD±2.0）。患者报告在佩戴商环时生活上有些轻微不便，没有人要求提前取除。受试者认为带环勃起时的不适是可以忍受的，平均疼痛评分3.5（SD±2.3）。7天后去除商环没有严重的并发症，平均去除时间为3.9分钟（SD±2.6）。去除商环时的平均疼痛评分为4.9（SD±2.5），去除后降至2.2（SD±1.8）。

虽然有3例轻微的皮肤损伤，类似的损伤在中国没有报道，但是没有发生中等程度和严重的事件。从环切到完全愈合的平均时间是28.9天。在环切后42天随访时，所有受试者都十分满意，对环切后的外观感到非常满意，还准

表14–1　非洲的商环研究[34]

研究（研究类型）	地点	参加人数	实施者类型
肯尼亚的安全性研究（病例系列）[39]	Homa Bay地区医院，肯尼亚	40名HIV阴性健康男性	医生和护士，有传统外科环切手术经验，在中国接受商环环切培训
肯尼亚自发性脱落研究（对照研究）[40]	Homa Bay地区医院，肯尼亚	50名HIV阴性健康男性	医生和护士，有传统外科环切手术经验，在中国接受商环环切培训
肯尼亚和赞比亚进行的与传统外科环切术的随机对照研究（对照研究）[41]	Homa Bay地区医院，肯尼亚；Lusaka大学教学医院，赞比亚	400名HIV阴性健康男性（200接受商环环切术，200接受传统外科环切术）	医生和护士，有传统外科环切手术经验，在中国接受商环环切培训
肯尼亚和赞比亚的现场研究（现场研究）[42]	肯尼亚Homa Bay的7个现场，赞比亚Lusaka的3个现场	1 211 HIV阴性和阳性的健康男性	医生和护士，有传统外科环切手术经验，在中国接受商环环切培训
乌干达的接受度和安全性研究（现场研究）[43]	Rakai健康科学项目，Rakai地区，乌干达	621 HIV-阴性健康男性（508选择商环环切术；113选择传统外科环切术）	有外科环切手术经验的医疗官员并在肯尼亚接受过商环环切术培训

摘自，WHO男性包皮环切创新技术顾问组：两种成年男性装置. 会议报道. 日内瓦，瑞士2013.（表4，第26页. http://apps.who.int/iris/bitstream/10665/85269/1/9789241505635_eng.pdf）。经出版者同意。

备将商环包皮环切术推荐给其他人。这些结果进一步显示非洲的商环研究是安全的。

8.2　延迟取环的研究

肯尼亚进行了一项小型随机对照试验，旨在探讨如果没有按照指示7天后复诊去除商环的话，将会发生什么，环是否会自行脱落[40]。Homa Bay地区医院的50名HIV阴性的患者随机分配在术后第7天、第14天或第21天取环组。随访时间安排在术后第7天、第14天、第21天、第28天和第42天，以及去环后第2天。临床结果评估了不良事件、脱离程度和完全愈合的时间。

50人均顺利接受商环包皮环切术且没有出现并发症。9人（18.0%）需要轻度切开（平均15 mm）以便于包皮翻开将内环至于包皮上；22人商环完全脱落（66.7%的人戴环时间>7天）；大多数人（81.8%，18/22）在环切后第10~16天之间环完全脱落。一些人的环完全脱落，环脱离阴茎，一些人则滑向阴茎根部，随访时再由放环者去除。在原计划去环时间仍戴环的人中，在术后第7天、第14天和第21天，部分脱落的人分别占26.0%、94.1%和100.0%。在术后第7天、第14天和第21天，完全自发性脱落的人分别为0.0%、56.1%和93.7%。

在术后第14天和第21天的组中，共有7人由于环部分脱离接触伤口造成疼痛和不适要求提前取环，按要求取环后伤口愈合正常。有6例中等程度勃起疼痛，包括3例术后相关疼痛（1例术后，2例环切后1周）；3例伤口裂开；6例勃起疼痛中的4例要求提前取环，但不是中等程度和严重的勃起疼痛，有9例小的阴茎体皮肤损伤，与之前概念性研究相似。根据伤口的位置和环切实施者的经验，研究调查者推断当外环关闭时如果有一小块折叠的阴茎皮肤陷在内环和外环之间，就会出现这些损伤。

在完全愈合后随机组之间没有累计概率上的显著性差异（$P=0.86$）。整体上到第42天完全愈合的累计概率为94.5%。在完全愈合的46人中，无论是否存在勃起疼痛，取环的时间长短，有无自发性环脱落或者要求提前取环，愈合和美容效果俱佳。

8.3　商环包皮环切术与传统环切术对比研究

在非洲进行的两项研究中，比较商环环切术与传统环切术[41,43]。

8.4　肯尼亚和赞比亚的随机对照研究

在肯尼亚的Homa Bay和赞比亚的Lusaka进行了一项随机对照研究，招募了18~54岁HIV阴性的要求包皮环切术的男性[41]。受试者随机分配为商环包皮环切组和传统包皮环切组（肯尼亚是血管钳法，赞比亚是背侧切开法），商环在术后第7天去除。结果检测包括：①安全性（例如，不良事件发生率、临床评估伤口完全愈合的时间）；②疼痛及受试者的接受程度（例如，术后疼痛视觉近似评分、参加者的接受度）；③易于使用和提供手术者的倾向性（例如，手术时间、手术难度以及术者的倾向性）。

共招募了400名男性并随机分组，每个地区200名，商环组197人，传统外科组201人。两组超过80%的手术由护士和临床管理者实施。结果见表14-2。

表14-2　商环和传统外科包皮环切术在肯尼亚和赞比亚的随机对照研究结果总结[41]

	商环包皮环切	传统包皮环切
不良事件（中等和严重）	15/197（7.6%）	10/201（5.0%）
Mean±SD 愈合时间 *	44.1±12.6	38.9±12.6
环切后 7 天内的勃起疼痛（mean±SD）*；（0，无；10，最坏可能）	3.5±1.9	2.3±1.7
术后 60 天对外观"非常满意" *	182/197（92.4%）	152/201（75.6%）
Mean±SD 手术时间（排除麻醉）**	7.0±1.9	20.7±6.0

*：$P<0.001$；**：$P<0.0001$。

与传统包皮环切术相比，商环包皮环切术明显缩短手术时间（大约7分钟 *vs.* 21分钟）。在环切过程中没有严重的不良事件发生，但有一人因为之前性传播疾病遗留瘢痕导致包皮过厚使外环难以夹闭，由之前随机分配到商环组改为钳夹法包皮环切术。与之前的商环研究相同，一部分人需要在包皮上作小切口以利于包皮外翻覆盖在内环表面（40/197，20.3%；平均切口长度为11.4 mm）。

在商环组中有6例皮肤夹伤，均不严重，顺利愈合。在随机对照试验开始之前，已建议环切手术者要仔细检查阴茎体部皮肤，不要在外环夹闭时，使多余的阴茎体皮肤折叠或陷入两环之间，以减少皮肤夹伤的可能性。

两组之间不良事件发生率相似，有24例轻度夹伤和1例严重夹伤，在商环组有1例环切时疼痛。其他夹伤包括裂伤、血肿、术后疼痛、水肿和麻醉并发症。所有问题都得以妥善解决。两组伤口愈合的中位数时间为43.0天，传统环切组平均要提前5.2天（95% CI：2.68~7.76；P<0.001）。

在大多数时间点，两组的疼痛评分相似，但是商环组术后第7天勃起时的疼痛评分明显要高。环切术后第60天时，商环组中对环切后外观评价"非常满意"者要明显多于传统手术组。所有手术实施者说他们更愿意选择商环，因为比传统术式更容易操作。

8.5　乌干达的比较性研究

在乌干达的Rakai，对18岁以上HIV阴性要求行包皮环切的男性，详细告知商环和背切法的信息[43]。有兴趣参加的研究者自行选择他们想要的术式。在肯尼亚，环切手术由接受过商环培训的医疗人员实施。参加者在术后第7天和第28天复诊随访（商环在第7天复诊时去除）。

这项研究中共有621人，选择商环的人（508/621，81.8%）远多于选择背切术者（113/621，18.2%）。选择商环的原因有手术时间短，认为它更安全，疼痛更轻。选择背切环切术是因为这是标准术式，他们认为这更安全，不用取环。有4例（4/508，0.8%）使用商环失败的病例，最后需要缝合；有3例包皮去除后环滑落，还有1例在放环后有包皮损伤。这4例均发生在研究的早期阶段，给研究调查者提供了经验。

8.6　肯尼亚和赞比亚的商环包皮环切术现场研究

2013年1月，WHO男性环切新技术顾问组回顾了未发表的肯尼亚和赞比亚成人商环包皮环切术现场研究结果，并在2013年6月、7月召开的有关艾滋病发病机制、治疗和预防的世界艾滋病学会会议上发布了尚未发表的结果[34,42]。研究的首要目的是评估在常规服务体系中商环包皮环切术的安全性，以及不良事件发生率和设备相关事件；第二个目的包括评估患者接受度（例如，商环术后疼痛、术后对活动的影响、满意度）和实施者的选择倾向（例如，实施者对设备的经验和对环切术的倾向性）。

在肯尼亚8个地点的18~54岁拟接受环切的人群中进行了非对比前瞻性现场研究。研究地点包括医院、健康中心及学校。覆盖了设备优良的健康护理机构、基层健康机构和任何健康设施也没有的地方。商环在术后第7天去除，术后第35~42天复诊。

在筛查的1 211人中，48人未入组，包括5例包皮异常不适合行商环环切的。与手术相关的勃起疼痛率为1.6%（18/1 149）。有2例严重的不良事件，一例是术后疼痛，另一例是伤口裂开。其余16例不良事件较轻微，大部分是伤口裂开。所有的不良事件都得以谨慎妥善处理。

参加研究者对商环接受度良好。例如，与设备相关的疼痛对睡眠和工作干扰很小，大多数人可以忍受商环佩戴部位的疼痛。在35~42天的随访期，大多数人对环切非常满意，几乎所有人都会向他人推荐。

大多数手术由护士和医疗官员实施，其中部分人员为女性。虽然有极少数人拒绝让女性为其实施手术，但这并没有阻碍研究的顺利实施。大部分地区（70%）之前没有使用商环的经验。在肯尼亚和赞比亚由之前参加商环研究并在中国接受过培训的人员给当地实施者进行培训。实施者报告商环易于使用，在环切时没有问题，在取环时也几乎没问题。在12人中取环时有一些小问题，疼痛或者从凹槽中拔除内环时的困难。大多数实施者说与传统环切手术相比他们更乐于选择商环，因为更快更易于实施，美容效果更佳。

9 讨论

到目前为止非洲的研究结果显示商环具有优良的安全性，这支持了商环在中国的研究结果，显示商环可以在非洲迅速大规模开展以预防HIV感染。商环潜在的优势和缺点如表14-3所示。非洲的经验显示，对于非医生人员，商环经培训后易于掌握，这样有利于任务转换，深受供给方和研究参加者的欢迎。非洲绝大部分参加者同中国一样，报道在带环期间问题和对日常生活的干扰极少。与传统方法相比使用商环明显缩短了手术时间，使其在既定的时间框架内可以完成更多的操作。

商环的安全性检测，如AE率和疼痛评分与传统术式相似，虽然在非洲和中国的研究显示商环的愈合要晚于传统术式[30,41,43]。3~5天运用PrePex装置愈合也晚于传统术式[34,45]。考虑到商环和PrePex装置环切后的继发性愈合，其愈合时间晚于传统术式的原发性愈合就不足为奇了。

肯尼亚和赞比亚地区的研究结果显示在常规服务条件下能够安全地提供商环环切术。之前没有使用经验的当地非医生人员经过培训后大规模开展该项技术没有遇到意想不到的不良事件或问题。

表14-3　商环潜在的优势和缺点

潜在优势

　　设计简单易于使用

　　一次性使用可去除

　　有适合从新生儿到成人的所有年龄段的规格，实施者易于训练和学习该技术

　　侵入性小和不出血

　　手术时间短

　　伤口无需电凝及缝合关闭

　　美容效果良好

　　降低了严重外科失误的风险

　　比传统外科术式更受患者及实施者的欢迎

潜在缺点

　　需储存多种规格

　　戴环需 7 天

　　要复诊取环

　　与传统术式比愈合时间延长

　　商环包皮环切术和取环时发生的与设备相关问题很少。在肯尼亚和赞比亚很少有人因包皮异常而不能使用该装置（例如，包皮过厚）。乌干达出现的极少数的置环失败是由于操作者不够熟练所致，也提示如果要大规模开展环切术，当不能完成商环环切或发生并发症时，外科支持是需要的。要安全地实施商环环切术，规范的外科训练是关键。最近的一项研究印证了这点，当商环的外科训练欠缺，并且缺少商环环切后伤口愈合的经验，可导致治疗期延长，并发症发生率升高，其中也包含了将正常愈合错误地归入并发症的情况[46-47]。

　　在非洲的研究中，20%的病例在包皮做小切口以便置环[39-41]，在中国的研究中也有报道[30,37-38]，在其他的成人环切装置中也有同样情况[32,48-49]。当包皮过紧需要切开才可外翻放置内环时，这是手术中正常的一部分，况且阴茎也在麻醉状态下。

　　一些人认为商环标记指导包括需随访取环是一项劣势。但是，WHO/UNAIDS MC指南确实推荐传统环切术后7天随访[50]，绝大多数卫生部指南也推荐环切术后至少随访一次[51-53]。这次随访也可能是健康教育，传授HIV预防信息，包括提醒环切术不能100%预防HIV感染。担心术后患者不回来取环是没有根据的。研究探讨了商环环切后不同时间段的取环情况，资料显示装置最终会自行脱落，即使患者术后7天没有回来取环或始终未来取环[40]。虽然术后14天组和21天组因为疼痛或者不适要求提早取环，但是延迟取环组中超过

75%没有提早取环也完全脱落了。此外还需要补充研究来决定在大范围开展环切术时是否要商环自行脱落。

10　结论

商环包皮环切术易教易学，在非洲撒哈拉以南地区医生短缺的情况下，护士和医疗官员是实施商环环切的主要力量，所以这使商环包皮环切术很有吸引力。通过在非洲的一系列研究证实，护士和医疗官员等接受过培训的非医生群体可安全地进行商环环切和取环，并且与传统外科环切术相比，他们更愿意选择商环环切。商环环切最大的优势可能是相对短的手术时间（3~6分钟）。重要的是，由于术后的美容效果更好，人们更愿意选择商环包皮环切术。商环环切作为一种前景广阔的新技术，在没有广泛开展包皮环切术而HIV感染率较高的地区，商环环切有利于大规模安全有效地开展包皮环切术。

声明

本文作者宣称无任何利益冲突。

参考文献

[1]　UNAIDS. Global report: UNAIDS report on the global AIDS epidemic 2013. Geneva, Switzerland. 2013. Available online: http://www.unaids.org/en/media/unaids/contentassets/documents/epidemiology/2013/gr2013/UNAIDS_Global_Report_2013_en.pdf

[2]　WHO. Global incidence and prevalence of selected curable sexually transmitted infections – 2008. Geneva, Switzerland. 2012. Available online: http://apps.who.int/iris/bitstream/10665/75181/1/9789241503839_eng.pdf

[3]　Padian NS, Buve A, Balkus J, et al. Biomedical interventions to prevent HIV infection: evidence, challenges, and way forward. Lancet 2008; 372: 585-599.

[4]　Potts M, Halperin DT, Kirby D, et al. Public health. Reassessing HIV prevention. Science 2008; 320: 749-750.

[5]　Auvert B, Taljaard D, Lagarde E, et al. Randomized, controlled intervention trial of male circumcision for reduction of HIV infection risk: the ANRS 1265 Trial. PLoS Med 2005; 2: e298.

[6]　Bailey RC, Moses S, Parker CB, et al. Male circumcision for HIV prevention in young men in Kisumu, Kenya: a randomised controlled trial. Lancet 2007; 369: 643-656.

[7]　Gray RH, Kigozi G, Serwadda D, et al. Male circumcision for HIV prevention in men in Rakai, Uganda: a randomised trial. Lancet 2007; 369: 657-666.

[8]　Marrazzo JM, Cates W. Interventions to prevent sexually transmitted infections, including HIV infection. Clin Infect Dis 2011; 53 Suppl 3: S64-S78.

[9]　Weiss HA, Halperin D, Bailey RC, et al. Male circumcision for HIV prevention: from evidence to action? AIDS 2008; 22: 567-574.

[10]　Gray R, Kigozi G, Kong X, et al. The effectiveness of male circumcision for HIV prevention

and effects on risk behaviors in a posttrial follow-up study. AIDS 2012；26：609-615.

[11] Bailey RC，Moses S，Parker CB，et al. The protective effect of adult male circumcision against HIV acquisition is sustained for at least 54 months：results from the Kisumu，Kenya trial. XVIII International AIDS Conference；Vienna，2010.

[12] Lissouba P，Taljaard D，Rech D，et al. Adult male circumcision as an intervention against HIV：an operational study of uptake in a South African community（ANRS 12126）. BMC Infect Dis 2011；11：253.

[13] Auvert B，Sobngwi-Tambekou J，Cutler E，et al. Effect of male circumcision on the prevalence of high-risk human papillomavirus in young men：results of a randomized controlled trial conducted in Orange Farm，South Africa. J Infect Dis 2009；199：14-19.

[14] Gray RH，Kigozi G，Serwadda D，et al. The effects of male circumcision on female partners' genital tract symptoms and vaginal infections in a randomized trial in Rakai，Uganda. Am J Obstet Gynecol 2009；200：42.e1-e7.

[15] Halperin DT，Bailey RC. Male circumcision and HIV infection：10 years and counting. Lancet 1999；354：1813-1815.

[16] Nasio JM，Nagelkerke NJ，Mwatha A，et al. Genital ulcer disease among STD clinic attenders in Nairobi：association with HIV-1 and circumcision status. Int J STD AIDS 1996；7：410-414.

[17] Backes DM，Bleeker MC，Meijer CJ，et al. Male circumcision is associated with a lower prevalence of human papillomavirus-associated penile lesions among Kenyan men. Int J Cancer 2012；130：1888-1897.

[18] Serwadda D，Wawer MJ，Makumbi F，et al. Circumcision of HIV-infected men：effects on high-risk human papillomavirus infections in a randomized trial in Rakai，Uganda. J Infect Dis 2010；201：1463-1469.

[19] Wilson LE，Gravitt P，Tobian AA，et al. Male circumcision reduces penile high-risk human papillomavirus viral load in a randomised clinical trial in Rakai，Uganda. Sex Transm Infect 2013；89：262-266.

[20] Albero G，Castellsague X，Giuliano AR，et al. Male circumcision and genital human papillomavirus：a systematic review and meta-analysis. Sex Transm Dis 2012；39：104-113.

[21] Davis MA，Gray RH，Grabowski MK，et al. Male circumcision decreases high-risk human papillomavirus viral load in female partners：a randomized trial in Rakai，Uganda. Int J Cancer 2013；133：1247-1252.

[22] Wawer MJ，Tobian AA，Kigozi G，et al. Effect of circumcision of HIV-negative men on transmission of human papillomavirus to HIV-negative women：a randomised trial in Rakai，Uganda. Lancet 2011；377：209-218.

[23] WHO/UNAIDS Technical Consultation. New Data on Male Circumcision and HIV Prevention：Policy and Programme Implications. Geneva，Switzerland：WHO，2007. Available online：http：//libdoc.who.int/publications/2007/9789241595988_eng.pdf

[24] WHO/UNAIDS. Progress in scale-up of male circumcision for HIV prevention in Eastern and Southern Africa：Focus on service delivery. Geneva，Switzerland：WHO；2011. Available online：http：//whqlibdoc.who.int/publications/2011/9789241502511_eng.pdf

[25] UNAIDS/WHO/SACEMA Expert Group on Modelling the Impact and Cost of Male Circumcision for HIV Prevention. Male circumcision for HIV prevention in high HIV

prevalence settings: what can mathematical modelling contribute to informed decision making? PLoS Med 2009; 6: e1000109.

[26] Hallett TB, Singh K, Smith JA, et al. Understanding the impact of male circumcision interventions on the spread of HIV in southern Africa. PLoS One 2008; 3: e2212.

[27] Nagelkerke NJ, Moses S, de Vlas SJ, et al. Modelling the public health impact of male circumcision for HIV prevention in high prevalence areas in Africa. BMC Infect Dis 2007; 7: 16.

[28] White RG, Glynn JR, Orroth KK, et al. Male circumcision for HIV prevention in sub-Saharan Africa: who, what and when? AIDS 2008; 22: 1841-1850.

[29] Njeuhmeli E, Forsythe S, Reed J, et al. Voluntary medical male circumcision: modeling the impact and cost of expanding male circumcision for HIV prevention in eastern and southern Africa. PLoS Med 2011; 8: e1001132.

[30] Li HN, Xu J, Qu LM. Shang Ring circumcision versus conventional surgical procedures: comparison of clinical effectiveness. Zhonghua Nan Ke Xue 2010; 16: 325-327.

[31] Krieger JN, Bailey RC, Opeya JC, et al. Adult male circumcision outcomes: experience in a developing country setting. Urol Int 2007; 78: 235-240.

[32] Decastro B, Gurski J, Peterson A. Adult template circumcision: a prospective, randomized, patient-blinded, comparative study evaluating the safety and efficacy of a novel circumcision device. Urology 2010; 76: 810-814.

[33] Auvert B, Marseille E, Korenromp EL, et al. Estimating the resources needed and savings anticipated from roll-out of adult male circumcision in Sub-Saharan Africa. PLoS One 2008; 3: e2679.

[34] WHO Technical Advisory Group on Innovations in Male Circumcision: Evaluation of Two Adult Devices. Meeting report. Geneva, Switzerland 2013. Available online: http://apps.who.int/iris/bitstream/10665/85269/1/9789241505635_eng.pdf

[35] Masson P, Li PS, Barone MA, et al. The ShangRing device for simplified adult circumcision. Nat Rev Urol 2010; 7: 638-642.

[36] Cheng Y, Li PS. eds. Male circumcision using the Shang Ring. Beijing, China: People's Medical Publishing House, 2012.

[37] Peng YF, Cheng Y, Wang GY, et al. Clinical application of a new device for minimally invasive circumcision. Asian J Androl 2008; 10: 447-454.

[38] Cheng Y, Peng YF, Liu YD, et al. A recommendable standard protocol of adult male circumcision with the Chinese Shang Ring: outcomes of 328 cases in China. Zhonghua Nan Ke Xue 2009; 15: 584-592.

[39] Barone MA, Ndede F, Li PS, et al. The Shang Ring device for adult male circumcision: a proof of concept study in Kenya. J Acquir Immune Defic Syndr 2011; 57: e7-e12.

[40] Barone MA, Awori QD, Li PS, et al. Randomized trial of the Shang Ring for adult male circumcision with removal at one to three weeks: delayed removal leads to detachment. J Acquir Immune Defic Syndr 2012; 60: e82-e89.

[41] Sokal DC, Li PS, Zulu R, et al. Randomized controlled trial of the shang ring versus conventional surgical techniques for adult male circumcision: safety and acceptability. J Acquir Immune Defic Syndr 2014; 65: 447-455.

[42] Barone MA LP, Zulu R, Awori QD, et al. A Field Study of Male Circumcision Using the

Shang Ring, a Minimally-Invasive Disposable Device, in Routine Clinical Settings in Kenya and Zambia. 7th International AIDS Society Conference on HIV Pathogenesis, Treatment and Prevention; Kuala Lumpur, Malaysia, 2013.

[43] Kigozi G, Musoke R, Watya S, et al. The acceptability and safety of the Shang Ring for adult male circumcision in Rakai, Uganda. J Acquir Immune Defic Syndr 2013; 63: 617-621.

[44] WHO. Framework for Clinical Evaluation of Devices for Adult Male Circumcision. Geneva, Switzerland 2011. Available online: http://apps.who.int/iris/bitstre am/10665/75954/1/9789241504355_eng.pdf

[45] Mutabazi V, Kaplan SA, Rwamasirabo E, et al. HIV prevention: male circumcision comparison between a nonsurgical device to a surgical technique in resource-limited settings: a prospective, randomized, nonmasked trial. J Acquir Immune Defic Syndr 2012; 61: 49-55.

[46] Kanyago S, Riding DM, Mutakooha E, et al. Shang Ring versus forceps-guided adult male circumcision: a randomized, controlled effectiveness study in southwestern Uganda. J Acquir Immune Defic Syndr 2013; 64: 130-133.

[47] Lee R, Osterberg EC, Li PS, et al. Proper surgical training and grading of complications for Shang Ring circumcision are necessary. J Acquir Immune Defic Syndr 2013; 64: e11.

[48] Lagarde E, Taljaard D, Puren A, et al. High rate of adverse events following circumcision of young male adults with the Tara KLamp technique: a randomised trial in South Africa. S Afr Med J 2009; 99: 163-169.

[49] Senel FM, Demirelli M, Pekcan H. Mass circumcision with a novel plastic clamp technique. Urology 2011; 78: 174-179.

[50] WHO, UNAIDS, JHPIEGO Manual for Male Circumcision under Local Anesthesia. Version 3.1. Geneva, Switzerland: WHO 2009. Available online: http://www.who.int/hiv/pub/malecircumcision/who_mc_local_anaesthesia.pdf

[51] Xaba S. eds. Country Update, Zimbabwe. Scaling-up Male Circumcision Programmes in the Eastern and Southern Africa Region: Country Update Meeting; Arusha, Tanzania, 2010.

[52] Lissouba P, Taljaard D, Rech D, et al. A model for the roll-out of comprehensive adult male circumcision services in African low-income settings of high HIV incidence: the ANRS 12126 Bophelo Pele Project. PLoS Med 2010; 7: e1000309.

[53] Kenya Ministry of Public Health & Sanitation. Kenya National Strategy for Voluntary Medical Male Circumcision. Nairobi, Kenya, 2009. Available online: http://nascop.or.ke/library/VMMC/VMMC%20Strategy.pdf

译者：平萍，上海交通大学医学院附属仁济医院生殖医学科

审校：李朋，上海交通大学附属第一人民医院

Cite this article as: Barone MA, Li PS, Awori QD, Lee R, Goldstein M. Clinical trials using the Shang Ring device for male circumcision in Africa: a review. Transl Androl Urol 2014;3(1):113-124. doi: 10.3978/j.issn.2223-4683.2014.01.09

第十五章　拉曼光谱在男科学中的应用：组织与单细胞无创检测

Yufei Liu, Yong Zhu, Zheng Li

Department of Urology, Ren Ji Hospital, Shanghai Human Sperm Bank, Shanghai Institute of Andrology, School of Medicine, Shanghai Jiao Tong University, Shanghai 200135, China

Correspondence to: Zheng Li, M.D., Ph.D. Department of Urology, Ren Ji Hospital, School of Medicine, Shanghai Jiao Tong University, 845 Lingshan Road, Shanghai 200135, China. Email: Lizhengboshi@163.com.

摘要：拉曼光谱作为一种快速、无标记、无创的检测方法，已被广泛用于生物组织的检测，通过拉曼光谱的差异可以识别和揭示病理过程中一些分子结构和化学成分的变化。在临床上，拉曼光谱有很大的潜力提供活体组织的实时扫描和疾病的快速诊断，类似于鉴别各种癌症。将拉曼系统与光纤探头相结合的便携式拉曼光谱仪也已经被开发出来，并已被证明能够在人体研究和动物模型中提供术中辅助。在男科学方面，拉曼光谱的应用刚刚出现。本文综述了拉曼光谱在男科学中的应用进展，文献收集来源于PubMed和Ovid数据库，采用与前列腺、睾丸、精浆和单精子细胞相关的MeSH术语作为关键字。我们还强调了拉曼技术最终应用于临床的严峻挑战。总之，拉曼光谱学的研究预示着男科学的新时代。

关键词：拉曼光谱；无创；男科；临床应用

View this article at: http://www.amepc.org/tau/article/view/3523/4371

1　引言

Sydney Brenner的著名引言"科学的进步，可能按如下顺序，依赖于新技术、新发现和新思想"意味着引入新技术或研究工具以促进科学进步的重要性[1]。例如，扫描身体的X射线、内镜手术的出现，用于DNA测序分析的微阵列等。拉曼光谱（RS）是一种光学技术，它依赖于光子与生物组织之间的非弹性散射原理。当光子与材料中的分子相互作用时，会出现不同的光散射模式。在大多数情况下，出射的光子与入射光（瑞利散射）保持不变的能量或波长，但偶尔会由于分子的相互作用而释放或接收能量，这被称为非弹性散射或"拉曼位移"[2]。1930年，印度医生C.V.拉曼因为发现为拉曼光谱奠定基础的拉曼效应而被授予诺贝尔奖[3]。

拉曼频移通常以波长（cm^{-1}）为单位[4]，取决于样品的原子量或分子键，所有的化学信息都在拉曼光谱上呈现，并可以使用统计学、化学和形态学的方法进一步解释和分析。拉曼光谱可以对分子结构和生物成分进行详尽的分析，作为一种非侵入性、非破坏性甚至非接触式的检测方法，已被应用于各种医学领域。目前，拉曼光谱主要有四种类型，包括共振拉曼光谱（RRS）、相干反斯托克斯拉曼光谱（CARS）、受激拉曼光谱（SRS）和表面增强拉曼散射（SERS）[5]。

最近，一种叫做拉曼光学镊子的新技术诞生了，它将拉曼光谱和光学镊子结合起来，这有利于微米级颗粒的捕获和分析[6]。拉曼光学镊子将漂浮在底物上方的细胞捕获，以减少未被捕获的细胞带来的荧光效应和布朗运动。

拉曼光谱在人体研究中的应用价值主要体现在其对正常组织和病理组织的区分。在拉曼光谱学的早期阶段，皮肤是研究最多的人体组织之一，Emma等在1977年首次检测了皮肤损伤，并将其拉曼光谱与正常皮肤的拉曼光谱进行了比较[7]。在随后的几年中，又出现了大量有意义的研究成果，包括对体内、外皮肤不同部位的检测，皮肤色素黑色素或皮肤癌的鉴别[8-11]。拉曼光谱也有助于乳腺癌、肺癌、胃癌、子宫颈癌、脑癌、喉癌等癌症的诊断及预后评估[12-17]。

本文综述了拉曼光谱学在男科学领域的应用进展。拉曼光谱机制及应用的文献，收集自PubMed和Ovid数据库，通过采用与前列腺、睾丸、精浆和单精子细胞相关的MeSH术语作为关键字（图15-1）。我们还报道了拉曼光谱在实时临床实践中的可行性。

2　前列腺和睾丸的应用

2.1　前列腺

最近，拉曼光谱（RS）在泌尿科的应用被特别关注。它已被用于体外检

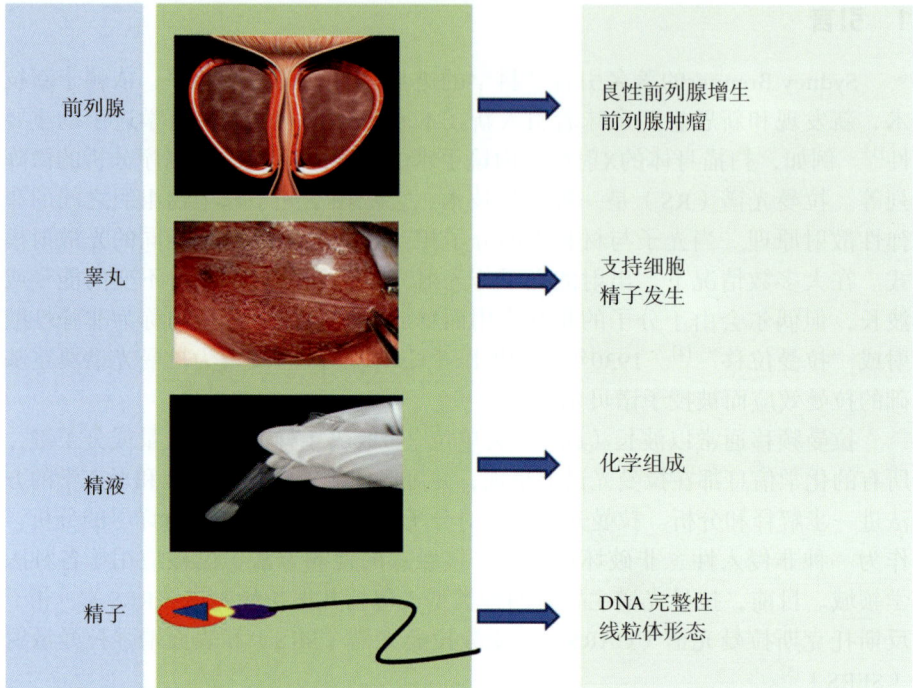

图15-1　拉曼光谱在男科学中的应用，包括前列腺、睾丸、精浆及精子细胞

测肾癌和膀胱癌，鉴别肾结石，检测膀胱壁的不同层次，并区分泌尿系统中的恶性肿瘤细胞[18-21]。在Amos Shapiro及其同事的一篇文章中，拉曼系统成功地发现在$1\,584\,cm^{-1}$波长处一个特有的峰位，可以将良性、恶性膀胱组织及膀胱肿瘤的不同级别区分开，其灵敏度为92%，特异性为91%[22]。在这里，我们只关注男科学、前列腺和睾丸领域。

在前列腺中，拉曼光谱主要用于区分良性前列腺增生（BPH）和前列腺腺癌（CaP）。Crow等首次记录了前列腺组织的拉曼信号，并成功发现BPH和CaP之间糖原和核酸含量的差异[23]。这一结果推动他们进　步检测3个不同级别的腺癌，按Gleason评分区分为GS<7、GS=7、GS>7三类[24]。通过构建诊断算法，拉曼光谱能够区分各种病理类型，总体准确度为89%。由于其高灵敏度和特异性，他们认为拉曼光谱具有指导前列腺体内活检的潜力，并帮助确定根治性前列腺切除术的肿瘤切缘。Patel等利用拉曼光谱进行了一项有意义的研究[25]，他们比较了高风险（英国）和低风险（印度）CaP群体之间的良性前列腺组织，试图找出其易感性不同的生物学基础。结果表明二级蛋白质结构变化（腺上皮酰胺Ⅰ/Ⅱ的拉曼位移：$1\,582$、$1\,551$、$1\,667$、$1\,541\,cm^{-1}$；相邻基质酰胺Ⅰ/Ⅱ的拉曼位移：$1\,663$、$1\,624$、$1\,761$、$1\,782$、$1\,497\,cm^{-1}$）可作为分离两个群组的关键生物分子标记。拉曼光谱也被用来研究Gleason 7分的前列腺癌光谱信号与其根治性前列腺切除术预后的关系，以及去势抵抗性前列腺癌的诊断和预后[26]。

前列腺的不同部位也被分别检测过。Patel和Martin使用拉曼光谱检测正常无癌的前列腺组织，试图探索区域特异性病理易感性的潜在原因，因为前列腺癌主要出现在周围带，良性前列腺增生出现在移行带中，而中央带则对疾病具有相对免疫力[27]。其结果显示781 cm^{-1}（胞嘧啶/尿嘧啶）和787 cm^{-1}（DNA）是区分周围带与移行带和中央带的关键因素；并发现1 459 cm^{-1}（脂质和蛋白质）和1 003 cm^{-1}（苯丙氨酸）是作为区分移行带和中央带上皮细胞的决定簇特征。作者认为周围带中核酸数量的增加可能是由于含致癌物的Ⅰ/Ⅱ代谢酶的基因差异表达谱或DNA加合物形成导致的；而移行带中升高的蛋白质和脂质可以解释为不同激素，如睾酮、双氢睾酮或表皮生长因子的改变，这些因子导致了良性前列腺增生和前列腺癌的发生。在该研究中，他们还检测了基质与腺体的差异，表现为蛋白质/脂质（1 459 cm^{-1}和1 100 cm^{-1}）和DNA/RNA含量降低（781 cm^{-1}和787 cm^{-1}）。

Taleb等[28]使用拉曼光谱检测了PNT1A（永生化的正常前列腺细胞系）和LNCaP（来自前列腺癌转移灶的恶性肿瘤细胞系）。应用偏最小二乘判别分析（PLSDAs）和相邻带比率（ABRs），拉曼光谱可以完美区分两种细胞系，A-DNA/RNA构象（711 cm^{-1}、813 cm^{-1}、1 100 cm^{-1}、1 243 cm^{-1}和1 572 cm^{-1}）的谱带主要存在于LNCaP，而对应于B-DNA构象（733 cm^{-1}、798 cm^{-1}和1 091 cm^{-1}）的谱带则在PNT1A中增强。Crow等比较了两种分化良好的雄激素敏感细胞系（LNCaP和PCa 2b）与两种低分化的雄激素不敏感细胞系（DU145和PC 3），证明拉曼光谱能够鉴别具有不同生物侵袭性的CaP组织，总体敏感性为98%，特异性为99%[29]。该领域的其他工作包括使用表面增强拉曼散射（SERS）检测血液样本中的前列腺特异性抗原（PSA）复合体，对该生物标志物的低水平检测可用于前列腺癌的诊断和早期预测[30]。

2.2　睾丸

与其他组织相比，拉曼光谱在睾丸功能和结构方面的应用已经落后，这可能是由于可用的睾丸组织数量有限。De Jong等首次报道了关于睾丸的研究，他们构建了睾丸微石症冷冻切片的拉曼成像，并证实微石是由羟基磷灰石组成，并位于曲细精管内[31]。当发现微小石块被糖原包围时，睾丸组织通常有恶性生殖细胞肿瘤。如果拉曼光谱可用于评估人类生精小管的完整性，区分生精小管是否具有完整的精子发生过程，则拉曼光谱将有助于指导睾丸显微取精术（Micro-TESE），这意味着只有符合完整的精子发生信号的小管才能选择被摘除。

3 精浆和精子

3.1 精浆

事实上，精浆的拉曼光谱分析最初是服务于法医的，而不是用于男性生育能力检测，因为犯罪现场体液的精确测定和鉴定肯定会有益于法医调查[32-34]。Lednev等报道了可代表精液拉曼光谱的3个主要成分：酪氨酸、蛋白质（酰胺 I / III、清蛋白、胆碱）和六水合磷酸六钠（SPH）。这3种光谱成分的组合可以用来识别任何未知液体是否是精液，甚至可以区分不同物种的精液，例如，536 cm^{-1}、829 cm^{-1}和1 452 cm^{-1}处的峰值信号在人的精液中比犬的更强，而1 342cm^{-1}和1 004 cm^{-1}处的峰值仅存在于人类样品中。但是，从各捐精者获得的精液的拉曼光谱没有显着差异。

由于精浆是由来自精囊、前列腺和其他生殖腺的液体聚集组成，它为精子提供了营养和保护环境，并与精液质量有一定关系。Huang等检测了正常和异常精液样本的精浆，并发现两者的拉曼光谱可根据1 449 cm^{-1}和1 418 cm^{-1}之间的峰值比例明确区分[35]。左旋偏振表面增强拉曼光谱提供了最佳诊断结果，灵敏度为95.8%，特异性为64.9%[36]。

3.2 精子

Kubasek等（1986）评估了鲑鱼精子的DNA，发现它具有与合成模型B-DNA寡聚体非常相似的B型构象[37]。这是第一次尝试使用拉曼光谱检查精子，但之后并没有其他关于精子的拉曼光谱研究，直到最近科学家们试图找到一种非侵入性的人类精子评估方法。

目前已报道了几种关于人类精子的拉曼光谱研究方法[38-40]，精液样品经过小心地洗涤后直接涂在石英盖玻片上，然后通过拉曼光谱进行检测，有一种情况除外，研究人员为了获得纯的核DNA-蛋白质复合物的光谱而去除精子的膜和尾巴[41]。虽然这些研究报告了一些类似的结果，但存在基本差异。Huser等报道785 cm^{-1}的峰强代表了DNA包装过程的效率，并且785 cm^{-1}/1 092 cm^{-1}或1 442 cm^{-1}/1 092 cm^{-1}的比值变化可以用来区分正常、梨型、小头和双头精子，这种关系在其他研究中并没有被发现。此外，本研究中的拉曼光谱显示精子尾部、中部和顶体区域几乎具有极好的相似性，这一现象只在我们团队中的一篇文章中得到重复，这篇文章使用拉曼光谱来区分可与透明带（ZP）结合的精子[40]（图15-2）。我们发现与不能结合ZP的精子相比，与ZP结合精子的顶体区域（800~900 cm^{-1}和3 200~4 000 cm^{-1}）移动得很高。由于ZP能自然地选择DNA完整和形态正常的精子，因此与ZP结合的精子比未结合ZP的精子更可能使卵母细胞受精。使用拉曼光谱筛选与ZP结合的精子在理论上可以提高ICSI的成功率。在本文中，我们还根据解剖结构描述了一种新的单

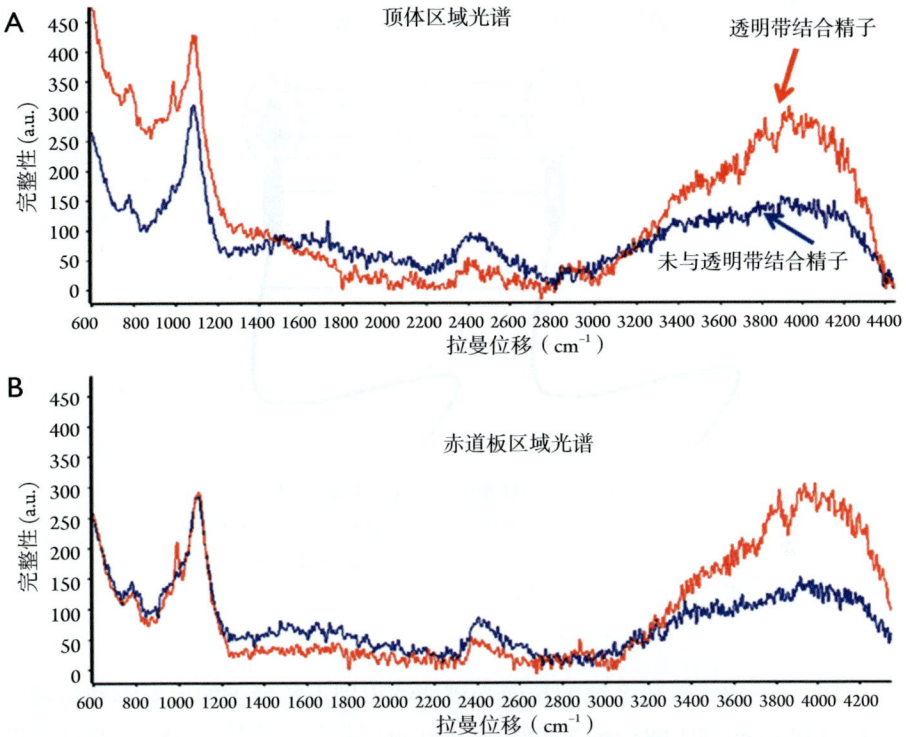

图15-2　拉曼光谱区分可与透明带结合的精子

精子顶体（A）与赤道板（B）的拉曼光谱强度。红色箭头代表透明带结合精子，蓝色代表未与透明带结合精子。

个精子细胞扫描方法（图15-3）。然而在其他研究中，展示了精子不同部分的不同拉曼光谱，例如，Meister等发现精子核由788 cm^{-1}周围的核酸带占主导地位，中间部分以1 575 cm^{-1}附近的腺嘌呤和鸟嘌呤碱基的呼吸模式为代表。甚至在不同研究中同一区域精子的信号都没有达成共识，例如C.Mallidis等在远端头节描述了独特的1 092 cm^{-1}峰，表明DNA的PO$_4$骨架。这些差异可能是由于使用的拉曼系统不同，包括不同的激光波长、功率和扫描时间。拉曼系统在每一次使用之前都应校准一次。幸运的是，拉曼光谱已被证明能够成功检测到精子DNA损伤、线粒体状态和受精潜能。

我们的研究小组还用它来区分梗阻性无精子症和非梗阻性无精子症睾丸的支持细胞[42]。

除单点分析外，将拉曼光谱与共聚焦光学显微镜相结合的共聚焦拉曼显微光谱（CRM）可以构建单个精子细胞的化学图谱，并将拥有相同特征的扫描位点标记成特定颜色[38-39]。拉曼图像可以明确识别精子的不同部位，甚至可识别非常小的不规则之处，例如精子头部的空泡。在Huang等的最新研究

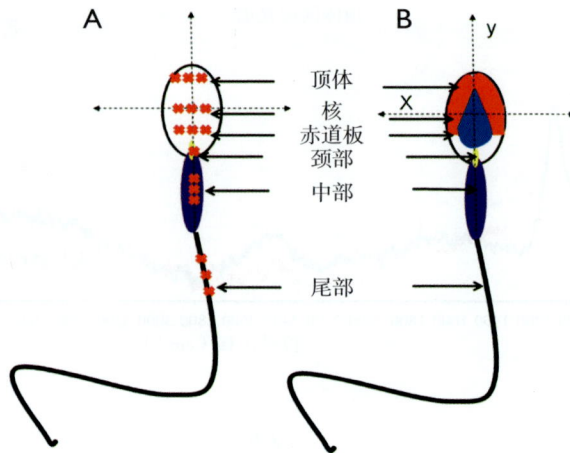

图15-3　一种新的单个精子扫描方法

（A）根据精子解剖结构的拉曼扫描位点，如红色X点所指；（B）人类精子结构示意图，包括顶体、核、赤道板、颈部、中部及尾部。

中，带有自制图像分析系统的拉曼光谱能够识别正常精子的形态学和生物学信息，1 055 cm^{-1}和1 095 cm^{-1}的光谱强度比可以作为评估精子DNA完整性的潜在生物标志物[43]。

4　未来方向

拉曼光谱作为一种可利用的临床工具，未来仍需要技术的进一步完善。考虑到拉曼光谱仪的庞大体积，为了达到术中检测的目的，需要开发设计专门的光纤探头，探头应该能够结合到导尿管、腹腔镜、内镜或套管中。令人惊讶的是，这方面技术已经取得了进展，Huang等开发了拉曼内镜系统，通过将1.8 mm的拉曼内镜探头插入胃镜检查中的内镜工作通道。他从305名患者中收集到2 748个体内胃组织拉曼光谱（2 465个正常和283个癌症），并开发了诊断算法，其鉴别的准确率为80.0%，敏感性为90.0%，特异性为73.3%[44]。他还应用这项技术，经鼻通过图像引导的拉曼内镜检测了鼻和咽喉组织的拉曼光谱特性[17]（图15-4A~B）。Mohs等还开发了一种名为SpectroPen的手持式拉曼激光笔[45]（图15-4C~D），在小鼠乳房肿瘤模型的体内研究中，拉曼激光笔能够在术前和术中精确检测肿瘤边缘，并证明其具有与常规拉曼光谱仪几乎相同的信噪比、光谱分辨率和准确度。此外，在Mosier Boss等的文章中，评价了两种已商品化的、便携式的拉曼系统[46]。

拉曼光谱的安全性问题值得关注。尽管许多研究将拉曼光谱描述为一种

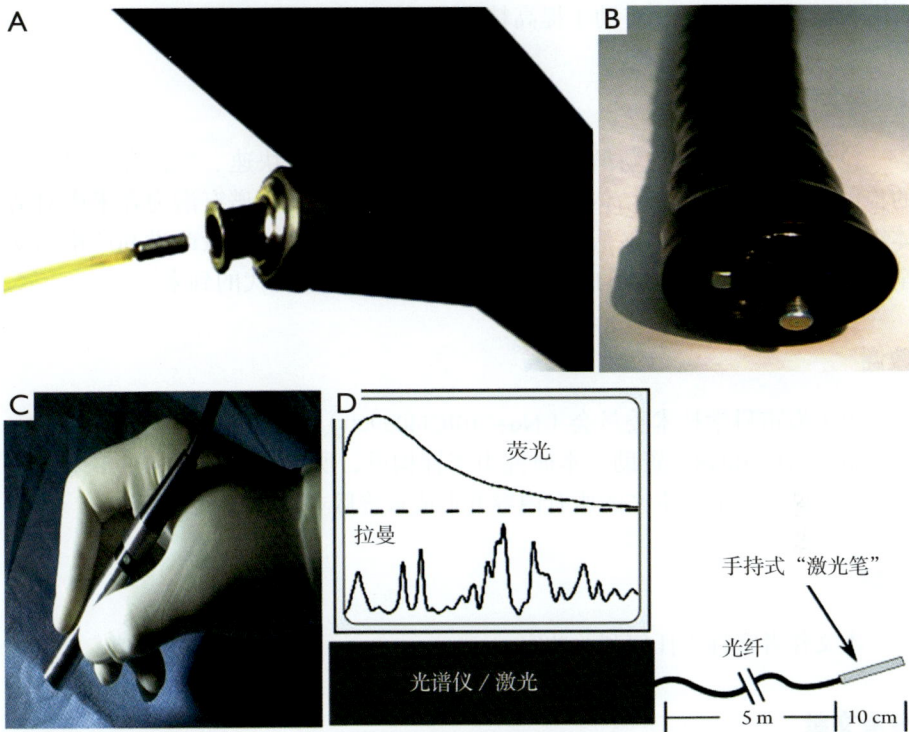

图15-4　各种拉曼光谱系统

（A~B）拉曼内镜探头包含于胃镜内镜工作通道中（由Huang提供）；（C）体内动物实验所用的拉曼激光笔；（D）便携式拉曼系统示意图，激光笔通过光纤与拉曼光谱相连接（由Shuming Nie提供）。以上图片的引用经Huang及Nie的许可。

非侵入性的检测方法，但几乎没有研究人员验证过其安全性，例如，拉曼激光是否会对组织或细胞造成DNA损伤。以精子为例，拉曼光谱研究单精子细胞的目的是为了区分出不育患者精液中形态正常和DNA完整的精子，并将其用于卵胞浆内单精子显微注射技术（ICSI）。如果拉曼光谱损伤了精子DNA完整性或引起其他染色体结构的微小变化，而导致受精失败、流产或不可预知的婴儿先天性疾病，我们应该感到自责。因此，拉曼光谱在最终应用于临床之前需要进行更多的研究。

最后，拉曼光谱信号的标准化常常很难建立，就像在精子研究中的差异一样。拉曼扫描的结果容易受到各种外部影响，包括拉曼系统的工作参数、准备样品的方法，以及拉曼光谱仪周围的室温和湿度都会对结果产生影响。

尽管还有一些不足需要去解决，拉曼光谱仍具有很大的潜力作为活体组织实时扫描和疾病快速诊断的临床工具。拉曼光谱的应用避免了不必要的活检，并可在术中对肿瘤组织的切缘提供即时的病理诊断。在未来，拉曼光谱有潜力指导睾丸活检，有助于提高精子获取率，减少术后并发症。

5 总结

拉曼光谱作为一种新型技术，可提供对生物组织快速、便捷和非侵入式的检测，并揭示其分子结构和化学成分的变化。拉曼光谱有潜力在术中对活体组织进行实时检测和疾病诊断，但仍需要技术方面的大量改进和严格的安全性检查。未来拉曼光谱的研究可能预示着男科学新时代的到来。

致谢

由上海市科学技术委员会（No：10JCI409900）及国家自然科学基金（Key Program：31230048）资助。本研究由李铮构思，所有作者都参与了整个研究的设计，共同完成了本文的所有内容并形成最终版本。

声明

本文作者宣称无任何利益冲突。

参考文献

[1] Huang WE, Li M, Jarvis RM, et al. Shining light on the microbial world the application of Raman microspectroscopy. Adv Appl Microbiol 2010; 70: 153-186.

[2] Brauchle E, Schenke-Layland K. Raman spectroscopy in biomedicine - non-invasive in vitro analysis of cells and extracellular matrix components in tissues. Biotechnol J 2013; 8: 288-297.

[3] Rao AR, Hanchanale V, Javle P, et al. Spectroscopic view of life and work of the Nobel Laureate Sir C.V. Raman. J Endourol 2007; 21: 8-11.

[4] Hanlon EB, Manoharan R, Koo TW, et al. Prospects for in vivo Raman spectroscopy. Phys Med Biol 2000; 45: R1-R59.

[5] Li M, Xu J, Romero-Gonzalez M, et al. Single cell Raman spectroscopy for cell sorting and imaging. Curr Opin Biotechnol 2012; 23: 56-63.

[6] Snook RD, Harvey TJ, Correia Faria E, et al. Raman tweezers and their application to the study of singly trapped eukaryotic cells. Integr Biol (Camb) 2009; 1: 43-52.

[7] Emma EL, Howell GM, Adrian CW, et al. Applications of Raman spectroscopy to skin Research. Skin Res Technol 1997; 3: 147-153.

[8] Caspers PJ, Lucassen GW, Wolthuis R, et al. In vitro and in vivo Raman spectroscopy of human skin. Biospectroscopy 1998; 4: S31-S39.

[9] Huang Z, Lui H, Chen XK, et al. Raman spectroscopy of in vivo cutaneous melanin. J Biomed Opt 2004; 9: 1198-1205.

[10] Lui H, Zhao J, McLean D, et al. Real-time Raman spectroscopy for in vivo skin cancer diagnosis. Cancer Res 2012; 72: 2491-2500.

[11] Mittal R, Balu M, Krasieva T, et al. Evaluation of stimulated Raman scattering microscopy for identifying squamous cell carcinoma in human skin. Lasers Surg Med 2013; 45: 496-502.

[12] Damayanti NP, Fang Y, Parikh MR, et al. Differentiation of cancer cells in two-dimensional and three-dimensional breast cancer models by Raman spectroscopy. J Biomed Opt 2013; 18: 117008.

[13] Oshima Y, Shinzawa H, Takenaka T, et al. Discrimination analysis of human lung cancer cells associated with histological type and malignancy using Raman spectroscopy. J Biomed Opt 2010; 15: 017009.

[14] Teh SK, Zheng W, Ho KY, et al. Diagnostic potential of near-infrared Raman spectroscopy in the stomach: differentiating dysplasia from normal tissue. Br J Cancer 2008; 98: 457-465.

[15] Vargis E, Kanter EM, Majumder SK, et al. Effect of normal variations on disease classification of Raman spectra from cervical tissue. Analyst 2011; 136: 2981-2987.

[16] Aguiar RP, Silveira L Jr, Falcão ET, et al. Discriminating neoplastic and normal brain tissues in vitro through Raman spectroscopy: a principal components analysis classification model. Photomed Laser Surg 2013; 31: 595-604.

[17] Bergholt MS, Lin K, Zheng W, et al. In vivo, real-time, transnasal, image-guided Raman endoscopy: defining spectral properties in the nasopharynx and larynx. J Biomed Opt 2012; 17: 077002.

[18] Barman I, Dingari NC, Singh GP, et al. Selective sampling using confocal Raman spectroscopy provides enhanced specificity for urinary bladder cancer diagnosis. Anal Bioanal Chem 2012; 404: 3091-3099.

[19] Zhuang Z, Li N, Guo Z, et al. Study of molecule variations in renal tumor based on confocal micro-Raman spectroscopy. J Biomed Opt 2013; 18: 31103.

[20] Sudlow K, Woolf A. Identification of renal calculi by their Raman spectra. Clin Chim Acta 1991; 203: 387-393.

[21] de Jong BW, Bakker Schut TC, Wolffenbuttel KP, et al. Identification of bladder wall layers by Raman spectroscopy. J Urol 2002; 168: 1771-1778.

[22] Shapiro A, Gofrit ON, Pizov G, et al. Raman molecular imaging: a novel spectroscopic technique for diagnosis of bladder cancer in urine specimens. Eur Urol 2011; 59: 106-112.

[23] Crow P, Kendall C, Wright M, et al. Evaluation of Raman spectroscopy to provide a real time, optical method for discrimination between normal and abnormal tissue in the prostate. Eur Urol 2002; 1: 80.

[24] Crow P, Stone N, Kendall CA, et al. The use of Raman spectroscopy to identify and grade prostatic adenocarcinoma in vitro. Br J Cancer 2003; 89: 106-108.

[25] Patel II, Trevisan J, Singh PB, et al. Segregation of human prostate tissues classified high-risk (UK) versus low-risk (India) for adenocarcinoma using Fourier-transform infrared or Raman microspectroscopy coupled with discriminant analysis. Anal Bioanal Chem 2011; 401: 969-982.

[26] Wang L, He D, Zeng J, et al. Raman spectroscopy, a potential tool in diagnosis and prognosis of castration-resistant prostate cancer. J Biomed Opt 2013; 18: 87001.

[27] Patel II, Martin FL. Discrimination of zone-specific spectral signatures in normal human prostate using Raman spectroscopy. Analyst 2010; 135: 3060-3069.

[28] Taleb A, Diamond J, McGarvey JJ, et al. Raman microscopy for the chemometric analysis of tumor cells. J Phys Chem B 2006; 110: 19625-19631.

[29] Crow P, Barrass B, Kendall C, et al. The use of Raman spectroscopy to differentiate between different prostatic adenocarcinoma cell lines. Br J Cancer 2005; 92: 2166-2170.

[30] Grubisha DS, Lipert RJ, Park HY, et al. Femtomolar detection of prostate-specific antigen: an immunoassay based on surface-enhanced Raman scattering and immunogold labels. Anal Chem 2003; 75: 5936-5943.

[31] De Jong BW, De Gouveia Brazao CA, Stoop H, et al. Raman spectroscopic analysis identifies

testicular microlithiasis as intratubular hydroxyapatite. J Urol 2004; 171: 92-96.

[32] Virkler K, Lednev IK. Raman spectroscopy offers great potential for the nondestructive confirmatory identification of body fluids. Forensic Sci Int 2008; 181: e1-e5.

[33] Virkler K, Lednev IK. Raman spectroscopic signature of semen and its potential application to forensic body fluid identification. Forensic Sci Int 2009; 193: 56-62.

[34] Sikirzhytski V, Sikirzhytskaya A, Lednev IK. Advanced statistical analysis of Raman spectroscopic data for the identification of body fluid traces: semen and blood mixtures. Forensic Sci Int 2012; 222: 259-265.

[35] Huang Z, Chen X, Chen Y, et al. Raman spectroscopic characterization and differentiation of seminal plasma. J Biomed Opt 2011; 16: 110501.

[36] Chen X, Huang Z, Feng S, et al. Analysis and differentiation of seminal plasma via polarized SERS spectroscopy. Int J Nanomedicine 2012; 7: 6115-6121.

[37] Kubasek WL, Wang Y, Thomas GA, et al. Raman spectra of the model B-DNA oligomer d(CGCGAATTCGCG)2 and of the DNA in living salmon sperm show that both have very similar B-type conformations. Biochemistry 1986; 25: 7440-7445.

[38] Mallidis C, Wistuba J, Bleisteiner B, et al. In situ visualization of damaged DNA in human sperm by Raman microspectroscopy. Hum Reprod 2011; 26: 1641-1649.

[39] Meister K, Schmidt DA, Bründermann E, et al. Confocal Raman microspectroscopy as an analytical tool to assess the mitochondrial status in human spermatozoa. Analyst 2010; 135: 1370-1374.

[40] Liu F, Zhu Y, Liu Y, et al. Real-time Raman microspectroscopy scanning of the single live sperm bound to human zona pellucida. Fertil Steril 2013; 99: 684-689.e4.

[41] Sánchez V, Redmann K, Wistuba J, et al. Oxidative DNA damage in human sperm can be detected by Raman microspectroscopy. Fertil Steril 2012; 98: 1124-1129.e1-e3.

[42] Ma M, Yang S, Zhang Z, et al. Sertoli cells from non-obstructive azoospermia and obstructive azoospermia patients show distinct morphology, Raman spectrum and biochemical phenotype. Hum Reprod 2013; 28: 1863-1873.

[43] Huang Z, Chen G, Chen X, et al. Rapid and label-free identification of normal spermatozoa based on image analysis and micro-Raman spectroscopy. J Biophotonics 2014; 7: 671-675.

[44] Duraipandian S, Sylvest Bergholt M, Zheng W, et al. Real-time Raman spectroscopy for in vivo, online gastric cancer diagnosis during clinical endoscopic examination. J Biomed Opt 2012; 17: 081418.

[45] Mohs AM, Mancini MC, Singhal S, et al. Hand-held spectroscopic device for in vivo and intraoperative tumor detection: contrast enhancement, detection sensitivity, and tissue penetration. Anal Chem 2010; 82: 9058-9065.

[46] Mosier-Boss PA, Putnam MD. The evaluation of two commercially available, portable Raman systems. Anal Chem Insights 2013; 8: 83-97.

译者: 刘宇飞, 复旦大学附属华山医院

审校: 谢冲, 上海交通大学医学院附属国际和平妇幼保健院

Cite this article as: Liu Y, Zhu Y, Li Z. Application of Raman spectroscopy in Andrology: non-invasive analysis of tissue and single cell. Transl Androl Urol 2014;3(1):125-133. doi: 10.3978/j.issn.2223-4683.2014.03.01

第十六章　男性不育显微外科培训

Akanksha Mehta[1], Philip S. Li[2], Marc Goldstein[2]

[1]Department of Urology, Emory University School of Medicine, 1365 Clifton Road NE, Building B, Suite 1400, Atlanta, GA 30322, USA; [2]Department of Urology, Weill Cornell Medical College, 525 East 68th Street, New York, NY 10065, USA
Correspondence to: Akanksha Mehta, MD. 1365 Clifton Road NE, Building B, Suite 1400, Atlanta, GA 30309, USA. Email: akanksha.mehta@emory.edu.

摘要：坚实的显微外科技术是专注于男性不育泌尿外科和临床男科医生所必需掌握的。实验室显微外科培训可提高手术技巧，增强术者信心，降低压力和减少手术时间，从而使患者和术者均收益。此外，实验室环境有益于新技术的发展。这篇综述旨在指导建立显微外科培训室，以及利用合成材料和动物模型发展和提高受训医生的显微外科技能。

关键词：显微外科；手术培训；手术实验室；手术技巧

View this article at: http://www.amepc.org/tau/article/view/3524/4372

1　引言

坚实的显微外科技术是专注于男性不育泌尿外科和临床男科医生所必需掌握的。然而，掌握显微外科技术对医生来讲具有一定的挑战性，即使是传统开放手术和腹腔镜手术经验丰富的手术医生。手术显微镜的使用从根本上改变了术者的操作视野，也改变了其空间感觉。使用精细的显微外科器械和缝线需要建立新的人体工程力学协调性。手术显微镜下动作的协调性、灵活性和稳定性需要相当长时间的大量练习才能掌握。

男性不育显微外科手术的成功基本上取决于手术技术。传统开放手术和腹腔镜手术的手术结果在术中或术后立刻就能知晓，然而显微外科手术结果常常在术后几个月才能知道。例如，在某些行输精管吻合术或输精管附睾吻合术的病例中，可能要到术后12个月精液中才出现精子。因此，男性不育显微外科手术是最富精力和技术挑战的显微外科手术。

外科手术培训历来是建立在Halstedian学徒模式上的，专家通过真实材料教授受训医生技能[1]。然而，在医疗保健的时代，手术室使用时间和成本压力日益增加，迫使我们重新审视将手术室作为外科技能培训地点的意义[2]。增加受训医生的工作时间，反而进一步限制了受训医生的手术培训时间。因此，我们需要日益发展涵盖各种外科学技术的培训实验室。一项前瞻性研究发现，手把手实验室外科培训比单纯的说教培训可以让住院医生获得更好的外科技能[3]，实验室培训可以帮助外科新手在4个月内更好地提升手术技能。

进入手术室之前对显微外科有足够的认识和掌握必要的显微外科技能是非常必要的，最好的方法就是通过显微外科培训实验室反复训练达到这一目的。本文旨在指导建立显微外科培训室，以及利用合成材料和动物模型发展和提高受训医生的显微外科技能。

2　显微外科培训室

建立一个显微外科实验室不需要购买精致或昂贵的设备，但是要一个符合要求的手术显微镜和基本的显微外科手术器械。缝合练习卡和硅胶管等这些合成材料都是显微外科基本技能训练所需要的实惠的模型，而且都可以在市场上购买[4]。输精管吻合术和输精管附睾吻合术所需技能可以通过使用人输精管片段，或者大鼠之类的动物模型培训掌握。然而，活体动物手术需要配置昂贵的动物护理设施。

2.1　手术显微镜

有许多种手术显微镜可用于实验室培训。受训医生选择手术显微镜时必须满足以下几个重要特点：明亮的视野、平稳的聚焦系统及操作简便。对于男性不育显微外科，10~25倍的放大倍数足以满足要求。自动或手动的缩放和聚焦系统都可用于培训。手术显微镜的基本组成包括物镜、目镜、双目镜筒以及承载变倍器的显微镜体，物镜决定焦距或工作距离。男性不育显微外科手术的焦距通常为200 mm，这意味着物镜离手术野200 mm时才能聚焦。调节物镜到手术野的最佳距离可以最大程度避免术者身体劳损，以便于在显微镜下轻松地持拿器械。

手术显微镜应当建立一个平稳、固定的手术视野。在实验室中，将显微镜固定在一个坚实、稳定的工作站，工作区域至少有30×24英寸大小。工作台至少30英寸高，以保证术者膝盖处于比较舒服的姿势。可调节的凳子便于操作者必要时调整其高度。如果可行，控制调焦和缩放的脚踏应该放在操作者容易操作的地方，便于其通过目镜维持调焦。

两套双镜筒的手术显微镜更适宜用于手术培训，因为这便于指导者观察并给培训学员提供指导和反馈。

2.2 显微外科手术器械

目前在市场上有许多专业的显微外科器械，表16-1中的显微外科手术器械可以满足绝大多数的泌尿外科显微外科手术操作。表16-2列出了其他一些手术用品，这些是建立可进行动物实验的显微外科实验室所需的。

显微外科手术器械设计精细，不仅在使用中，而且在清洗的过程中也容易损害。显微外科器械需要小心持拿，并且保存在特殊设计的器械盒里。使用前须在显微镜下检查仔细显微器械。如有必要，显微器械的尖部可以在阿肯色油石或者砂纸上打磨或修理。使用后，显微外科器械应该浸泡在溶血酶溶液中，然后流水冲洗和清理。清洗器械时显微器械最容易受损。一旦器材干燥完毕，精细的显微器械尖部应该盖上塑料盖子或者硅胶管，然后保存起来。显微器械与其他金属物体接触可以产生磁化现象，因此需要使用手术器械消磁器来解决这个问题。

表16-1 基本显微外科器械

- 无锁、尖呈圆的、弯曲的精细持针器（长13.5 cm或15 cm）
- 尖呈直的精细显微镊子且尖部配有缝合平台（长13.5 cm或15 cm）
- 直的、有齿的精细组织镊子（长13.5 cm或15 cm）
- 尖呈弯的、钝的显微解剖剪
- 锋利的Iris显微剪
- 成角的、尖呈细长的、锥形的血管扩张器
- 输精管双管吻合夹和输精管附睾吻合夹（如Goldstein microspike吻合夹；ASSI Inc., Westbury, NY, USA）
- 精细尖的显微双极电凝镊子
- 非无菌的Sharpoint®的9-0单针显微尼龙缝线，10-0单针或双针显微尼龙缝线（Angiotech Pharmaceutical Inc., Vancouver, BC, Canada）
- 显微缝合练习卡（Angiotech Pharmaceutical Inc., Vancouver, BC, Canada）
- 显微精细手术标记笔（例如：Kendall Devon精细尖部皮肤标记笔；Devon Industries, Buffalo, NY, USA）

表16-2　非显微外科手术器械

- 持针器

- 无齿和有齿的组织镊

- 组织剪

- 弯的分离剪

- 外科手术夹钳

- 手术板，面积至少为35×35 cm²

- 软的硅胶管或保存的输精管片段

- 胶带（将练习材料固定到手术板）

- 10 mL注射器，27G针头，冲洗用0.9%氯化钠注射液或乳酸林格氏注射液

- 无反光的单子覆盖手术区域，提供满意的背景，如蓝色纸单或毛巾

- 解痉药，如1%或2%盐酸利多卡因（20 mg/mL）

- 肝素硫酸溶液（100~150 IU/mL），动物模型输精管吻合时使用

- 溶血酶清洗溶液，例如Haemo-Sol（Haemo-Sol Inc., Baltimore, MD, USA）

- 显微外科器械储存盒

- 手术器械消磁器

2.3　显微外科手术基本准备

为了操作顺利，显微外科医生需要熟悉手术显微镜和手术器械。我们必须营造一个舒适的工作环境以保证术者处于最佳的坐姿和操作灵活性。掌握正确的显微外科技术需要大量的耐心和练习。练习前充分休息，避免抬举重物，避免精神紧张等这些小技巧可使受训人员在训练中最大化获益。

在实验室中，术者可使用毛巾或者海绵支撑前臂和手，从而更加舒适地在工作台上操作。手术显微镜下必须始终保持足够的亮度和清晰的视野。在最高倍数下对焦确保在所有倍数都可获得清晰的聚焦。调整两目镜之间的眼间距直到通过双镜筒看到两个图像融合为一个图像，并使用合适的焦距。

在练习过程中，就和在真实手术过程中一样根据需要调整放大倍数。低倍镜下可分离组织，调整缝针和缝线；相反，高倍镜下准备输精管断端或附睾管以备吻合，以及将针穿过输精管腔或附睾。缝合结束后，最好在低倍下打结。

3　缝合技术

手术显微镜下恰当的手放置和器械持拿是完美的显微镜下缝合技术的关

键。绝大多数的显微外科操作只需要手指轻微的活动，包括显微缝合和打结。通过拇指、食指和中指相互支撑可保持手稳定。如前所述，使用毛巾支撑前臂和手部不仅可以避免疲劳，同时可减少手震颤。

尽管许多术者都有自己喜爱的器械持拿方式，但我们推荐执笔式持拿器械，就是将器械放在拇指和食指之间。这种方式最符合人体工程力学，从而给予术者手部足够的支撑从而控制器械的运动。

泌尿外科显微手术使用精细的9-0和10-0型号缝针和缝线，如果夹持太紧容易损害针线。因此，在持拿显微器械和显微缝线时安全、轻柔地操作极其重要。为了最大程度的稳定，针持应该夹持在缝针距针尖1/2~2/3的区域。镊子尖部轻触缝针可以精细调节缝针的角度。在合适的显微镜放大倍数下调整或操控缝针。

根据是正手操作还是反手操作调整缝针方向。对于绝大多数人来说，正手操作相对容易。然而，显微外科医生必须具备能够在任何方向高效持拿和调整缝针的能力，培养这些基本技能需要耐心和大量的练习。

3.1 显微缝合练习卡

显微缝合练习卡是一个简单、经济的工具，基本的显微外科技能都可以通过使用它来获得。术者使用刀片或者显微切开刀在练习卡的乳胶表面打开一个切口，然后通过一系列的间断缝合高效、精确、无创地缝合切口。在缝针穿过练习卡之前预设好进针点和出针点的位置非常重要。缝针应该在距离边缘2/3组织厚度的位置垂直于乳胶组织进针；显微镊子可以提供轻柔的抵抗力帮助缝针穿过组织，一次穿过一侧组织缘。术者须按照针的弧度进针，这样可以最大程度地减少损伤组织或缝针。

非无菌的单针或双针10-0尼龙缝线可以用于缝合练习，也可以用于动物模型的输精管吻合和输精管附睾吻合。这些缝线可以购买获得，并且比手术室吻合使用双针10-0缝线便宜得多。文献报道，可在无法获得双针缝线时使用10-0单针尼龙缝线进行输精管吻合[5]。

3.2 显微外科打结

男性不育显微外科经常会遇到富有挑战性的输精管管腔不一致时的吻合，如肌层较厚的输精管，以及管腔纤细、壁薄的附睾管。因此，40%~65%的手术时间用于显微缝针和打结[6]。手术医生在显微镜下高效、安全地显微外科打结将有益于手术成功。

鉴于男性不育显微外科手吻合的复杂性，以及所需要的高精确度，绝大多数显微外科医生打结时更喜欢将第一个结打为双结，然后再打两个单结，防止线结松脱。打第一个线结时应保证两侧组织缘刚好接触，但是不能勒死。在显微外科培训室内反复练习打结非常重要，可帮助学习如何使用缝线在器械周围绕环，保留必要长度的线尾，以及打结时恰当的张力而不损伤缝线。一旦打结结束，轻柔地提起缝线并在显微镜下剪短线尾，线尾保留1~2 mm，防止线结松脱。在线显微外科视频也是一种有效的教育资源，有利于理解和学习基本缝合技能，以及男性不育显微外科手术相对复杂的流程。更多细节，详见www.maleinfertility.org。

4   显微外科培训模型

显微外科输精管吻合术和输精管附睾吻合术是显微外科中最富挑战的手术。在显微外科培训室，输精管吻合术和输精管附睾吻合术可以使用硅胶管、人输精管片段和活体动物进行培训。一个好的模型不仅有益于练习基本的缝合技巧，而且易于练习和优化手术设置。

4.1   硅胶管

在显微外科培训中，硅胶管是人输精管和活体动物的经济、有效的替代品。一段5~10 cm的医用硅胶管可以用来练习单层和双层输精管端端吻合术。受训者利用微钉吻合夹抓持和固定硅胶管，然后将吻合夹用胶带固定在手术野中[7]；使用刀片在吻合夹两臂之间将硅胶管切开，清楚地暴露管腔断面；在开始缝合之前，根据管的大小要预估完成吻合所需的间断缝合数；使用显微手术标记笔可让手术医生在缝合之前充分考虑缝合位置。这个操作需要注意力高度集中和相当的准确性[8]。

单层吻合技术比多层吻合技术操作简单，便于受训者将精力集中在恰当的进针位置、正确的缝合顺序，以及吻合时完美的布线上。

缝针垂直管腔表面穿过管壁，如果是正手进针，就从输精管管壁外面进针，输精管管腔出针。进针点距离组织缘的距离为管壁厚度的2倍。显微镊子提供适当的抵抗引导缝针从镊子的两个尖部中间穿出管壁。缝针时需运用连续的、轻柔的操作使针按照其弧度穿过管壁。然后缝针按照从管腔到管外的方式垂直地穿出对侧管壁，出针点与进针点到组织缘的距离是相等的。按照之前的方法牢固地打结，将两个组织缘靠拢起来。另外2~4针均匀地缝合在管壁的前半部分完成。翻转吻合夹，向相反方向展开吻合夹，暴露管壁后半部分。在第二侧重复进行相同的操作。正常情况下，8~12针单层间断缝合足以完成硅胶管的吻合。

硅胶管双层吻合时的准备工作与单层吻合时相同。硅胶管的内层代表输精管的黏膜层。2~3针10-0缝线缝合穿过硅胶管的内半部分可达到黏膜缝合的效果。如果使用单针缝线，所有的缝合都是正手缝合。与此相反，如果使用双针缝线，因为受训者要在管壁外打结，所以正手进针和反手进针两种技术都需要。一旦黏膜缝合结束，9-0单针缝线间断缝合硅胶管外层，缝针不能穿透管壁进入管腔，外层缝合在黏膜缝合之间进行。这层缝合相当于输精管肌层和浆膜层缝合。硅胶管前半部分完成缝合，翻转吻合夹，暴露硅胶管的后半部分。第二侧重复进行相同的操作。两侧吻合时内层缝合需要6~8针10-0缝线的间断缝合，外层缝合需要8~12针9-0缝线间断缝合。

4.2　输精管片段

1978年，Belker等[9]首先报道使用输精管结扎时切除的输精管片段进行显微外科培训。在获得患者许可的前提下，医生可在输精管结扎手术或者前列腺癌根治术时收集输精管片段。虽然使用新鲜组织培训是最理想的，但是有时难以协调。保存输精管片段的方法很多，下面我们将具体描述[10]。标本可以简单放入0.9%氯化钠注射液中短期保存，但是随着时间增长，输精管会变软；或者，可以在–20 ℃冷冻保存，但是，这种方式保存的输精管冻融后质量不稳定。冷冻在甘油或者0.9%氯化钠注射液中输精管的黏膜和肌肉质量要比直接冷冻时要好[10]。Belker等[9]还发现将输精管片段保存在0.9%氯化钠注射液浸透的纱布里，纱布放入密封盒中，在冰箱可保存长达8周。不管什么样的储存方法，在显微镜下练习时，谨记使用0.9%氯化钠注射液或乳酸林格氏注射液保持输精管湿润非常重要。

尽管可以使用输精管片段行单层或者双层输精管吻合术，但作者推荐使用硅胶管练习单层吻合，保留输精管片段进行难度更高的多层输精管吻合术。使用输精管片段行输精管吻合的准备工作与使用硅胶管时相同。蓝色的纸单可作为背景材料放在手术区域。如果输精管片段足够长，受训者应该使用微尖吻合夹固定输精管，并使用手术刀在吻合夹双臂之间平整地切断输精管。如果受训者使用两段较短的输精管，放入吻合夹之前使用手术刀重新准备两个输精管断端。输精管管腔应在8~10倍显微镜下仔细观察，如果输精管管腔清晰可见，使用精细显微血管扩张器轻柔地扩张输精管管腔，扩张管腔时务必不能损伤黏膜层，成功扩张后，可以看到清楚的黏膜环，为了更加清楚显示黏膜环，可以使用浸有靛蓝胭脂红染料的棉签或者Weck-Cel海绵（Beaver-Visitec Inc.，Waltham，MA，USA）涂抹输精管断端。因为甲基蓝染料有精子毒性，所以首选无精子毒性的靛蓝胭脂红[11]。受训者使用微尖的显微标记笔在双侧输精管断端均匀地标记6个点。两个输精管断端的标记点互相平行。

输精管前壁应使用3根10-0双针缝线间断缝合内层，受训者从黏膜层进针，肌层出针。如果将这些缝线打结，输精管黏膜层就可以完美地吻合；在黏膜层间断缝合之间，使用9-0缝线间断缝合2~4针完成第二层缝合；关于翻转吻合夹，在输精管后壁进行完全相同的操作；关于6针黏膜层缝合，6~10针外层缝合足以获得不泄露的输精管吻合。

一个成功输精管吻合需要满足5个主要原则：①手术显微镜合适的放大倍数；②吻合使用细单丝缝线进行间断缝合；③保护输精管血供；④在输精管断端行精确的黏膜层吻合；⑤必须达到无张力吻合。输精管吻合术长期再通率只能通过活体动物模型进行评估。然而，技术上当注射液体时硅胶管或输精管片段输精管精确的吻合应该无渗漏，显微镜下应该看到一个通畅的管腔。纵向打开输精管吻合处的输精管外层和黏膜层可以评估缝合的精确性和一致性。

4.3 活体动物手术

动物手术需要动物护理设施，必须遵照动物使用和护理制定的行为伦理准则（www.iacuc.org）。相较于人类，大鼠的输精管和附睾相对较小所以富有一定的挑战性。然而，这是唯一的可以用于练习输精管附睾吻合术的，并可以评估长期再通率的动物。男性不育显微外科培训和研究最合适的动物模型是6~8周的雄性SD大鼠（200~300 g）。受训者使用两个小的金属夹夹闭这些大鼠的输精管，但不切断输精管，7天后附睾管将会扩张到最大程度[12]。大鼠输精管直径接近1.5~2 mm，管腔直径为0.15~0.25 mm，而人的输精管直径为2 mm，管腔直径为0.5 mm。如上所述输精管梗阻后，睾丸端输精管管腔内径可扩张达到0.5 mm，可模仿输精管结扎后再通患者两侧输精管管腔的差别。对于高级的受训者，可以使用无梗阻大鼠模型进行显微外科培训，进一步完善技术。

大鼠显微外科手术麻醉应遵循机构指导原则。根据作者经验，可于术前腹腔注射甲苯噻嗪(10 mg/kg)与氯胺酮（100 mg/kg）混合物，手术过程中如有需要可再次给药，必须提供足够的麻醉与镇痛。

大鼠输精管吻合术可以进行单层或双层的端端吻合术，与前文所述的硅胶管和人输精管片段的相同。动物模型的显微外科手术，以及手术室内，都需配置显微双极电凝止血，双极电凝比单极电凝对周围组织创伤更小。

输精管附睾吻合术是男性不育显微外科最具挑战性的手术。这个手术的成功主要依赖于显微外科培训室的显微外科培训和练习的质量。这些年，输精管附睾术已经有多种不同术式[13]。这篇综述主要讨论了纵向端侧双针输精管附睾套叠吻合术[14]。

行输精管附睾吻合术需要制备梗阻性无精子模型，如前所述。麻醉诱导成功后，受训者于下腹正中作手术，切口易于暴露生殖器官。切断引带可以充分游离睾丸和附睾；从附睾上轻柔地分离附睾，辨别附睾管最扩张的区域。将选择区域的附睾被膜打开一个小窗，选择合适的附睾管；使用9-0或10-0缝线将附睾被膜和输精管外膜进行紧张吻合以减少吻合口的张力；使用10-0双针尼龙线、10-0缝针纵向穿过目标附睾边缘，但不能拖出附睾管，2根缝线的缝针并行排列。使用显微剪刀或者显微切开刀打开附睾管，然后，缝针从附睾管拖出，准备穿过输精管；缝针从输精管断端的2点、4点、8点和10点的位置黏膜进针，肌层出针。受训者吻合前需要提前使用显微标记笔标记这4个点。缝线牢固地打结，使附睾管套叠进入输精管管腔，使用9-0或10-0缝线将附睾被膜和输精管外层间断缝合起来，吻合口须达到不泄露的目的。

大鼠模型的单针输精管附睾吻合术如前所述[5]。这些技术在受控的实验室环境中最好掌握，但是在双针线缺乏或者极其昂贵的地方已经被广泛应用。在实验内我们可以通过使用27G的留置针逆向向输精管注射靛蓝胭脂红检测机械通畅率。

5　手术技能评估

显微外科培训室中技术的客观评估对于记录受训者的进步，以及指出可能需要进一步练习的地方至关重要。评估显微外科新手在显微外科实验室中培训获得技能的方法比较多，包括直接观察和专家评估术者完成定时手术的能力[1,3,15]。作者建议使用一个详细、系统的受训人员评估检查表，可以客观地评估显微外科吻合术的每个步骤，包括组织操作、缝线控制、牢固打结、正确的吻合准备，以及整体过程有条不紊。

6　总结

以实验室为基础的练习可以提高显微外科技巧，提升术者信心，减轻术者压力，缩短手术时间，使患者和术者都可获益。因为男性不育显微外科手术的成功主要依赖于手术技能，并且手术结果直到术后数周或数月才能知道，所以术者在进入手术室之前必须在理论和技术上胜任显微外科手术。建立显微外科培训室并不需要太多费用，也不需要购买一些精密的设备。这些设施的可行性能够提升手术技术，可以用于研究和试验，促进男性不育显微外科手术领域的革新和发展。

声明

本文作者宣称无任何利益冲突。

参考文献

[1]　Satterwhite T，Son J，Carey J，et al. Microsurgery education in residency training：validating an online curriculum. Ann Plast Surg 2012；68：410-414.

[2]　Scallon SE，Fairholm DJ，Cochrane DD，et al. Evaluation of the operating room as a surgical

teaching venue. Can J Surg 1992; 35: 173-176.

[3] Grober ED, Hamstra SJ, Wanzel KR, et al. Laboratory based training in urological microsurgery with bench model simulators: a randomized controlled trial evaluating the durability of technical skill. J Urol 2004; 172: 378-381.

[4] Li PS, Schlegel PN, Goldstein M. Use of silicone medical grade tubing for microsurgical vasovasostomy training. Urology 1992; 39: 556-557.

[5] Monoski MA, Schiff J, Li PS, et al. Innovative single-armed suture technique for microsurgical vasoepididymostomy. Urology 2007; 69: 800-804.

[6] Li PS, Ramasamy R, Goldstein M. Male Infertility Microsurgical Training. In: Sandlow JI. eds. Microsurgery for Fertility Specialists. Springer, 2012.

[7] Goldstein M. Microspike approximator for vasovasostomy. J Urol 1985; 134: 74.

[8] Goldstein M, Li PS, Matthews GJ. Microsurgical vasovasostomy: the microdot technique of precision suture placement. J Urol 1998; 159: 188-190.

[9] Belker AM, Acland RD, Sexter MS, et al. Microsurgical two-layer vasovasostomy: laboratory use of vasectomized segments. Fertil Steril 1978; 29: 48-51.

[10] Naughton CK, Thomas AJ Jr. Optimizing laboratory use of human vas deferens specimens for microsurgical practice. Urology 2002; 60: 320-323.

[11] Sheynkin YR, Starr C, Li PS, et al. Effect of methylene blue, indigo carmine, and Renografin on human sperm motility. Urology 1999; 53: 214-217.

[12] Young GPH, Li PS, Goldstein M. Animal models for urologic microsurgical training and research. In: Goldstein M. eds. Surgery of Male Infertility. Philadelphia: W.B. Saunders Company, 1995.

[13] Goldstein M. Surgical Management of Male Infertility. In: Wein A, Kavoussi LR, Novick AC, et al. eds. Campbell-Walsh Urology. Philadelphia: Elsevier Saunders, 2012: 648-687.

[14] Chan PT, Li PS, Goldstein M. Microsurgical vasoepididymostomy: a prospective randomized study of 3 intussusception techniques in rats. J Urol 2003; 169: 1924-1929.

[15] Brosious JP, Tsuda ST, Menezes JM, et al. Objective evaluation of skill acquisition in novice microsur-geons. J Reconstr Microsurg 2012; 28: 539-542.

译者：李朋，上海交通大学附属第一人民医院
审校：平萍，上海交通大学医学院附属仁济医院生殖医学科

Cite this article as: Mehta A, Li PS, Goldstein M. Male infertility microsurgical training. Transl Androl Urol 2014;3(1):134-141. doi: 10.3978/j.issn.2223-4683.2014.02.05

AME Publishing Company

TRANSLATIONAL ANDROLOGY AND UROLOGY

ISSN 2223-4683
Vol 8, No 4
August 2019

tau.amegroups.com

Translational Andrology and Urology

December 2018 Volume 7 No 6 Pages 901-892

2018 IMPACT FACTOR 2.113

AME Publishing Company

tau.amegroups.com

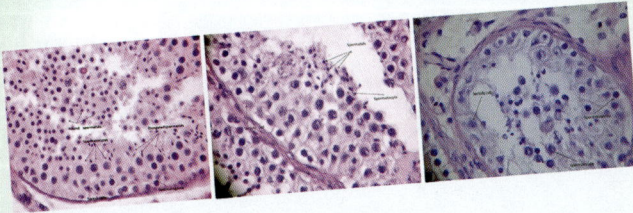

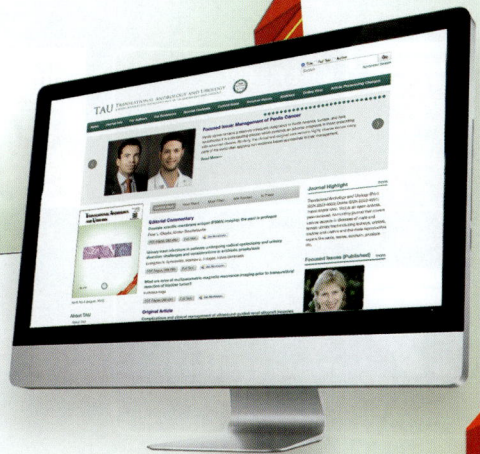

AME JOURNALS

创立于2009年7月的AME Publishing Company（简称AME，代表Academic Made Easy, Excellent and Enthusiastic），是一家崇尚创新、具有国际化视野和互联网思维的医学出版公司。AME拥有专业的期刊运营团队，提供以国际组稿为核心竞争力的全流程出版服务，专注于国际医学期刊、书籍的出版和医疗科研资讯成果的推广，已在香港、台北、悉尼、广州、长沙、上海、北京、杭州、南京和成都等地设立办公室。目前出版了60+本涵盖肿瘤、心血管、胸部疾病、影像和外科等不同领域的学术期刊，已有18本被PubMed收录，13本被SCI收录，出版中英文医学专业图书近百本。

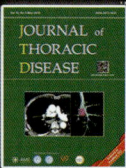

期刊名称：JTD
创刊时间：2009年12月
PubMed收录：2011年12月
SCI收录：2013年2月
影响因子（2018）：2.027

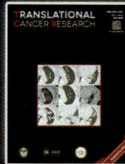

期刊名称：TCR
创刊时间：2012年6月
SCI收录：2015年10月
影响因子（2018）：1.07

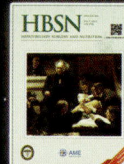

期刊名称：HBSN
创刊时间：2012年12月
PubMed收录：2014年1月
SCI收录：2017年6月
影响因子（2018）：3.911

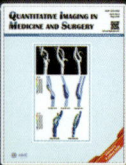

期刊名称：QIMS
创刊时间：2011年12月
PubMed收录：2012年12月
SCI收录：2018年1月
影响因子（2018）：3.074

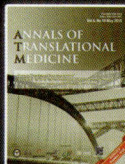

期刊名称：ATM
创刊时间：2013年4月
PubMed收录：2014年9月
SCI收录：2018年3月
影响因子（2018）：3.689

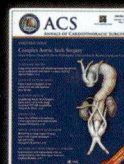

期刊名称：ACS
创刊时间：2012年5月
PubMed收录：2013年6月
SCI收录：2018年5月
影响因子（2018）：2.895

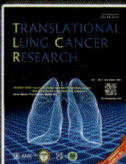

期刊名称：TLCR
创刊时间：2012年3月
PubMed收录：2014年12月
SCI收录：2018年10月
影响因子（2018）：4.806

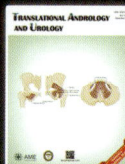

期刊名称：TAU
创刊时间：2012年3月
PubMed收录：2015年12月
SCI收录：2018年12月
影响因子（2018）：2.113

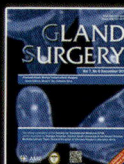

期刊名称：GS
创刊时间：2012年5月
PubMed收录：2014年6月
SCI收录：2019年1月
影响因子（2018）：1.922

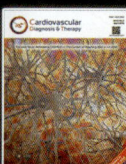

期刊名称：CDT
创刊时间：2011年12月
PubMed收录：2013年10月
SCI收录：2019年1月
影响因子（2018）：2.006

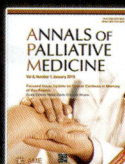

期刊名称：APM
创刊时间：2012年4月
PubMed收录：2015年3月
SCI收录：2019年1月
影响因子（2018）：1.262

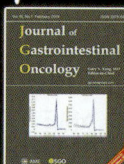

期刊名称：JGO
创刊时间：2010年9月
PubMed收录：2012年7月
SCI收录：2019年2月

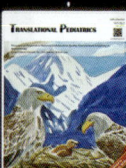

期刊名称：TP
创刊时间：2012年7月
PubMed收录：2016年1月
SCI收录：2019年9月

Updated on September 26, 2019